KB182731

내가 의대에서 가르친 거짓말들

LIES

I TAUGHT IN MEDICAL SCHOOL

이 책은 오직 정보를 제공하는 데 목적이 있으므로, 이 책의 내용이 전문가의 의학적 조언을 대신할 수 없다. 저자와 출판사는 이 책에 담긴 정보의 일부 혹은 전부를 사용해서 직간접으로 발생한 모든 구체적 사례에 책임지지 않는다. 개인의 개별적인 의료 상황은 의료 전문가와 상담해야 한다. 이 책에서 제품을 언급한다고 해서 저자나 출판사가 해당 제품을 보증한다는 뜻은 아니다.

건강을 책임진다고 믿었던 현대 의학은
어떻게 우리를 더 병들게 했는가

내가
의대에서
가르친
거짓말들

로버트 러프킨
지음

유영훈
옮김

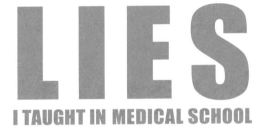

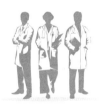

정말중요한

의사들 중에는 당뇨 환자를 진료하면서도 식사에는 전혀 관심이 없는 경우가 많다. 많은 정도가 아니라 대부분이 그렇다. 관심이 없다 보니 아는 지식도 부족하고, 식단의 중요성을 평가절하하기도 한다. 의사 자신이 당뇨병 환자가 되어 똑같이 당뇨약을 복용하기도 한다. 주어진 매뉴얼에 따라 당뇨병 환자들에게 약물을 처방해서 혈당을 관리해 주는 것이 의사의 역할이기 때문이다.

일반인들은 의사를 건강 전문가로 인식하지만, 의사들은 건강에 대한 전문지식은 없다. 질병에 대한 약물 전문가일 뿐이다. 치료 수단은 약과 수술밖에 없다. 잘 생각해 보면 이상할 수 있는데 그것이 현실이다. 하지만 모든 의사들이 현실에 안주하는 것은 아니다.

의사로서 기존 진료방식에 신물을 느껴 대증요법 중심으로 돌아가는 현대 의학의 문제점을 제기한 의사들은 많았다. 그리고 시대가 바뀌어감에 따라 의대에서 교육받은 내용들에 의구심을 갖는 의사들도 늘어가고 있다. 좋은 현상이다. 현대 의학이 발전해 나가고 있다는 증거고, 이에 몸담고 있는 의사들의 의식수준이 올라가고 있다는 증거이기 때문이다.

하지만, 문제의식을 느끼는 것과 이를 입 밖에 내는 것은 하늘과 땅 차이처럼 크다. 아예 문제의식을 못 느낀 채 잠들어있는 의사들이야 말할 것도 없고, 문제가 있다는 것을 알아채도 대부분은 입을 닫는다. 이는 용기를 필요로 하기 때문이다. 내가 틀렸음을 인정하는 것은 상상외로 큰 용기를 필요로 한다.

이 책의 저자 러프킨 박사는 그런 용기 있는 의사 중 한 사람이다. 평범한 의사도 아니고 무려 미국 서부 최고 명문이라 할 수 있는 USC와 UCLA 의과대학의 교수이자 의사를 역임하면서, 수백 편의 논문을 발표하고 수백만 달러의 연구자금을 지원받은 저명한 의사다. 즉, 더 큰 용기를 필요로 하는 자리에 있다는 말이다.

본인 스스로를 의료 기득권의 산물이라 고백하는 그는 본인에게 발생한 만성질환들을 생활습관 개선을 통해 고치고 난 후, 만성질환에 대한 현대 의학의 약물 위주 접근 방법에 의구심을 갖고 건강의 개념에 관해 처음부터 다시 배우는 길을 선택했다. 그리고 용기 내어 세상에 그 담론을 펼치고 있다.

제약회사에 저당잡힌 현대 의학은 의약품이라는 한계 안에 스스로를 가뒀다. 의사들도 양심에 손을 얹고 마음의 문을 열어 잠재의식에 접근하면 다 알고 있다. 당뇨, 고혈압, 비만과 같은 생활습관 병을 오로지 약물로만 치료하는 것이 얼마나 잘못된 접근인지를. 본인이 수십 년간 트레이닝 받은 모든 것들을 무너뜨리고 그 사실을 인정할 만한 용기가 없는 것뿐이다. 하지만 의료계는 변하고 있다.

먼저 깨어나는 의사,
늦게 깨어나는 의사,
영원히 못 깨어날 의사,
일부러 안 깨어날 의사,
이렇게만 분류될 뿐 시대적 변화는 막을 수 없다.

이 책은 환자들뿐만 아니라 의사들도 반드시 읽어봐야 하는 책이다. 세상을 어지럽히는 것이 아니라 의료 발전을 앞당기기 때문이다. 환자들에게 더 양질의 의료, 약물을 넘어서 포괄적인 의료를 제공해 줄 수 있는 영감을 얻을 수 있기 때문이다.

만성질환과 씨름하고 있는 환자와 의사 모두에게 필독을 권한다.

닥터조 조한경, 《환자 혁명》 저자

추천사를 의뢰받고 쓰지 않을 가능성이 90%라고 생각했다. 한 사람의 의대 교수로 내가 강의실에서 가르치는 내용 상당수는 재고되어야 할 지식임을 알고 있었지만, 그래도 '거짓말'이라고 부르는 것은 불편했다. 그러나 도발적인 책 제목과는 달리, 원고를 읽으면서 이 책의 미덕은 양극단을 배제하는 균형감에 있다는 사실을 알게 되었다. 대중들은 현재 기존 의학 지식에 거대한 균열이 시작되었음을 인지할 필요가 있는데, 의학계 본진에서 만만치 않은 경력을 쌓아갔던 저자는 그 균열 지점들로 독자들을 친절하게 안내한다. 현 상황이 만년 전 시작된 농업이 아닌 20세기 이후 본격화된 상업 과학기술 시대의 결과물임을 간과한 점은 아쉽지만, 아직 의대에서 배운 지식의 틀에 안주해 있는 의사들이 읽으면 좋을 책이다.
- 이덕희, 경북의대 예방의학교실 교수, 《호메시스: 건강과 질병의 블랙박스》 저자

현대 의학이 갖고 있는 한계는 너무 많다. 더 많은 연구가 진행되고 매일 논문이 쏟아져도 이 한계는 더욱 공고해지는데 그 한계는 첫째, 질병 중심의 진단과 약물치료라는 현대 의학의 패러다임은 바뀌지 않고 둘째, 장기별로 과를 나누어 교육과 실습을 하다 보니 통합적으로 건강을 바라보는 연습도 되지 않는 것이다. 질병을 이기기 위해 해마다 더 많은 의료비가 들고, 더 많은 약을 먹지만 더 많은 질병을 갖게 되는 것이 이런 모순의 결과이다. 이런 점에서 러프킨 박사의 솔직한 진단과 처방은 더 많은 후배 의사들로 하여금 습관적인 약물 처방보다는 건강의 근본이 되는 식단과 생활습관 개선을 먼저 처방하게 할 거대한 전환점이 될 것이다.
- 김경철, 웰케어클리닉 원장, 《당신이 잘 잤으면 좋겠습니다》 저자

전문의가 된 후 우선 대학병원 의사들처럼 처방하기 위해 노력했지만, 환자의 현실과 맞지 않는 부분을 오래지 않아 경험할 수 있었다. 점치듯이 진료할 수는 없었기 때문에 과의 경계를 넘어서 무엇이 옳은 것인가를 찾기 위한 공부를 하게 되었고, 지난 10년간 러프킨 박사가 느낀 것들을 하나하나 알게 되었다. 이런 노력과 시간을 통해 흩어져 있던 지식들이 모여 기능의학이라는 학문이 되었고, 대한민국에도 진리를 향해 나아가고 있는 기능의학 의사들이 늘어나고 있다. 러프킨 박사의 책은 일반인 뿐만 아니라 의사에게도 큰 도움이 될 것이다.
- 박춘묵, 대한기능의학회 교육 이사, 더맑은가정의학과 원장

러프킨 박사는 대중의 건강을 개선하는 데 실패한 의학 분야의 여러 패러다임을 도발적이고 통찰력 있게 평가한다. 만약 당신이 비만, 당뇨병, 심혈관계 질환 또는 신진대사와 관련된 증상으로 고생하고 있다면 반드시 이 책을 읽어야 한다.
- 크리스토퍼 팔머, 의학박사, 하버드대학 의대 정신의학과 교수, 《브레인 에너지》 저자

수많은 의료 현장이 구식 개념으로 돌아간다. 야만스런 치료가 비일비재하다. 최근에는 사기 행위에 가까운 일이 벌어진 사실도 밝혀졌다. 현실이 이러한데도 대부분의 의과대학이 새로운 의학 정보를 가르치는 데 소홀해 엉뚱하게 많은 환자가 피해를 보고 있다. 로버트 러프킨 박사는 자신이 익힌 의학을 다시 돌아보며 모든 의사가 좇을 만한 새로운 모형을 만들자고 굳게 마음먹었다. 진짜 의학이 펼쳐낼 성과가 궁금하다면 이 책을 읽어라.
- 데일 E. 브레드슨, 의학박사, 교수, 《뉴욕타임스》 베스트셀러인 《알츠하이머의 종말》의 저자

나는 직업 배우이자 건강과 장수에 진심인 사람인데, 러프킨 박사의 이 책을 읽으며 뜻밖의 사실을 알게 되었다. 그는 용기와 진실을 앞세워 의학의 낡은 진리를 폭로하고, 건강과 질병을 바라보는 우리의 관점을 바꿔준다. 재래식 의료 행위, 특히 만성질환에 써오던 치료 관행을 비판하는 그의 시각은 우리 눈을 뜨게 할뿐더러 주도권을 우리 손에 넘겨준다. 나처럼 건강에 진심인 이 시대 사람이라면 이 책을 꼭 읽어보자.
- 조시 더멜, 건강에 진심인 배우. 〈샷건 웨딩〉〈버디 게임〉 등 출연

러프킨 박사는 상자 밖에서 생각한다. 대다수 의사가 그저 믿기만 할 뿐 의문을 던지지 않는 문제와 마주한다. 이 책은 그가 끝낸 숙제인 셈이다. 의학 분야의 최신 연구와 노화 과학을 둘러싼 자료가 풍성하다. 그런 만큼 기존 통념을 뒤엎는다. 나는 러프킨 박사를 30년 넘게 알고 지냈다. 그가 질병에 걸리고 낫는 과정도 지켜보았다. 투병하면서 진실이 아닌 헛된 믿음을 거부하고 좋은 과학을 받아들이게 된 것이 우연이었을까? 전 세계 모든 의사가 이 책을 읽었으면 한다!
- 마이클 시넬, 의학박사, UCLA 의대 임상 조교수, 《바보도 이해하는 요통 치료 Back Pain Remedies For Dummies》 저자

러프킨 박사는 새 책에서 결함 있는 에너지 대사야말로 서구 사회를 괴롭히는 만성병 대다수의 밑바탕에 깔린 공통된 병태생리학적 기전이라고 폭로한다. 그는 비정상 대사와 만성질환 사이에 관련성이 있다는 과학적 증거를 수십 년 치 검토했다. 이런 사실은 심혈관계 질환, 2형 당뇨병, 암, 고혈압, 알츠하이머병, 노화, 정신질환 같은 만성질환에서 광범위하게 관찰된다. 안타깝게도 러프킨 박사가 검토한 증거를 놓고 다음 세대 의료인을 길러내는 의대의 반응은 시큰둥하다. 완전히 무시하지나 않으면 다행이다. 그럴수록 그들은 대사질환이 유행병처럼 계속 퍼져나가는 데 간접적으로 이바지하는 셈이다. 만성질환의 진짜 원인을 알아내고 효과적으로 잘 관리하고 싶은 사람에게 이 중요한 책을 추천한다.
- 토머스 N. 사이프리드, 보스턴대학 생물학과 교수, 《암은 대사질환이다》 저자

주류 의학계가 마침내 정신을 차리고 수십 년간 질병, 영양, 수명 등에 덧씌운 신화에서 벗어나는 모습을 보게 되어 기쁘다. 러프킨 박사의 이 책은 LDL 콜레스테롤 증가가 심장병의 주된 원인이라는 교리와 더불어 한때 절대적 진리라고 가르쳤던 흔한 거짓말 중 일부를 폭로한다. 다른 책에는 없을 새롭고 가치 있는 정보가 담긴 중요한 책이다.
- 필립 오버디아, 심장외과 전문의, 수상작인 《내 수술대에 눕지 않을 방법Stay off My Operating Table: A Heart Surgeon's Metabolic Health Guide to Lose Weight, Prevent Disease, and Feel Your Best Every Day》의 저자

러프킨 박사는 참호에서 땀과 흙으로 뒤범벅이 된 우리에게는 잘 알려진 중요한 이야기를 들려준다. 진정한 과학은 절대적이지만, 우리가 배우는 과학은 자료를 해석하기에 달렸다. 새로운 자료가 들어오면 수정하거나 거부해야 할 때도 많다. 이 바닥에서 기득권이 없는 사람이야말로 새로운 해석을 받아들이기가 가장 쉽다. 늙은 경비병들은 자신이 쌓아올린 성을 방어하려고 들 테니까. 그래서 과학은 마치 위대한 전쟁이 한 왕국을 다른 왕국으로 교체하듯 끊임없이 움직인다. 운이 좋으면 마침내 우리는 카멜롯 성을 찾아낼지도 모른다.
- 리처드 J. 존슨, 의학박사, 신장병과 고혈압 교수, 《자연은 우리가 살찌기를 바란다》 저자

러프킨 박사와 나는 과학과 의학 분야에서 쌓은 경력이 겹칠뿐더러 생각도 같다. 우리가 보기에는 의학계가 '식품 피라미드'로 대변되는 '건강' 단체들의 권장 식단을 따르다가 도리어 대중의 건강을 망가트렸다. 그들은 포화(동물성)지방을 되도록 피하고 통곡물, 콩, 시리얼, 쌀을 많이 먹으라고 권장한다. 우리는 둘 다 저지방 식단이 건강하지 않다고 폭로한 게리 타우브스의 영향을 받았다. 신경과학자로서 연구에만 몰두한 내가 왜 심장병 코앞까지 가게 되었는지 궁금했는데, 그의 설명을 읽고 탁 무릎을 쳤다. 러프킨 박사가 의대에서 가르친 거짓말은 내가 지켜온 믿음과 같은 헛소리였다. 포화지방과 콜레스테롤을 섭취하면 심장질환을 일으키고, 스타틴을 복용해서 콜레스테롤을 낮추면 살 수 있다는 견해는 틀린 얘기였다. 이 책에서 러프킨 박사는 다른 많은 이와 마찬가지로 어떻게 식단과 심장병을 둘러싼 잘못된 통설에 현혹됐는지 기록한다. 또한 이 책에는 암과 알츠하이머병뿐만 아니라 식단, 콜레스테롤, 심장병에 관한 연구 자료가 풍성하게 담겨 있다. 돈벌이에 정신 팔린 조직들이 증거를 토대로 건강하게 설계한 권장 사항보다 이익을 우선하는 체계를 만들었다. 이 책은 그 상자 밖에서 생각하려는 일반인과 의료인 모두에게 큰 가치가 있다.
- 데이비드 다이아몬드, 사우스플로리다대학 분자약리학 및 생리학 교수

러프킨 박사는 의사들이 어쩌다 다 같이 산으로 가버렸는지를 선명한 그림으로 매우 설득력 있게 설명한다. 2형 당뇨병 같은 질병을 개선하고 대사 관련 암을 예방하는 데 필요한 도구를 제공한다.
- 메건 라모스, 《뉴욕타임스》 베스트셀러인 《잠시 먹기를 멈추면》의 저자

러프킨 박사는 기성 의료계의 조언에 맞서는 양심적 거부자다. 그는 마음의 소리를 따라 이 책을 썼다. 시대에 뒤처진 정설에 도전하며 진실을 찾는다. 러프킨 박사는 대사증후군, 만성질환, 수명에 관한 최신 연구 자료를 의학계 사람들과 조용히 나눠왔다. 그리고 이제야 모든 것을 말하는데, 다소 늦은 감도 없지 않지만, 이 책은 중요하고 때를 잘 맞춰 나왔다. 과학은 우리에게 건강수명을 늘릴 수 있는 강력하고 새로운 기술을 안겨주었지만, 동시에 서구 사람들은 다른 어느 때보다도 더 병이 든다. 의료계가 심각하게 망가진 영향이 크다. 현대 의학에는 뭔가 문제가

있다. 그 문제가 무엇인지 러프킨 박사가 밝혀낸다.
- 맷 캐벌라인, 워싱턴대학 진단검사의학 및 병리학 교수, 건강노화장수연구소 소장

이 책이 정식 출판되기 전에 미리 원고를 읽는 특권을 누렸다. 대사 건강에 관한 지식의 진액만 뽑아낸 원고였다. 러프킨 박사는 무엇이 잘못됐고, 현재 이해 수준이 어떤지를 밝힐뿐더러 이런 상황에서 건강을 개선하기 위해 어떻게 노력해야 하는지 알려준다.
- 제임스 W. 클레멘트, 110세 이상 생존자 연구Supercentenarians Aging Project 주창자, 《자가포식》 저자

러프킨 박사는 책에서 건강에 관한 진짜 사실을 과감하고 통렬하게 드러낸다. 사실을 사실대로 드러낼 뿐, 말을 삼가거나 어떤 성역을 지키려 들지 않는다. 정부와 의료계가 어느 지점에서 틀리게 갔는지, 어떤 이권 때문에 국민 건강이 아닌 돈을 좇았는지 독자에게 들려준다. 진짜 사실을 알고 자신의 생명을 구하고 싶다면 이 책을 읽어라.
- 스티븐 사이더로프, UCLA 데이비드게펀의대 정신의학 및 행동과학 교수, 《회복력 반응The Resilience Response》 저자

현직 의사이자 의대 교수가 이처럼 논쟁적인 폭로성 책을 쓸 거라고 누가 예상이나 했을까? 러프킨 박사는 백 년 넘은 노골적인 거짓말, 반쪽짜리 진실, 그리고 '국민 보건을 위한'이라는 주장의 진실을 밝힌다. 충분히 예방할 수 있는 질병, 아니 없어야 정상인 질병을 유행병처럼 만들어서 사람들을 병들게 했던 주장들이다. 기업은 영양과 만성질환의 근본 원인을 놓고 줄기차게 엉터리 주장을 해서 수익을 낸다. 용감한 책이다. 세상의 모든 의사가 읽어봐야 한다고 생각한다.
- 루이사 애로니카, 스탠퍼드대학 박사

생활습관을 바꾸더라도
건강이라면 한 치도 양보할 수 없는 모든 분께
이 책을 바칩니다.

～～

제니, 레인, 이든!
너희는 내가 사는 이유이자 삶의 기쁨이란다.

～～

우리 개 버터야,
물론 너도 사랑한다.

제이슨 펑 의학박사의 추천사

저의 세 번째 책《암 코드The Cancer Code》가 출간되자 곧바로 로버트 러프킨 박사가 축하 이메일을 보내왔습니다. 박사는 최근에 진행된 흥미로운 MRI 연구 두 건에 관해서도 말씀해주시더군요. 하나는 뇌의 생체표지자를 이용해 여느 임상 진단보다 십 년 빨리 알츠하이머병을 찾아내는 방법이었습니다. 다른 하나는 간 지방량 변화를 추적해 대사질환과 인슐린 저항성의 관찰 방식을 개선하는 연구였고요. 자세한 내용은 이 책에서 보시게 될 겁니다. 우리 동료인 샬린 릭터시Charlene Lichtash 박사가 본인 환자들에게 모두 무료 검사를 해주었답니다.

이런 다양한 사례가 단식 연구와 관련해 저를 사로잡았습니다. 단식은 우리 몸의 건강한 대사 활동을 돕는 가장 좋은 방법입니다. 저는 《뉴욕타임스》베스트셀러인《잠시 먹기를 멈추면》의 공동저자 메건 라모스와 함께 적절한 체중을 유지하기 위해 꾸준히 실천할 수 있는 간헐적 단식 프로그램www.TheFastingMethod.com을 개발했습니다. 또한 대사 건강을 다루는 책인《비만 코드》와《당뇨 코드》,《암 코드》도 썼고요. 이런 부분에서 기성 의료계가 아주 많이 틀렸다고 꼬집었는데, 세 권 모두 합쳐 백만 부 넘게 팔렸습니다.

당뇨병, 비만, 암 같은 만성질환과 대사 건강의 관계를 밝히는 작업

이제 핵심 연구 주제 중 하나라서요. 신기술을 활용한 새로운 연구가 본인만큼이나 제게도 의미가 있을 거라 믿고 러프킨 박사가 귀띔해준 겁니다.

물론 우리의 공통 관심사가 신진대사와 질병의 관계에만 머문 건 아닙니다. 1990년대 후반에 우리는 함께 UCLA(캘리포니아대학교 로스앤젤레스 캠퍼스)에 재직했는데, 그곳에서 저는 신장학을 연구했고, 러프킨 박사는 영상의학 교수였습니다. 그때 저는 많은 시간을 시더스-시나이병원Cedars-Sinai Medical Center과 웨스트로스앤젤레스 보훈병원West Los Angeles VA Medical Center에서 보내며, 수많은 2형 당뇨병 환자를 진료했습니다. 2형 당뇨병은 신장병으로 이어지기 쉬운 질환이거든요. 2형 당뇨병 환자는 또한 대부분 비만으로 고통을 겪습니다.

러프킨 박사와 저는 접근법이 달라도 목적지는 같았습니다. 대사 건강이야말로 건강과 장수의 열쇠이니까요. 저는 비만, 당뇨, 암이라는 세 가지 질병을 중심으로 대사 건강을 살폈고, 러프킨 박사는 다른 관점에서 연구했습니다. 저는 2형 당뇨병이 원인이 되어 신장병이 생긴 사례들을 추적하며 만성질환과 대사 건강의 관계를 궁리하기 시작했고, 러프킨 박사는 원인의 뿌리인 신진대사로 접근했습니다. 최근까지도 몇몇 기초과학 수업을 제외하면 의대에서 거의 공부하지 않던 분야입니다. 신진대사는 영양사가 알면 되는 문제라고 여겼으니까요.

정말 잘못된 생각이었던 거죠. 이제 러프킨 박사가 의학계를 바로 세우려고 합니다. 이 책을 앞세워 미래의 의사가 배울 내용을 바꾸려고 합니다. 대중이 진실인 줄로만 알았던 틀린 믿음까지도요. 신진대사는 만성병 예방의 가장 중요한 요소입니다. 바로 이 책이 그 사실을 증명합니다.

러프킨 박사도 저도 단식이야말로 단순하되 매우 효과적인 방법이라고 생각합니다. 그래서 제가 이렇게 썼던 거고요.

모세, 예수, 부처, 무함마드, 힌두교의 가르침이 입을 모아 말하는 건 건강한 삶을 위한 단식의 필요성이다.

또한 우리는 생활습관과 대사 문제가 암, 2형 당뇨병, 비만에 주요한 역할을 한다고 생각합니다. 이들 질병을 다스리려면 식생활을 고쳐야 합니다. 약을 먹는 것보다 낫습니다. 제가 《비만 코드》에서 설명했듯, 비만은 '열량 불균형'으로 생기는 질환이 아닙니다. 호르몬 불균형이 문제예요.

"1cal는 1cal다"라는 말을 곱씹어보죠. 정말로 음식에서 열량 에너지를 섭취하는 것만이 중요할까요? 올리브유와 설탕에 담긴 열량은 서로 완전히 다른 대사 반응을 일으킵니다. 측정하기도 쉽습니다. 설탕은 혈당을 늘리고 췌장이 인슐린을 더 많이 만들도록 자극합니다. 하지만 올리브유는 이 두 가지 작용하고 상관이 없거든요. 비만을 이해하고 치료하는 열쇠는 호르몬 반응에 있습니다. 단순히 덜 먹고 더 운동한다고 해서 살이 빠지는 건 아닙니다.

러프킨 박사와 저는 성장인자, 특히 인슐린이 이들 만성병을 그 뿌리부터 크게 좌우한다는 데 의견이 일치하며, 이 부분을 가장 눈여겨봅니다.

러프킨 박사는 최신 연구 성과를 바탕으로 우리가 그동안 (헛되이)

따라온 오래된 인식을 바꾸려고 시도합니다. 이 책은 다소 논쟁적일 수 있습니다. 하지만 직접 연구한 저도 저자와 같은 결론에 도달했습니다. 한번 읽어보시라고 강력히 권합니다.

– 제이슨 펑
《비만 코드》《당뇨 코드》《암 코드》 저자
www.doctorjasonfung.com

한국어판 서문

《내가 의대에서 가르친 거짓말들》의 한국어판이 나온다니 제게도 큰 영광입니다. 이 책에서 전하려는 메시지가 전 세계에 반향을 일으키고 있어 감사하고, 또한 몹시 감동하며 제가 이 책을 쓰게 되기까지의 여정을 되돌아보았습니다. 한국은 교육과 건강에 관심이 많고, 과학 탐구 정신이 남다르다고 알려졌죠. 부디 한국에 있는 독자분들이 이 책에서 불붙이려는 비판적 논의에 적극 참여해서 논점을 확장해준다면 좋겠습니다.

이 책에서 저는 제가 한때 의학 교육자로서 믿고 가르치며 실천했던 많은 기본 원리에 도전합니다. 이들 '거짓말'은 고의로 지어낸 헛소리가 아니라 결함 있는 체계에서 나온 오류입니다. 기성 의료계는 건강과 영양, 만성질환 등에 관한 잘못된 인식을 굳혀버렸죠. 다른 많은 이와 마찬가지로, 저도 우리가 '확정된 과학'이라고 믿은 틀 안에서 움직였습니다. 하지만 그중 많은 부분이 불완전한 자료와 낡은 패러다임, 때로는 이해관계로 형성됐다는 사실을 알게 되었습니다.

한국은 빠르게 발전해 의료혁신과 연구, 장수 분야의 글로벌 리더가 되었습니다. 그런데도 당뇨병, 비만, 심장병 같은 만성질환이 증가하는 추세에서 벗어나 있지는 않습니다. 이 질병들은 주로 대사 기능장애에 뿌리를 두고 있죠. 한국 분들이 직면한 문제도 제가 이 책에서 다루는 쟁점과 다르지 않습니다. 바로, 수십 년간 잘못된 식생활 조언이 설파된 결과와 씨름하는 기성 의료계, 그리고 예방할 수 있는 질병에 압도된 현 의료체계 말입니다.

제 이야기를 앞세워 저는 의학 교육의 잘못된 점을 지적할 뿐만 아니라 그 이상의 일도 하고 싶습니다. 환자와 의사, 그리고 의료정책을 다루는 입안자들이 기존 지식에 물음표를 달고 진실을 찾아가며, 이익이나 관행보다는 건강을 좇는 과학을 받아들이도록 도울 수만 있다면 좋겠습니다. 맹목적으로 고수하려는 자세에서 벗어나 비판적인 재고로 향하는 제 여정이 증언합니다. 겸손한 지적 태도와, 새로운 증거가 나오면 이를 무시하지 않고 바꾸려는 의지가 중요합니다.

이 한국어판이 한국은 물론이거니와 그 너머로까지 반향을 일으키고, 더 나아가 의학과 영양과 공중보건의 미래를 둘러싼 의미 있는 논의를 시작하는 계기가 되길 바랍니다. 대사 건강을 이해하고, 거기에 접근하는 방식을 범세계적으로 바꾸는 데 전통과 혁신을 모두 소중히 여기는 한국 사회가 중추 역할을 할 수 있다고 믿습니다.

함께 걷게 되어 영광입니다. 함께 찾으면 진실이 보입니다. 그 길이 오래도록 건강하게 사는 흡족한 삶으로 우리를 이끌어줄 것입니다.

감사합니다.

캘리포니아 산타모니카에서,
의학박사 로버트 러프킨

서문

나는 경력을 쌓는 내내 과학 논문을 쓰고 의학 교과서를 집필했다. 학계와 학교에 있는 한 줌 독자가 그것을 읽었다. 나는 성격이 꼼꼼해서 글을 쓸 때 디테일을 한없이 따지고 참고 문헌을 잔뜩 인용한다. 이런 내 습관이 일반 대중을 겨냥한 책에선 불필요함을 넘어 독자를 겁줄 뿐만 아니라 심지어 역효과를 낸다는 사실을 깨달았다.

내가 이 책에서 전하고 싶은 내용은 아주 중요하다. 이러저러한 기술적인 얘기로 그 메시지가 묻혀버려선 안 된다. 이제 사람들이 스스로 정보를 파악해서 자신의 건강과 수명 문제를 선택할 때가 되었다. 나는 이 책의 메시지가 더 많은 독자에게 가닿아야 한다고 믿는다. 그래서 정보를 단순하게 정리하되, 그렇다고 지나치게 단순화하지는 않으려고 노력했다. 쉽지 않은 일이었다. 조슈아 리섹이 공동저자로 참여해 그 작업을 도왔다. 즐거운 독서가 되도록 가독성을 높이고 재미를 뿌렸다.

그는 이 책이 또 한 권의 의학 교과서가 되지 않도록 세심하게 나를 안내했다. 내가 자연스레 세부 사항을 더 많이 (아마도 너무 많이?) 끼워 넣으려 할 때마다 그 충동을 물리쳐주었다. 지나친 단순화와 일반 독자의 이해도에 딱 맞는 적절한 단순화 사이에서 갈팡질팡하는 내 손을 잡고 바느질하듯 함께 글을 지어나갔다.

혹여 지나치게 단순화하는 쪽으로 잘못 가서 진실의 핵심을 놓쳤거나, 아니면 그냥 딱 잘라버려서 어떤 실수가 있었다면 그건 모두 내 책임이다. 이 책의 모든 이야기와 모든 통찰과 모든 의견은 다 내 것이기 때문이다. 이 책은 일인칭 단일 화자의 말로 진행된다. '나는' '나를' '나의' 등은 모두 내 관점을 가리킨다. 독자들이 헷갈리지 않게 하려는 조치이기에 조슈아도 흔쾌히 동의했다.

그러다가 복잡한 개념을 적절히 설명해서 무릎을 탁 치게 만드는 멋진 구절을 만난다면 그건 조슈아 덕분이다. 우리는 누구에게나 쓸모 있는 건강과 장수를 위한 실행 항목을 내용에 더하고, 이 책을 읽는 것만으로도 즐거운 경험이 될 수 있도록 노력했다. 그게 우리 두 저자의 바람이다.

우리가 다룬 '거짓말'은 제각기 그것 하나만으로도 책 한 권씩 쓸 수 있는 주제들이다. 사실 이 주제들을 더 훌륭하고 더 깊이 있게 다룬 책들도 있다.(책 말미에서 그중 일부를 소개한다.) 우리는 의도적으로 단순하게 설명했다. 기술적 세부 사항을 다 걷어낸 내용조차도 복잡함을 덧붙여서 독자들이 이해하는 데 도움이 되지 않는다면 더욱 단순하게 정리했다.

내가 지적하는 '거짓말'과 내가 사실임을 근거로 제안하는 대안이 모두 그저 가설이라는 점을 기억하자. 건강이 개선된 임상 경험을 설명하려고 꺼내든 불완전한 모형이다.

내가 의대에서 가르친 거짓말을 이 책에서 바로잡은 가설은 향후 더 정확한 모형으로 도출되기를 바란다. 물론 과학의 논리와 그 작동방식이 늘 그러했듯, 이 책에서 제시한 '진실'의 일부(혹은 전부)를 두고 미래의 누군가는 자신이 2025년 무렵에 배운 거짓말이라고 책을 집필하며 지적할지도 모른다.

하나 더 덧붙이자면, 책을 쓰는 내내 나는 다른 무엇도 아닌 미력함을 절실히 느꼈다. 우리가 가장 적절히 설명해낸 '거짓말' 조차도 현실에서 진짜로 작동하는 방식의 복잡함과 아름다움을 결코 완전히 포착해내지 못했다.

내 탓이로소이다

분명히 밝히고 싶다. 나는 이 책에서 다루는 대부분의 분야에서 개인적으로 동료 검토를 거친 연구를 발표한 적이 없다. 이런 일이 내게는 좋기도 하지만 나쁘기도 하다. 실험용 쥐가 가득한 연구실이 없어 내 손으로 직접 지식을 얻지 못한다는 점은 별로다. 하지만 다른 사람이 알아낸 지식의 바다를 즐기는 건 썩 괜찮은 일이다. 한 분야만 파고 드는 전문가라면 하지 않을 방식으로 여러 분야의 개념을 통합해서 일반 대중에게 전해줄 수 있으니까.

내가 '거짓'(혹은 반대로 '진실')이라고 제시하는 가설들은 모두 어느 수준에서는 거의 확실하게 '거짓'이다. 가설이란 결국 현실의 근사치이거나 모형이기 때문이다. 그래서 미래의 어느 날이 오면 우리가 알 수 있는 최선에서 어떻게든 진실에 더 다가가 한결 나은 또 다른 가설로 대체되기 마련이다.

내가 의대 교수라고 해서 모든 사람이 (대체로) 다가갈 수 없는 정보에 접근할 만한 특별한 권한이라도 (감사하게나마) 있는 건 아니다. 우리는 인터넷 시대를 살아간다. 1차 자료 형태의 과학 정보가 유례없는 수준으로 개방되어 있다. 일부 자료는 여전히 유료이긴 하지만, 그래도 여느 기관 도서관에 가면 찾아볼 수 있다. 다소 수고스럽겠지만 말이다.

나는 다만 최선을 다해 과학 문헌을 읽을 따름이다. 거기에 담긴 생각들은 내 것이 아니다. 모두 진심으로 나보다 더 깊이 있는 학자들이 내놓은 결과물이다. 말하자면 나는 가장 진실에 가까워 보이는 생각들을 나 나름으로 요약해서 이야기로 엮는 작업을 한다. 독자들이 질리지 않을 수준에서 되도록 출처를 다 밝히려고 노력했다. 더불어, 과학적 수준에 미치지 못하는 논거의 자료는 선별해서 제외했다.

아마 나도 틀림없이 많은 오류를 저질렀을 것이다. 과거에도 오류에 빠져 의대에서 거짓말을 가르쳤던 사람이니, 내가 거론하는 내용 일부 (혹시 전부?)가 어쩌면 당연히 의심스러울 만도 할 터다. 부디, 내 모든 주장에 의심의 눈길을 던져주기 바란다. 다른 이의 다른 주장에도 마찬가지다. 하나의 가설에 제기되는 찬성과 반대의 주장을 비판적으로 들여다보자.

정보를 제시할 때는 언제나 정보성과 재미의 균형을 생각해야 한다. 예전에 교과서를 집필하던 시절에는 전문 독자가 대상이었기에 정보성에 중점을 두었다. 이 책은 일반 독자를 위한 건강서다. 복잡한 생각을 재미있게 전달해야 수월하게 대중에게 가닿을 터다. 이 책을 쓰면서 처음에는 습관대로 어떤 주제에서든 아주 기본적인 세부 사항까지 토끼굴을 파 내려갔다. 하지만 내가 전하고 싶은 메시지를 제대로 전달하는 방식은 그게 아님을 깨닫고 복잡한 개념을 최대한 단순하게 정리하려고 노력했다.

그래서 내가 보는 이득은 어쨌거나 단 하나다. 사람들이 자기 자신과 사랑하는 사람을 위해 건강하고 장수하는 가장 좋은 방법을 아는 것이다. 나도 과거에는 가공식품을 많이 먹었고, 비건(순수 채식주의자)과 육식주의자이기도 했으며, 저지방 식단과 저탄수화물 식단을 포함한 이런저런 식생활을 다양하게 경험했다. 이제는 내가 읽은 증거를 해석한 결과로 가공식품을 되도록 먹지 않게 되었다. 정제 탄수화물과 설탕, 가공한 지방과 기름(식물성기름과 씨앗기름), 곡물을 사실상 입에 대지 않는다. 만약 코카콜라만 마시면 건강에 가장 좋다는 증거가 내일이라도 나온다면, 나는 코카콜라 회사에 사과하고 콜라를 박스로 주문할 것이다.

나는 이제 제약회사의 자금은 무엇도 받지 않는다. 내가 제시하는 관점 중 일부가 늘 그렇듯 정치화되었다. 나는 거대 제약회사, 거대 식품사, 정부 전반 혹은 기성 의료계에 반대하지 않는다. 어떤 정책은 커다란 조직이 아니면 추진하기 힘들다는 점을 경험해봐서 안다. 그런가 하면 대형 기관이 개인과 마찬가지로 지식 편향이나 좁은 시야에 갇히는 모습도 보아왔다. 이런 편향은 (노골적이건 암묵적이건) 방대한 자금과 훌륭한 자원이 투입되는 공중보건에 꾸준히 영향을 미칠 수 있다. 이 지점을 면밀하게 들여다볼 필요가 있다. 바로 여기에 이 책의 목적이 있다.

차례

1장

(의대에서) 배운 대로 하고도
저승 문턱까지 갔던 이야기

의대에서 배운 지식의 절반가량이 졸업하고 다섯 해쯤 지나면
구닥다리가 되거나 완전히 틀린 오류로 밝혀진다.
그 절반이 무엇인지 누구도 말해줄 수 없다는 게 문제다.
의사가 되고 나서도 스스로 공부해야 하는 까닭이다.
- 데이비드 새킷David Sackett 교수, 근거중심의학의 아버지

우리는 과학을 좇다가…… 병을 얻었다.

내 어머니는 영양사셨다. 전문적인 의료 영양사로, 여든을 넘겨서까지도 병원에서 일하셨다. 나는 그런 집안 환경에서 자랐다. 우리 가족은 음식 피라미드, 권장 식단, 영양학 통념의 지혜를 따랐다. 식사는 항상 저지방에 고탄수화물이었다. 우리는 포화지방을 마트에서 파는 카놀라유 같은 다양한 씨앗기름이나 마가린으로 신경 써서 바꿔나갔다. 우리 집에서는 '하얀 오믈렛'을 먹었다. 콜레스테롤 섭취를 최대한 줄이려고 달걀흰자로만 요리한 음식이다.

그러면 건강해지는 줄 알았다. 우리 모두 그렇게 생각했다.

어머니는 내내 병원에서 일하셨고, 자연스레 나도 의학에 관심이 생겼다. 열심히 공부한 데다 운까지 따라주어 아이비리그 대학 중 한 곳

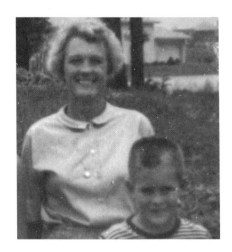
어머니와 나

에 입학했고, 이어 의과대학에 진학했다. 의대는 적성에 맞았다. 나는
대학에 남아 교수가 되었다. 그곳에서 가르치며, 또 다른 의사들에게
배웠다. 의대에서 배운 지식은 어머니가 앞서 알려주신 내용과 다르지
않았다. 영양과 건강을 둘러싸고 우리는 모두 똑같은 내용을 믿었다.
흔들림 없는 과학이었다.

대학에서 나는 영상의학을 배우고 가르쳤다. 방사선의학이라고도
한다. 영상의학과 의사는 신경외과 의사와 일대일로 대화할 수 있어
야 한다. 심장외과와 산부인과를 비롯한 모든 진료과 선생님들과도 소
통해야 한다. 영상의학은 인체의 모든 계통과 환자의 모든 질환을 다
루기에 나도 의료 분야 전반을 얼마간은 꿰고 있어야 했다. 어떤 질병
이든 대개는 그 질병을 다루는 과정에서 영상의학의 도움이 필요하다.
그래서 영상의학 전문의는 그 모든 질환의 실무 지식을 알아야 한다.

여기에 더해 나도 내 환자를 보고, 치료하고, 약을 처방했다. 의사로

서 기본 업무를 다 하고도 추가로 또 일한 셈이다.

게다가 내 연구도 했다. 해야 할 연구가 정말 많았다. 미국 국립보건원NIH에서 수백만 달러 연구비를 받고 의료 장비들을 책임 연구했다. 제약회사들이 주는 연구 지원금도 받았다(이 부분은 나중에 비판적으로 다룰 것이다).

나는 기성 의료인이었다. 오롯이 그랬다. 조직체계에 잘 스며든 사람이었다. 내 경력을 보면 알 수 있을 테다. 나는 주요 국제 학회 의장을 지냈고, 전 세계에서 강의했으며, 대학과 제약회사와 연구소에서 보수를 받았다. 의료계에서 두루 인정을 받았고, 지금도 그렇다. 나는 기성 의료계의 비공식 대변인 격이었다.

그런 내가 네 가지 병을 얻게 되었다. 내가 배우기로 (또한 내가 가르쳤다시피) 그 병들은 유전적 요인의 영향도 아마 있었을 노화 관련 질환이었다.

• 고혈압: 고혈압 약 필요

• 통풍성 관절염: 조절 약물 처방

• 이상지질혈증(혈중 지질 농도 이상): 스타틴 처방

• 당뇨 전단계(혈당 수치가 당뇨병 전단계 범위로 들어감): 또 다른 약 처방

내 아버지도 이 네 가지 병으로 돌아가셨다. 하지만 아버지는 여든을 넘기셨다. 나도 같은 병에 걸리고 말았는데, 나에겐 아직 열 살도 안 된 딸들이 있었다. 딸아이가 고등학생이 되는 모습도 보지 못하고 죽나 보다 싶었다! 이 병을 이겨내는 건 개인적인 일이 되어버렸다.

근심이 없었다고 하면 거짓말이다. 게다가 혼란스러웠다. 어떻게 이런 일이 일어날 수 있나? 정립된 과학적 이론에 따르면 이건 불가능한 일이었다. 나를 키운 어머니는 영양학 전문가로, 자격증을 지닌 영양사였다. 식사는 보건기관이 권장하고 식품 피라미드가 지시하는 대로 정확히 따랐다. 이렇게 자란 내가 이 나이에 벌써 이러면 안 되었다.

모범생답게 잘해온 내가 저승 문턱으로 향하고 있었다.

충격을 받은 머리에서 경종이 울렸다. 의료계의 무언가가 크게 잘못됐다. 그동안 실컷 거짓말만 들어왔다는 건데, 진실이 궁금했다.

신뢰할 수 없는 과학을 믿었던 나

젊은 나이에 죽음이 눈앞에 아른거렸지만, 나는 두 가지 이유로 운이 좋았다.

먼저, 내게는 과학계 탐사 보도로 명성을 날리는 기자 친구가 있었다. 물리학 연구 실태와 노벨상 수상자들의 씁쓸한 뒷이야기를 고발해서 유명해진 친구다. 우리는 산타모니카 한 카페에 아침 식사를 하러 드나들다가 이따금 마주쳤다. 그는 궁금한 게 있으면 나에게 물었다. 대화는 카페를 나와 내가 진실이라고 믿는 지식을 의대생과 수련의, 전공의에게 가르치러 학교로 가는 동안에도 이어졌다. 알고 보니, 그때 그는 막 의료 영양학에 관심을 기울이던 참이었다. 과학이 오답을 내놓는 바람에 결과적으로 공중보건이 망가진 극명한 사례로 본 것이다. 그의 이름은 게리 타우브스Gary Taubes다. 이렇게 해서 그가 출간한 영양학 관련 책은 모두 베스트셀러가 되어 한 세대 의료인들의 생각을 완전히 바꾸어놓았다. 나 또한 진득이 지켜온 믿음을 뒤적여 다시 검토해보는 계기가 되었다.

내 친구 게리와 그의 취재 결과에 관해 좀 더 알고 싶다면,《좋은 칼로리, 나쁜 칼로리*Good Calories, Bad Calories: Fats, Carbs, and the Controversial Science of Diet and Health*》를 비롯한 그의 여러 저서를 읽어보기 바란다. 대표적으로 그는 저지방 식단이 건강 유지에 도움이 되지 않는다고 폭로했다. 그러기는커녕 우리를 더 병들게 만들 가능성이 크다는 게 진실이란다. 그것도 대중이 의구심을 품지 않고 오히려 건강이 개선되고 있다고 믿게 만드는 방식으로 말이다. 이런 사실을 깨달은 나는 마치 머릿속에서 폭탄이 터진 듯했다. 자라는 내내 그 반대로 믿도록 교육을 받았기 때문이다. 틀린 정보가 오직 이것뿐일까?

두 번째 행운은 내 전문 분야가 영상의학이라는 점이었다. 나는 다행히 영상의학 전문의로서 다양한 종류의 만성질환을 다뤄볼 수 있었다. 신경외과, 산부인과, 순환기내과, 신장내과, 내분비내과, 신경과, 안과 등 다른 진료과 전문의는 자신의 전문 분야에만 더 집중하므로 큰 그림을 놓치기도 한다. 또한 나는 영상의학과 의사로서 실제 질병을 들여다볼 수 있었다. 이를테면 관상동맥 협착, 출혈성 뇌졸중 환자의 혈액, 내장 지방, 간 지방, 악성 신생물(종양), 알츠하이머병의 뇌 위축, 당뇨성 궤양, 기타 합병증 같은 병증들이었다. 이런 만성질환의 병변을 병원에서 매일같이 관찰했다.

이 같은 도구를 손에 쥔 나는 수많은 논문과 책을 읽어나가며 나 자신을 다시 교육하기 시작했다. 그리고 내가 가르쳐온 지식이 이제는 오류로 밝혀지고 있다는 사실을 알게 되었다.

영양, 건강, 장수와 관련해 내가 믿어온 모든 것이 내 친구 게리가 밝혀낸 풍부한 증거와 충돌했다. 영양사인 어머니에게, 또 의과대학에서 배운 지식과 반대되었다. 심지어 내가 UCLA 데이비드게펀의대 영상의학과 교수로 재직하며 수십 년간 의대에서 가르친 내용과도 어긋났다. 나는 게리가 만들어낸 새로운 건강 개념의 틀이 내가 영상의학과 의사로서 익히 알고 있던 인체의 여러 계통에 어떻게 얹히는지를 보았다.

어떻게 내가 그렇게도 틀릴 수 있었을까? 의료기관이 어떻게 그럴 수가 있나? 심지어 그렇게 오랫동안 말이다. 수십 년간 알츠하이머병, 심장병, 당뇨병, 관절염은 별개의 질병으로 여겨왔다. 하지만 게리의 책과 다른 후속 도서들, 논문, 기사, 연구에 따르면 그 질환들은 모두 대사이상이다. 사실, 해마다 미국의 주된 사망 원인 상위 열 개 중 여덟 가지가 대사증후군과 직접 관련이 있다.[1]

우리는 지난 코로나 팬데믹 때보다 더 큰 의료 위기를 맞닥트렸다. 이런 실태를 대중은 모른다. 만성질환 비율이 지난 백 년간 꾸준히 증가하다가 지난 이십 년 새 엄청나게 치솟았다. 2000년부터 2010년 사이에 만성병을 두 가지 이상 겪는 중년 성인의 비율이 16%에서 21%로 뛰었고, 불과 4년 후인 2014년에는 32%로 늘어났다.[2,3] 지금은 미국 성인의 다중 만성질환 유병률이 꽉 채운 40%에 도달한 상태다.[4]

그 결과, 우리의 건강수명이 역사상 처음으로 줄어드는 추세다![5]

어쩌다가 내가 질병과 건강, 인체 해부, 생리학을 둘러싼 거짓말을 믿고 가르쳤는지, 하물며 그 거짓말이 어떻게 기성 의학계를 지배하는 절대 상식이 되었는지 알아보자.

지금 나는 놀라운 주장을 하고 있다. 기성 의학계 안팎에서 많은 이가 그렇게 생각할 터다. 의대 교수인 나는 물론이고 의학계 전반이 '거짓말'을 한다니. 그 거짓말이 진짜인지 아닌지 알려면 증거를 봐야 한다. 그렇다고 그 놀라운 증거를 만나기 위해 여러분이 100쪽, 50쪽, 아니 단 5쪽이라도 자료를 읽어야 한다면 부당하다. 그래서 이 책이 다루는 거짓말 중 일부를 이번 장에서 대략적으로나마 훑을 생각이다.

내가 '거짓말'이라고 표현한다고 해서 대중을 괜스레 무덤으로 빨리 끌고 들어가려고 기만하고 조종한다거나, 또는 그렇게 몰아가려는 의도가 있는 오류라는 뜻은 아니다. 그저 정직한 실수의 결과물인 '거짓말'도 있다. 하지만 다른 거짓말들은 고의적인 오류이며, 그중에는 금전적인 유인이 있다. 예를 들어보자. 미국심장협회American Heart Association, AHA는 제당회사의 돈을 받고 그들이 아긴다는 소비자에게 해로운 조언을 협회 이름으로 제공할 수 있도록 허용한다. 자세한 내용은 나중에 다루겠다.

먼저, 의사로서 내 위치를 분명히 해두고 싶다. 나는 기성 의료계 중심부에 속한 사람이다. 근본 없는 돌팔이가 아니다. 괴짜 의사나 음모론자도 아니다. 내가 앞으로 사기나 속임수, 무능과 무지의 증거를 하나씩 제시할 때마다 이 점을 꼭 다시 기억해주기 바란다. 내 얘기가 주변부 소리처럼 들리겠지만, 기성 의료계 입에서 나온 발언이다. 내 연구실은 제약회사에서 지원금으로 수백만 달러를 받았다. 내가 작성한 약물 평가서는 내용이 긍정적이지 않으면 제약회사에서 발표를 허락하지 않았다. 관행이 그렇다. 나는 동료 검토를 거친 과학 소논문을 수백 편 썼고, 여섯 개 언어로 번역된 의학 교과서를 열두 권 넘게 집필했다. 두 군데 국제 과학학회 의장으로 선출되기도 했고, 세계적 수준의 의과대학 두 곳에 교수로 있다. 내 학술적 지위가 최상위권이라는 뜻이다. 교수직은 계속 유지하고 있다. 무엇보다도 나는 과학자다. 과학을 좇는 사람이다. 과학이 나를 어디로 이끌든, 설령 그 길이 내가 진실이라 생각했던 모든 것에서 멀어지더라도 말이다.

또한 나는 환자를 진료하고 그들과 상담했으며, 의대생과 수련의와 전공의를 포함한 건강 전문가를 수백 명 길러내는 데 이바지했다. 그들에게 틀린 지식을 가르쳐왔을 수도 있겠다는 생각은 고약한 가능성이지만, 분명한 현실이기도 하다. 우리가 알아내는 지식이란 유동적이며, 계속 진화하기 때문이다. 더불어 과학적 증거가 있는데도 그들에게 잘못된 지식을 가르치고 있는 건가 하고 생각하다 보면 또 다른 깊은 고민이 남는다. 안타깝게도 이 두 가지 문제 다 일어나고 있는 일이다. 그러하니 아무리 교과서라도 내용이 틀렸다면 과감히 찢어버리고 수정해야 한다.

내가 믿은 (그래서 의대에서 가르친) 세 가지 끔찍한 거짓말

다음은 앞서 언급한 대로 대략적 예고편에 해당하는 세 가지 거짓말이다. 이 책에서 나중에 다룰 다른 거짓말들에 비하면 그나마 나은 편이니, 일단 편안한 마음으로 읽고 문제가 있다면 대비하기 바란다.

1. 비만 거짓말: "1cal는 1cal일 뿐이다."

지금 세계에는 비만이 최악의 유행병처럼 번지고 있다. 유례가 없는 일이다.

'과체중'이란 말은 본인 나이나 체격에서 볼 때 정상이나 건강하다고 여겨지는 정도보다 체중이 더 나간다는 뜻이다. '비만'은 체지방량이 과도해서 더 심각한 상태다. 그렇다고 나이 든 사람만 비만을 얻는 건 아니다. 통계에 따르면 미국 20세 이상 성인 중 42.5%가 비만이고, 73.6%는 적어도 과체중이다.[6] 미국인 절반가량이 현재 비만이고, 대부분은 과체중 상태라는 얘기다![7] 비만은 건강에 좋지 않다. 더욱이 고혈압, 당뇨병, 심장 발작, 뇌졸중, 알츠하이머병, 암 등 여러 만성질환으로 나타나는 대사이상의 지표이기도 하다.

비만이라는 유행병의 원인을 밝히고 치료법을 찾으려는 노력은 하나의 거짓말에서 출발한다. "1cal는 1cal다." 간단한 이 거짓말은 비만이 열량을 지나치게 많이 섭취해서 생겼다고 암시한다.

두 가지 이유에서 이 거짓말은 틀렸다. 먼저, 열량 자체만으로는 비만을 일으키기 어렵다. 여기에는 다른 요인이 필요하다. 또한, 열량은 유형마다 비만 조절에 달리 작용한다.

열량을 과다 섭취하면 비만이 된다는 말은 술을 과도하게 마시면 알코올 의존증이 생긴다거나, 심장 근육에 공급되는 산소가 부족하면 심장 발작이 온다는 얘기와 같다. 틀린 말은 아니지만, 근본 원인을 위한 통찰을 주지는 않는다. 결과를 의미 있게 바꾸려면 진짜 원인을 밝혀야 한다.

열량은 음식에서 얻는 에너지이고, 칼로리는 열량의 단위다. 사람이 살려면 에너지, 곧 열량이 필요하다. 열량은 모두 똑같이 발생하므로 어떤 음식을 먹고 열량을 얻든 상관없다. 따라서 살을 빼고 싶거든 단순히 열량 섭취만 줄이면 된다는 얘기는 거짓말이다.

우리의 모든 에너지는 우리가 먹는 음식의 열량에서 나온다는 발상에서 이런 거짓말이 생겨났는데, 이 지점은 맞다. 이른바 '에너지, 곧 열량은 보존된다'는 열역학 제1법칙이다. 그런데 이 법칙이 거짓말을 뒷받침하는 근거로도 쓰인다. 예를 들어, 최근 발표된 한 논문에서는 이렇게 주장한다. "식단의 다량영양소가 어떻게 구성되든 상관없이 열역학적으로 1cal는 1cal다."[8] 이런 내용을 '비만의 에너지 균형 이론'이라고도 한다.

하지만 '섭취 칼로리＝소모 칼로리'는 지나치게 단순화된 등식이다. 섭취한 열량이 곧장 소모되지 않고 지방(그리고 글리코겐)으로 저장될 수도 있기 때문이다. 남아도는 체중 문제로 고민해본 사람이라면 누구나 고개를 끄덕일 터다. 그래서 등식을 바로잡아 보면 '섭취 칼로리＝소모 칼로리＋저장 칼로리'가 된다.

체중 증가를 제어하는 핵심은 섭취한 열량 중 얼마를 태우고 얼마를 저장하느냐에 있다. 전체 칼로리 숫자가 아닌 우리 몸의 생화학적 신호가 문제를 푸는 열쇠다.

그 신호를 보내는 장본인이 바로 인슐린이라는 호르몬이다. 인슐린은 열량을 주로 지방으로 저장하라고 세포를 향해 신호를 보낸다. 이때 열량이 지방으로 저장되지 않으면 소모되어 사라질 것이다.

그러면 살이 찌지 않는다. 인슐린 신호가 켜져서 지방을 저장하면 소모되는 열량은 그만큼 줄어든다.

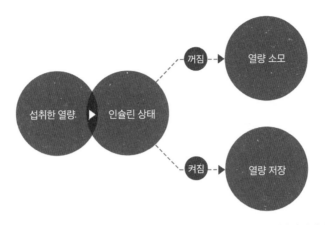

열량을 태워서 에너지로 쓰느냐 아니면 지방으로 저장하느냐는 인슐린 상태에 달렸다.

따라서 인슐린이 활성화되지 않으면 아무리 많이 먹어도 열량이 지방으로 저장되지 않는다. 살은 찌지 않고, 대신 모든 열량이 태워진다.

다음에 나오는 사진 속 아이가 그 한 예다.[9] 1형 당뇨병으로 췌장에서 충분히 인슐린을 만들어내지 못해 음식을 아무리 많이 먹어도 체중이 늘지 않았다(왼쪽 사진). 이 아이에게 8주간 인슐린을 보충해주는 치료를 했더니 체중이 불어났다(오른쪽 사진). 1형 당뇨병 환자는 이런 치료를 받지 않으면 아무리 많은 열량을 섭취해도 사실상 몸에 체지방이 붙지 않는다.

나는 누구에게나 추가 인슐린 약물을 투여하면 그 자체만으로도 체중이 불어나게, 아니 지방이 붙게 만들 수 있다는 사실을 의사로서 쌓은 경험으로 안다. 당뇨병 환자는 1형이건 2형이건 상관없이 추가 인슐린 약물을 투여하면 즉시 이런 현상을 보인다.

정리해보자. 비만해지려면 열량이 필요하지만, 열량만으로는 비만을 일으키지 못한다. 비만이 생기려면 인슐린이 있어야 한다. 비만은

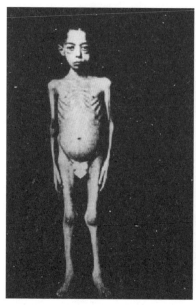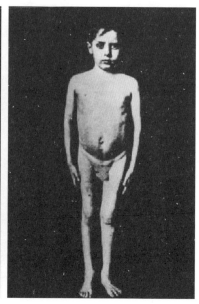

1922년 프레드릭 밴팅Frederick Banting과 찰스 베스트Charles Best가 당뇨병을 앓는 아이에게 인슐린 치료를 하기 전과 후의 모습. 오른쪽이 두 달간 치료를 받은 후에 찍은 사진이다.[10]

단순한 칼로리가 아닌 인슐린 문제다.

만약 모든 음식이 동등하게 인슐린을 자극한다면, 1cal는 그냥 1cal 일 뿐이라는 말은 옳다. 모든 음식이 인슐린을 똑같은 방식으로 깨우지 않으니까 거짓말이라는 얘기다.

식단을 구성하는 세 가지 다량영양소의 범주가 있다. 이 부분은 나중에 자세하게 다루겠다. 이 중 탄수화물은 인슐린을 강하게 자극한다. 단백질은 얼마간 자극한다. 지방은 거의 자극하지 않는다(다음 그래프 참조).[11]

탄수화물에서 나온 열량이 단백질 열량보다 인슐린을 더 많이 나오게 자극하고(그래서 체중이 불고), 단백질에서 나온 열량이 지방 열량보

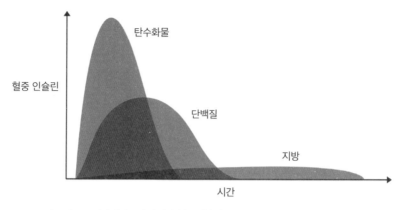

이 그래프는 다량영양소가 저마다 혈중 인슐린 수치를 어떻게 바꾸는지 보여준다.

다 인슐린을 더 끌어낸다. 모든 열량이 똑같이 체중 증가에 영향을 미치는 건 아니다. 체중 감소가 단지 칼로리 숫자를 줄이는 문제는 아닌 이유가 그래서다.

체중을 감량(또는 증량)하는 과정에서 가장 중요한 건 섭취한 칼로리 숫자가 아니다. 인슐린 수치에 영향을 주고 또 우리 몸이 에너지를 지방으로 바꿔서 저장하도록 지시하는 열량의 유형이다.

이런 진실을 목장 주인들은 알고 있다. 가축을 살찌우려면 그냥 정제된 탄수화물만 다량으로 먹이면 된다. 그러면 인슐린이 켜져서 에너지를 지방으로 저장한다.

가축에게 기름진 음식을 먹여봐야 똑같은 효과는 나타나지 않는다.

우리 사회에서 비만이 증가하는 까닭은 무엇일까? 체중을 줄이고 비만을 예방하려면 더 많이 운동하고 더 적게 먹으라는 것이 통념이자 의학적 조언이다. 무엇을 먹느냐는 중요하지 않고, 단지 몇 칼로리냐만이 문제라는 얘기다. 그래서 비만은 일종의 의지박약 문제로도 치부

된다. 개인이 충동을 다스리지 못해 그렇게 됐다는 식이다.

이 지점이 '비만의 에너지 균형 이론'을 수용하는 근거다. 그 내용을 전 세계에 있는 의과대학에서 가르친다. 하지만 효과는 없다. 제니크레이그Jenny Craig와 웨이트와처스WeightWatchers, 뉴트리시스템Nutrisystem 같은 수많은 체중 감량 업체가 거둔 성공이 이를 방증한다. 그들의 단골 고객이 바로 증거다.

어쩌다가 이렇게 됐을까? 1970년대 미국에서는 심장질환에 관심이 집중됐고, 비만은 살짝만 증가했다. 그때 국가 보건정책을 관장하던 정치인들이 공청회를 열고 식단과 관련해서 대중에게 어떻게 최선의 권고를 제시할지 논의했다.

1977년 관련된 과학자들이 '미국인을 위한 식생활 지침Dietary Guidelines for Americans'의 첫 완성안을 발표했다. 미국 보건복지부HHS와 미국 농무부USDA가 이 지침을 대략 5년마다 개정한다. 과학자들은 탄수화물 섭취량을 하루 총열량의 55~60%로 늘리고, 지방 섭취량은 30~35%로 줄이라고 촉구했다. 자신들이 그렇게 여기듯, 심장병 위험 요인을 줄이기 위해서였다(이 또한 거짓말이다. 나중에 더 자세히 다루겠다).

지침에 따르면 미국 국민은 더 많은 설탕과 탄수화물을 섭취하고 육류, 달걀, 버터 그리고 일반 우유에 든 포화지방을 줄여야 했다. 이른바 '나쁜' 포화지방은 되도록 먹지 말고 (무지방 우유 같은) 저지방 식품의 소비를 늘리며, 동물성 식품에 든 포화지방을 (콩기름처럼) 염증을 유발하는 식물성기름의 다가불포화지방산이나 트랜스지방으로 대체하라는 권고를 들었다. 공교롭게도 지난 십 년간 미국식생활지침자문위원회US Dietary Guidelines Advisory Committee 위원 중 95%가 식품 업계와

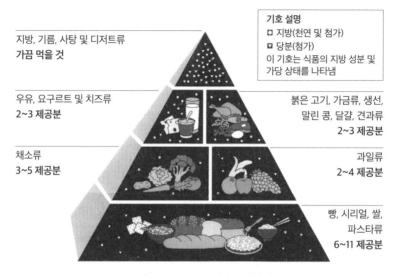

기호 설명
⬚ 지방(천연 및 첨가)
■ 당분(첨가)
이 기호는 식품의 지방 성분 및
가당 상태를 나타냄

지방, 기름, 사탕 및 디저트류
가끔 먹을 것

우유, 요구르트 및 치즈류
2~3 제공분

붉은 고기, 가금류, 생선,
말린 콩, 달걀, 견과류
2~3 제공분

채소류
3~5 제공분

과일류
2~4 제공분

빵, 시리얼, 쌀,
파스타류
6~11 제공분

1992년 미국 농무부 공식 식품 피라미드

1992년 식품 피라미드에서는 지방과 기름을 피하고 탄수화물을 하루에 6~11 제공분씩 섭취하라고
권장한다.

이해관계가 충돌하는 인물들이었다.[12]

이런 결함이 담긴 첫 지침은 1992년에 더 나쁜 권장 사항들로 대체
됐다. 바로, 식품 피라미드였다.[13] 피라미드 바닥에는 탄수화물이 자리
를 잡았다. 더욱이 빵, 파스타, 쌀, 시리얼 같은 정제 탄수화물이었다.
이런 식품을 하루에 6~11 제공분씩 먹으라고 했다!

이런 권고를 충실히 따른 많은 미국인은 (인슐린에 거의 영향을 미치지
않는) 지방을 (인슐린 분비를 강력하게 자극하는) 탄수화물로 바꿔 섭취하
는 바람에 열량을 신진대사로 태우지 않고 지방으로 저장하게 됐다.

지방에서 나오는 칼로리 숫자는 줄고, 탄수화물에서 나오는 칼로리
숫자는 늘었다. 지방 열량이 탄수화물 열량으로 대체되면서 바빠진 인

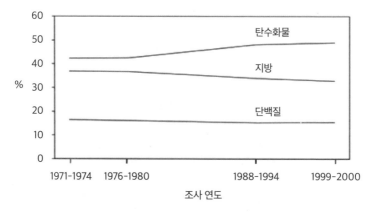

20~74세* 남성의 연도별 다량영양소 섭취 열량(kcal 단위를 %로 환산)
(출처: 미국 국민건강영양조사NHANES, 1971~2000년 미국)

* 2000년 미국 인구 조사에 따른 직접 표준화로 나이를 조정함. 20~39세, 40~59세, 60~74세
나이대 사용.

미국인들은 1990년대부터 지방 열량을 탄수화물 열량으로 바꾸기 시작했다.

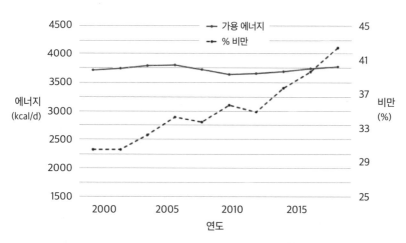

미국 성인의 비만율 상승과 에너지 총섭취량[14]

슐린이 줄기차게 지방을 저장하라고 메시지를 보냈다.

그 결과, 우리 몸에 지방이 쌓였다. 식단에서 지방을 내쫓고 탄수화물을 환영한 바로 그 시점에 비만율은 치솟았고, 그 뒤로 내려오지 않고 있다.

왜 비만이 생기고 어떻게 그것을 막을 것인가의 문제를 놓고 의료계는 진짜 이유를 오롯이 인정하지 않는다. 그러는 동안 상황은 점점 더 나빠지고, 사람들은 죽어간다.[15]

2. 당뇨병 거짓말: "2형 당뇨병은 인슐린 치료가 최선이다."

당뇨는 인슐린 이상으로 혈당, 곧 혈중 포도당 수치가 상승하는 질환이다.

1형 당뇨병인 경우에는 인슐린을 만드는 장기인 췌장이 손상되어 인슐린 수치가 비정상적으로 낮다. 과거에는 1형 당뇨병이 일반적이었지만, 이후에 다른 유형인 2형 당뇨병으로 대세가 기울었다. 현재는 2형 당뇨병이 전체 당뇨병의 90%를 웃돈다.

2형 당뇨병은 음식물로 섭취한 탄수화물이 인슐린을 자극해서 생긴다. 인슐린 수치가 만성적으로 높으면 우리 몸은 '인슐린 저항성Insulin resistance'을 띠게 된다. 세포가 평상시 양의 인슐린에는 무덤덤해진다. 그래서 이미 인슐린 수치가 높은데도 더 높이라고 요구한다. 그러다 보면 인슐린 저항성은 더 강해진다. 그렇게 악순환에 들어간다.

미국 질병통제예방센터에 따르면 미국 성인 세 명 중 한 명이 당뇨병에 진입했거나 당뇨 전단계인데, 이들 중 80%는 본인이 그런 상태인 줄 모른다.[16]

2형 당뇨병은 오늘날 당뇨병 사례의 적어도 90%를 차지한다.[17] 이 질환은 혈당과 인슐린 수치를 비정상적으로 높이는데, 그러면 우리 몸은 또다시 손상된다. 당뇨병의 결과로 실명과 신부전이 찾아들고, 심장병, 뇌졸중, 암, 알츠하이머병의 발병률이 높아진다.

당뇨병도 최악의 유행병처럼 번지고 있다. 이 또한 유례없는 일이다. 지금이 그 초기다. 미국 성인 중 10%가 2형 당뇨병 환자다. 그리고 앞서 언급했듯, 약 38%가 당뇨 전단계다.[18] 인구의 절반가량인 48%가 같은 대사질환을 앓고 있다니, 역사상 처음 있는 일이다!

지난 수십 년간 권장 식단 때문에 벌어진 일을 다시 떠올려보자. 탄수화물 섭취를 늘렸더니 인슐린 수치가 오르고 비만율이 증가했다. 이런 요인이 당뇨병 유행도 불러왔지만, 인슐린 수치가 꾸준히 상승하고 그 결과로 인슐린 저항성을 띠게 되어 실제로 당뇨병에 걸리기까지는 조금 더 긴 시간이 필요했다.

다음 그래프는 앞서 살펴본 비만율 그래프와 유사하다. 두 질환을 일으키는 요인이 여럿 공통되기 때문이다. 차차 설명하겠지만, 인슐린 저항과 같은 보통의 대사이상은 비만과 당뇨병을 포함해 우리가 모두 마주한 대다수 만성질환의 근본 원인이다.

당뇨병 거짓말은 2형 당뇨병을 치료하는 가장 좋은 방법이 인슐린이라고 단언한다. 인슐린을 투여하면 혈당을 빼서 지방으로 저장하라고 우리 몸의 세포에 지시가 내려가므로 혈액 속에 포도당이 지나치게 많아서 생긴 눈앞의 증상을 다스리는 데는 도움이 될 터다. 하지만 그 과정에서 우리 몸의 인슐린 수치도 전반적으로 증가하기 마련이고, 그러다 보면 2형 당뇨병의 기저 원인인 인슐린 내성이 더욱 악화된다.

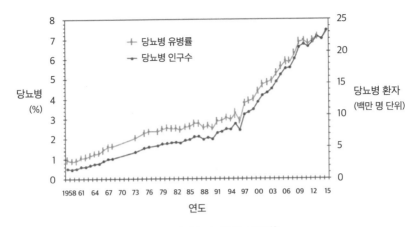

당뇨병 유병률
당뇨병 인구수

당뇨병
(%)

당뇨병 환자
(백만 명 단위)

연도

1958~2015년 미국 당뇨병 인구 현황[19]

높아진 인슐린 수치는 다른 만성질환도 만들어낸다(이 부분은 나중에 이야기하겠다).

2형 당뇨병과 만성적인 인슐린 증가의 원인이 인슐린 분비를 자극하는 정제 탄수화물과 당을 지나치게 많이 섭취하는 식습관이라면, 단순히 저탄수화물 식단으로 바꾸기만 해도 2형 당뇨병을 다스릴 수 있지 않을까?

다음 사진 속 남성은 비만이었고, 2형 당뇨병을 지녔다(왼쪽). 당화혈색소(헤모글로빈 A1C) 검사는 두세 달에 걸쳐 혈당 평균치를 측정하는데, 그의 검사 수치가 비정상적으로 높은 9.6%였다.(당화糖化에 관해서는 나중에 설명하겠다.) 의료계의 표준 권고에 따르면, 조만간 그는 인슐린 주사를 시작해야 할 판이었다. 대신에 그는 간헐적 단식을 시도하고, 식단에서도 정제 탄수화물과 당을 없앤 케톤 생성식을 먹기로 결정했다. 그 결과, 약 45kg을 감량했다. 당화혈색소 수치도 정상인 5.2%로 떨어졌다. 당뇨병이 개선된 것이다. 현재 그는 아무런 약도 복

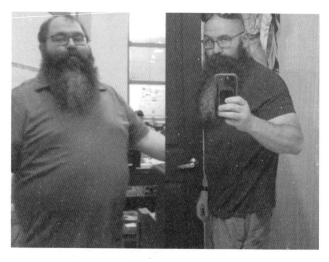

식단에서 정제 탄수화물을 빼고 간헐적 단식을 시작한 남성의 전후 사진
(사진 제공: @thebeardedtenor)

용하지 않는다.〔경험담을 들려준 @thebeardedtenor(X, TikTok)의 채드Chad에게 감사하다.〕

어떻게 인슐린이 체중에 영향을 미치는지 이제 여러분도 알게 됐으니, 한번 물어보겠다. 만약 그가 2형 당뇨병의 표준 치료 절차대로 인슐린 주사를 맞기 시작했더라면 지금쯤 어떤 상태에 있을까?

안타깝게도 우리 의료체계는 2형 당뇨병의 병세를 호전시키기보다는 관리하는 데 더 치중한다. 병의 원인을 피해갈 수 있도록 영양 측면의 변화 지침을 알려주기보다는 인슐린과 다른 약물을 처방하는 데 더 능숙하다. 의사 편을 조금 들자면 많은 환자가 생활습관을 바꾸려 하지 않고, 약을 복용하거나 주사 맞는 쪽을 선호한다. 하지만 생활습관을 다르게 선택하면 얼마나 강력하고 효과적인 변화를 맞이하게 되는지 대다수 사람은 잘 모른다. 게다가 인슐린 같은 약물로 포도당 조절을 개선하는 방법 하나만으로는 당뇨 환자라면 모두 맞닥트릴 장기적 합병증 중 일부를 예방하지 못할 수도 있다. 여기에는 증거도 몇 가지 있다.(다른 장에서 자세히 다루겠다.)

금전적 유인도 있다. 의약품 시장조사 업체인 IMS헬스IMS Health의 자료에 따르면 2013년 인슐린과 여타 당뇨약의 판매고가 230억 달러에 달했다. 이는 미국 미식축구리그NFL와 미국 프로야구 메이저리그 MLB와 미국 프로농구NBA의 매출 총액보다도 큰 액수다.[20]

미국당뇨병학회조차 2022년에 대형 후원 제약회사 다섯 곳에서 각각 100만 달러 이상을 받았다.[21] 협회는 탄수화물 식사를 제한하는 활동에는 소극적인데 인슐린과 여타 약물 사용은 권장한다.

더 나아가, 2008년부터는 거듭해서 이렇게 권고한다. "식단에서 자당이 함유된 식품(설탕이 든 음식)은 다른 탄수화물로 대체할 수 있다. 만일 그런 식품을 식단에 넣는다면 인슐린이나 다른 포도당 감소 약물로 문제를 해소한다."[22]

인슐린과 당뇨병에 관해서는 뒤에서 더 자세히 살펴볼 것이다.

3. 심장병 거짓말: "식이성 포화지방과 콜레스테롤이 심장병을 일으킨다."

미국인의 사망 원인 1위가 심장병이다. 심장질환에 비하면 당뇨병이나 코로나-19는 물론 우리가 병원을 찾는 이러저러한 이유는 대체로 대수롭지 않게 보인다. 심장질환의 정확한 명칭은 '관상동맥 질환 Coronary Artery Disease, CAD'이다. 관상동맥은 심장에 혈액을 공급하는 핏줄인데, 이 동맥이 좁아지면 심장 발작이 온다.

의사들은 일찍부터 동맥의 죽상경화증(협착) 때문에 심장질환 대부분이 생기며, 하필이면 그곳에 콜레스테롤이라는 지방의 일종이 많다는 사실을 알았다. 여기에 상관관계는 있었지만, 반드시 원인은 아니었다. 마치 폐암 환자의 손가락을 보면 다수가 담배 연기의 진 때문에 누런 것과 마찬가지다. 누런 손가락은 폐암과 연관이 있지만, 손가락이 누렇다고 폐암에 걸린 것은 아니며, 그 반대 역시 그렇다.

그 후 1913년에 러시아의 병리학자 니콜라이 아니치코프Nikolai Anichkov 박사가 실험실 토끼에게 콜레스테롤이 잔뜩 든 먹이를 먹였더니, 토끼의 혈중 콜레스테롤 수치가 높아지면서 전형적인 죽상성 지방반들이 생겨난 현상을 발견했다. 이 연구는 단순한 연관성이나 상관관계가 아닌 인과관계를 드러내려고 특별히 설계한 실험이었다.

아니치코프의 이 연구는 이후 의학의 10대 발견 중 하나로 인정받았다. 또 다른 저자는 이 연구를 '20세기 심장질환 연구의 가장 위대한 발견 10가지' 중 하나로 꼽았다. 1958년 당시 스탠퍼드대학 의대 병

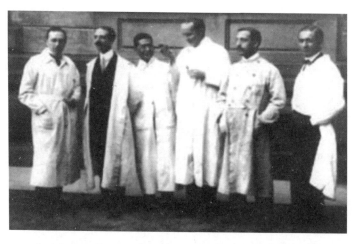

1913년경 연구소 앞에서 동료들과 함께 있는 니콜라이 아니치코프(왼쪽 끝)[23]

리과 학과장이던 윌리엄 독William Dock 박사는 한 사설에 이렇게 썼다. "그러므로 아니치코프의 초기 연구는 혈액순환을 밝힌 윌리엄 하비의 연구나 호흡할 때 산소와 이산화탄소의 교환을 들여다본 라부아지에의 연구에 견줄 만하다."

대단한 찬사였다. 오류에서 출발한 연구였다는 점을 몰랐으니 말이다. 아니치코프는 토끼가 풀을 먹는 초식동물이라는 점을 간과했다. 토끼가 먹는 식단에서 콜레스테롤은 이물질이다. 콜레스테롤은 오직 동물성 먹이로만 섭취할 수 있다. 그래서 연구자들은 정상적인 먹이(음식)를 취식하는 과정에서 콜레스테롤을 섭취하는 개(와 사람) 같은 잡식동물을 대상으로 똑같은 실험을 거쳤다. 실험 결과는 뒤죽박죽이었다(이 부분도 나중에 다루겠다).

1953년에는 앤설 키스Ancel Keys가 관상동맥 질환 사망률과 지방 섭취 칼로리양 사이에 관련성이 있다는 중요한 연구 결과를 발표했다. 6개국 중년 남성을 대상으로 진행한 연구였다.[24]

이 수치는 지방 섭취와 심장질환 사망률 간에 거의 일치된 상관관계를 보여주었다. 일본인은 1000명당 사망률이 한 명을 밑돌았다(지방 섭취량이 총열량 대비 10% 미만이었다). 미국인은 1000명당 사망률이 일곱 명을 넘겼다(지방 섭취량이 총열량 대비 약 40%였다). 이탈리아와 잉글랜드, 웨일스, 호주, 캐나다가 이 멋들어진 곡선을 따라 중간 어디쯤에 자리를 잡았다.

키스는 나중에 다시 재현 연구를 진행해서 발표했고, 그렇게 그의 식단-심장 가설의 기반이 닦였다. "식이지방은 혈중 콜레스테롤을 늘리고 콜레스테롤 수치를 높여서 심장질환을 일으킨다"는 내용이다. 이

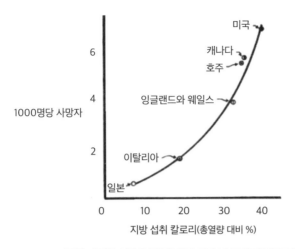

사망률 대 지방 섭취 칼로리(총열량 대비 %) 그래프(6개국 대상)

모형이 이후 70년 동안 식사와 심장질환을 둘러싼 의료계의 사고와 공공 보건정책을 규정했다.

수치가 약간 틀렸고 연구 결론이 부정확하다는 점을 제외하면, 추론은 명료했고 완벽하게 이치에 가닿았다. 그런데 관련 자료가 있는 국가는 22개국이었고, 그중에서 키스가 자신의 논지에 들어맞는 6개국 자료만 가져다 썼다는 사실이 나중에 밝혀졌다. 22개국을 모두 연구에 포함했더라면 결과는 어땠을까? 사실상 상관관계는 찾을 수 없다. 만약 키스가 다른 6개국을 골랐다면 정반대 결론에 이르렀을 수도 있다.[25] 관련 자료를 모두 놓고 따져보니 그의 연구 결론이 명백하게 틀렸다는 사실이 드러났다.

그다음은 1967년이다. 하버드 공중보건대학 영양학부 학과장 프레드 스테어Fred Stare와 동료들은 권위 있는《뉴잉글랜드 의학저널New England Journal of Medicine》에 〈식이지방과 탄수화물 그리고 죽상경화증

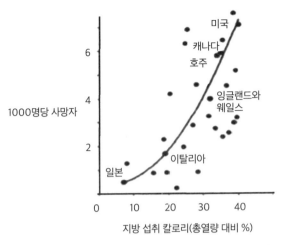

1000명당 사망자

지방 섭취 칼로리(총열량 대비 %)

미국
캐나다
호주
잉글랜드와
웨일스
이탈리아
일본

자료를 추가한 사망률 대 지방 섭취 칼로리(총열량 대비 %) 그래프(22개국 대상)

Dietary Fats, Carbohydrates and Atherosclerotic Disease〉이라는 다소 포괄적인 내용의 논문을 발표했다. 논문 결론은 이랬다. 미국인의 식단에서 관상동맥 질환을 예방하기 위해 유일하게 필요한 식이요법은 콜레스테롤 섭취를 줄이고 포화지방 대신 다가불포화지방산을 먹는 것뿐이며, 여기에 "의심할 여지는 없다."[26]

일은 2016년에 터졌다. 스테어와 그 연구팀이 한 제당회사에서 몰래 거액을 받은 사실이 들통났다. 심장질환의 책임을 설탕 대신 지방에 뒤집어씌운 대가였다. 논문 저자들은 이 사실을 공개하지 않았다. 이런 처사는 명백한 이해관계 충돌이자 연구 부정행위다.[27] 당시는 설탕과 정제 탄수화물이 심장질환의 진짜 원인이 아니냐는 의심이 무르익던 시절이다. 설탕회사로서는 이런 말이 나돌지 않도록 단속할 필요가 있었다. 이 부분은 나중에 자세히 다룰 것이다.

이런 여러 가지 이유로, 세계는 심장질환을 예방하기 위해 식단을 저지방에 고탄수화물로 발 빠르게 바뀌나갔다. 포화지방은 트랜스지방과 씨앗기름, 전분, 곡물, 당분으로 대체되었다. 1980년대까지만 해도 의사들은 대부분 설탕을 더 먹는다고 해서 관상동맥 질환에 걸리지는 않는다고 믿었다. 그 무렵에 처음 나온 '미국인을 위한 식생활 지침'은 총지방과 포화지방 그리고 콜레스테롤 섭취를 줄여서 관상동맥 질환을 예방하는 데 초점을 맞췄다.

전부 잘못된 일이었다. 이런 믿음이 어째서 틀렸으며, 당신 생명을 구할 수 있는 진실은 무엇인지 앞으로 살펴볼 참이다.

이 시기에 그 유명한 약인 스타틴statin이 등장했다. 전문의약품 중 가장 많은 돈을 벌어들이는 약물이다. 그 결과로 오늘날 1조 달러 규모의 제약 및 식품 산업이 탄생했는데, 여기에는 심장질환의 원인이 지방 섭취와 LDL 콜레스테롤(이른바 '나쁜 콜레스테롤') 증가에 있다는 가정이 깔려 있다.(거듭 말하지만 여기에 관해선 또 다룰 것이다.)

미국 질병통제예방센터CDC에 따르면 미국인 셋 중 한 명은 당뇨 전단계이며, 당뇨병 환자의 80%가 심장질환으로 사망한다. 심장질환은 이미 미국인의 사망 원인 1위다. 그런데다가 CDC는 2000년 이후 출생자가 이전 세대 인구에 비해 당뇨병을 더 많이 겪을 것이라고 현재 추정한다. 따라서 심장질환 사망자는 더 늘어날 터다. 심장질환은 벌써 메디케어Medicare(미국의 공공 노인건강보험) 지출 항목의 맨 꼭대기에 있다.

이렇게 유례없이 수명을 단축하는 비감염성 유행병을 예방하기 위해 CDC는 무얼 하고 있을까?

원인 대신 증상을 치료한다.

대증 치료만으로도 얼마간 개선은 되었다. 심혈관계 질환 사망률이 비만이나 당뇨병과는 달리 감소했지만, 미래에는 다시 증가하리라고 본다. 이런 일시적인 감소를 일각에서는 저지방 식단, 스타틴, 관상동맥 스텐트(금속망) 시술이 거둔 효과라고 여긴다. 우리는 그 효과가 대부분 금연을 권장하고, 고혈압을 치료하고, 급성 관상동맥 치료실을 개선한 덕분이라고 주장한다. 사망률은 낮아지는 추세이지만, 심장질환 전체 발병률, 곧 심장병 환자 수는 변함이 없다. 사망 원인으로는 여전히 코로나-19, 암, 뇌졸중, 그 밖의 모든 질환을 넘어선 1위다.

많은 이가 관상동맥 질환은 관상동맥 스텐트 시술이나 수술로 치료해야 한다고 믿는다. 나중에 해당 질환으로 사망할 가능성을 현저히 낮춰준다고 생각해서다. 하지만 이 두 가지 의료 접근법으로는 죽상경화성 관상동맥 심장질환의 뻔한 경과나 최종 결과를 바꾸지 못한다. 그 까닭을 앞으로 살펴볼 참이다. 또한 이 질환의 진짜 병리적 기전은 무엇이며, 약물을 쓰거나 수술을 하지 않고 그 원인을 예방하려면, 더

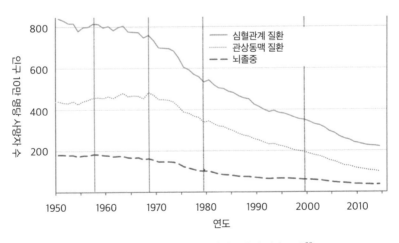

1950~2014년 심혈관계 질환 사망자 수 추이(연령 보정)[28]

나아가 병세를 꺾으려면 어떻게 해야 하는지도 알아보려고 한다.

지금까지 소개한 세 가지 거짓말에는 공통점이 하나 있다. 인슐린을 만들어내는 저지방-고탄수화물 식단이 배후라는 점이다. 이 식단은 1970년대에 국가 정책이 되었다. 1955년 아이젠하워 대통령이 심장 발작을 일으킨 다음이다. 그러자 사람들은 지방이 심장 발작을 일으킨다고 써댔고, 조지 맥거번George McGovern 상원의원은 의회 공청회를 열기도 했다. 식생활 지침에서는 포화지방 말고 탄수화물을 먹으라고 강조했다. 이 나라의 신진대사 체계가 지방 연소에서 지방 저장으로 뒤집혔다.

이 책에서는 훨씬 더 많은 거짓말을 다룬다. 스타틴, 뇌졸중, 암, 알츠하이머병, 정신건강, 더 나아가 노화 자체를 둘러싼 통념까지 아우른다. 이런 질병을 예방하고, 심지어 다스리려면 무엇을 어떻게 해야 하는지 그 멋진 진실이 각 장마다 담겨 있다.

식단이 전부는 아니다

식단을 엄격하게 정해놓고 따르라고 말할 생각은 없다. 그렇게 먹는다고 심장 발작이나 다른 질병을 반드시 피할 수 있는 것도 아니다. 올바로 먹는 정도만으로는 충분하지 않다. 다른 요인이 당신 건강에 영향을 미친다. 각자의 유전자, 각자의 환경, 스트레스, 수면, 독소, 그리고 앞으로 다룰 다양한 결핍이 있다.

이 책은 식단을 제공하는 대신 마음의 평화를 줄 것이다. 가장 최근 연구와 최신 과학에 맞춰 영양 측면의 지침을 제시하고 생활습관 전반을 조언할 터이기 때문이다. 다행히 이제는 기성 의료계도 무엇을 먹느냐가 건강에 영향을 미친다는 점에 적어도 고개를 끄덕일 만큼은 되었다.

그런데 '올바른 식습관' 하면 무엇을 의미할까? 다이어트와 식단에 관해서라면 수많은 책이 있다. 내용도 고만고만하게 조금씩 다르다. 게다가 영양만이 환경과 유전적 요인을 포함한 위험 요소들에 대처하는 단 하나의 해답인 것도 아니다. '올바로 먹는' 사람이더라도 40대와 50대에 일찍 사망할 가능성은 여전할 수 있으며, 정작 그 점을 모르기 십상이다.

바로 내가 그랬다. 모든 것을 올바르게 실천한 사람이 나다. 그런데도 생명을 위협하는 만성질환에 걸렸고, 그 때문에 죽을 수 있었다.

이 책은 음식 섭취를 더 넓은 관점에서 다룬다. 음식물이 몸에 들어가면 무엇이 어떻게 되고, 왜 그런지를 알려준다. 이전 다른 책들보다 이 부분에 한층 더 주목한다. 다이어트 분야 베스트셀러나 평단의 찬사를 받은 식생활 관련 책들이 다루지 않은 내용도 들여다본다. 그중 하나가 요산과 호모시스테인 수치인데, 이 검사를 한번 받아봐도 괜찮다. 하지만 역시 가장 중요한 건 질병을 둘러싼 거짓말들이다. 이 책 마지막에 가서는 노화와 장수에 관해 알아본다. 장수를 고민할 때 노화, 특히 대사 기능과 관련된 돌파구가 있다. 그 혜택을 누리며 몇 년 더 살 수 있도록 관련 내용을 여러분에게 들려줄 생각이다.

얘기가 나왔으니 하는 말인데, 노화와 관련해서도 거짓말이 돈다. 세월이 흘러 육신이 마모되면 늙는다는데, 이는 거짓말이다. 이제는 이 말이 사실이 아님을 안다. 노화는 프로그램이다. 어떤 동물은 다른 동물에 비해 노화가 더 강력하게 프로그램되어 있다. 가령 태평양 연어는 산란하고 바로 죽는다. 그런가 하면 사실상 늙지 않는 동물도 있다. 모든 만성질환의 가장 큰 단일 위험 요인은 바로 노화라고 생각되어왔지만, 반드시 그런 건 아니다. 그런데 이 지점에서 사실과 어긋나 버리면, 노화에 관한 더 많은 내용이 다 틀리게 된다. 진실을 알면 비명을 지르고 싶어질지도 모른다. 그렇지만 여러분 인생의 끝자락에 한 십 년이나 그보다 더 긴 즐거운 시간을 덤으로 보태게 될 수도 있다.

무엇보다도 나는 내가 믿었고, 그래서 가르쳤지만, 결국은 나를 병들게 하여, 마침내 의문을 품게 만든 의학 교과서의 거짓말들을 북북 찢어버릴 것이다. 내 목숨을 구한 진실이 여러분 목숨도 구할 수 있을 테니까 말이다.

건강을 되찾으러 이제 진짜 가봅시다.

2장

신진대사 거짓말

"대사란 우리 몸이 음식물을 소화하는 과정일 뿐이다."

범사에 기한이 있고 천하 만사가 다 때가 있나니.
날 때가 있고 죽을 때가 있으며 심을 때가 있고 심은 것을 뽑을 때가 있으며.
- 《전도서》 3:1~2(개역개정)

우리는 대사에 관해서라면 사실은 거론한 적이 없다.

대사 이야기가 의대 수업에서 자주 다루는 흥미로운 주제가 아니었다고 한다면 눙치는 표현일 터다. 우리 의대생들에게 대사는 단지 음식과 그것이 어떻게 다양한 세포를 위한 분자 단위의 레고 벽돌처럼 분해되느냐만의 문제였다. 쉽게 말하면, 음식이 에너지로 대사되는 경로를 배웠다.

그게 전부인 줄로만 알았다. 모두 그렇게 알았다.

의대생을 가르치며 나도 그렇게 말했다. 내가 그렇게 배웠기 때문이다. 우리가 알기로 대사는 일련의 경로나 화학적 반응이었다. 그 쓰임은 주로 영양학 영역에 국한됐다.

이 정도가 바로 의대에서 우리가 사용한 틀이었고, 모두가 헤엄쳐

다닌 물이었다. 교실 수업에서건 다른 의료인이 참가하는 학술 토론회에서건 대사 문제는 거의 거론되지 않았다. 설령 드물게 언급되더라도 대사는 단순하되 중요한 문제이지만, 질병 치료만큼 중차대한 관건은 또 아니었다. 시간을 내어 영양학을 공부해두면 좋긴 하겠지만, 영양실조 환자라도 진료실 문을 두드리지 않는 한 그런 일은 없겠다 싶었다.

내가 고혈압과 당뇨병을 겪을 때조차도 주변에 있는 모든 이와 마찬가지로 대사를 그렇게 바라보았다. 대사란 몸이 음식을 소화하고 사용하는 방식이며, 그게 전부라고 말이다. 앞서 1장에서 알츠하이머병과 심장병과 당뇨병을 언급했는데, 셋 다 대사성 질환이다. 그중 두 가지 질병의 증상이 내게 나타났는데도 그 생각을 전혀 하지 못했다. 아니, 대사란 영양학계가 신경 쓸 일이었다. '진짜 의료인'인 우리는 심장병을 예방하기보다는 병이 생기면 치료하는 데 더 집중했다. 발병하기 20여 년 전부터 심장병을 다스려나간다는 생각은커녕 말이다.

하지만 친구 게리 타우브스와 니나 타이숄스Nina Teicholz 같은 작가들에게 영감을 받아 직접 연구를 시작한 나는 깜짝 놀랄 비밀을 발견했다. 의대에서 가르친 경험과 영상의학자로서 인체의 여러 다른 계통을 종합해 펼치는 관점이 도움이 되었다. 나 자신도 포함해서 기성 의료계는 대사가 질병과 얼마나 밀접하게 관련되는지를 과소평가했다. 아울러 대사가 노화를 비롯한 다양한 영역에서 얼마나 중요한 관건인지도 과소평가했다. 사실, 대사는 저 아래 DNA 단계에서 한 생명체의 모든 것에 이르는 근간이며, 성장과 생존을 통제한다. 모든 주요한 만성질환의 근본 원인은 다름 아닌 대사다.

내 머릿속 패러다임이 달라졌다! 건강의 더없이 중요한 측면 중 하

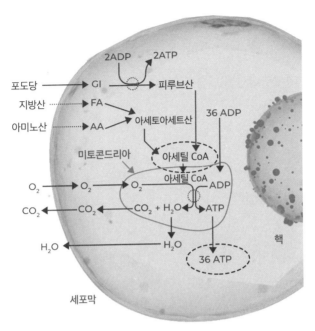

우리 몸이 세 가지 다량영양소를 대사하는 방식. 포도당(탄수화물), 지방산(지방), 아미노산(단백질)이 산소O_2와 함께 세포로 들어가면 에너지ATP와 물H_2O이 만들어진다.

나를 그동안 살면서 내내 놓치고 있었다는 걸 깨달았다. 의대 수업에서 지루한 주제였던 대사는 사실 어떤 유기체에든 노화와 성장의 기초였다. 영양사만 잘 알면 될 뿐, 의사에게는 가끔 필요한 지식이 아니었다. 내가 학생들을 가르치고, 암이나 고혈압 문제를 동료 전문가와 의논하는 동안, 우리는 모두 이런 질병의 근본 원인을 살피는 데 소홀했다.

여기서 나는 음식물에서 에너지를 얻는 일보다 훨씬 더 많은 역할을 대사가 수행한다는 사실을 보여주고 싶다. 대사는 당신 몸이 성장해야 할 때를 결정하고, 자가포식autophagy에 관여해야 할 때를 판단한다. 자가포식이란 쓸모없어지거나 손상된 단백질 같은 구성물을 세포가 처리하는 과정이다. 대사는 또 당신이 만성질환 중 하나에 걸리느냐 마느냐도 결정한다. 나는 만성병이 그저 노화하고만 관련 있다고 생각했었다. 그러니까 대사는 단순히 먹는 것을 훨씬 넘어선 일이다.

더 파헤쳐보자.

세 가지 다량영양소

음식의 에너지는 세 가지 주요 다량영양소에서 온다. 우리의 건강과 성장에 꼭 필요한 성분이다. 이 다량영양소 중 두 가지는 생존에 필수이며, 반드시 음식을 통해 섭취해야 한다. 나머지 하나는 꼭 음식으로 먹지 않아도 된다. 우리 몸에서 저 두 가지 다량영양소로 핵심 요소를 다 만들어낼 수 있기 때문이다. 지금까지는 앞으로 알게 될 아주 복잡한 체계를 단순하게 정리해서 설명했다. 일단은 잔가지를 쳐내고 요점만 이야기해보자.

우리 식단에 필수인 두 가지 다량영양소는 지방과 단백질이다. 이 양분 요소가 없으면 사람은 죽는다.

우리는 지방과 단백질 하면 보통 고기를 떠올리지만(미디엄 레어로 구운 채끝살 스테이크의 기름진 표면과 가운데 살코기를 생각해보라), 꼭 그럴 것만은 아니다. 고기나 유제품, 달걀 같은 동물성 식품에 기대지 않고 아보카도와 콩 같은 식물성 공급원만으로도 모든 지방과 단백질을 섭취할 수 있다. 이렇게 먹는 사람을 순수 채식주의자(비건)라고 한다. 정반대로, 식물성 음식은 하나도 먹지 않고 고기 같은 동물성 공급원에서만

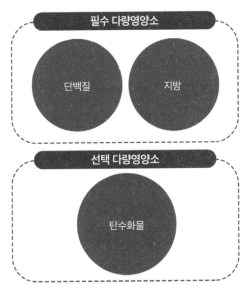

필수 다량영양소

단백질

지방

선택 다량영양소

탄수화물

필수 다량영양소(단백질, 지방)와 선택 다량영양소(탄수화물)

이 두 가지 다량영양소를 얻기도 한다. 이들은 극단적 육식주의자다.

동물은 오롯이 육식이나 초식만 하기도 하지만, 사람은 비교적 유연한 편이다. 우리는 오로지 식물만, 혹은 동물성 음식만 먹고도 생존해왔다. 양극단이건 그 중간 어디쯤에서건 이 두 가지 꼭 필요한 다량영양소를 섭취하면 된다.

인류 역사에서 채식주의는 여러 번 등장했다. 《타임》은 이 주제를 다루며 이렇게 썼다. "남의 살을 피한다는 개념은 고대 인도와 지중해 동편 사회들로까지 거슬러 올라갈 만큼 역사가 오래됐다. 채식주의를 처음 언급한 사람은 기원전 570년경 그리스 사모스섬의 철학자이자 수학자인 피타고라스다. 그는 직각삼각형에 관한 정리를 발견했을 뿐만 아니라 인류를 포함한 모든 종을 위한 자비를 설파했다. 불교, 힌두

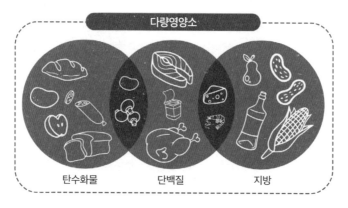

다량영양소 식품군

교, 자이나교 신도들도 인간이 다른 동물에 고통을 주어서는 안 된다고 믿으며 채식주의 편에 섰다."[29]

역사상 그 반대편 끝자락에서는 목축민인 케냐의 마사이족을 볼 수 있다. 관련해서《와이어드Wired》는 이렇게 썼다. "그들의 전통 식단은 우유, 고기, 선지가 거의 전부다. 그들은 필요 열량 중 3분의 2를 지방으로 섭취하며, 하루에 콜레스테롤을 600~2000mg 섭취한다. 미국심장협회가 권장하는 하루 콜레스테롤 소모량이 300mg 미만이라는 점을 고려해보자."[30]

아니면 몽골인을 생각해보자. 칭기즈 칸 시대에 그들은 양 떼에서 얻은 양고기와 소중한 말에서 짠 마유馬乳 등 육식에 치우친 식사를 하면서 연속적으로 붙은 영토가 인류 역사상 가장 큰 제국을 건설했다 (최전성기 영토 면적은 약 2300만km²에 달했다).[31]

잭 웨더퍼드Jack Weatherford는 2005년 펴낸 저서《칭기스칸, 잠든 유럽을 깨우다》에서 이렇게 지적했다.

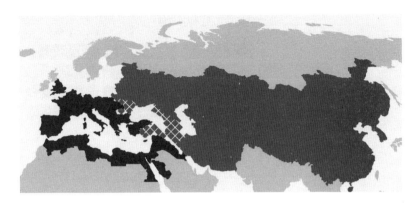

로마 제국(유럽과 북아프리카)과 비교한 몽골 제국(극동까지 이르는 아시아 전역)의 상대적 규모

"몽골인은 고기, 젖, 요구르트, 기타 유제품을 꾸준히 먹었다. 적군의 군량은 다양한 곡물(탄수화물)로 만든 죽이었다. 곡식 식단을 먹은 징집병은 골격 발육이 좋지 않았고 치아는 썩었으며, 그 때문에 허약했고 병에 잘 걸렸다. 반면 몽골 병사는 아무리 가난해도 단백질(과 동물성 지방) 위주로 식사했고, 그 덕분에 치아와 뼈대가 단단했다. 고탄수화물 식사에 의존한 여진족 병사와 달리, 몽골군은 하루 이틀쯤은 굶으면서도 진격할 수 있었다."

현대인은 대다수가 잡식성이다. 순수 채식과 극단적 육식 사이 어디쯤에 있다. 이 두 가지 다량영양소를 식물성과 동물성 식품에서 섭취한다.

세 번째 다량영양소가 탄수화물인데, 주로 식물에서 얻는다. 곡물, 녹말, 당 등이 여기에 속한다. 탄수화물은 필수 다량영양소는 아니다.

이 세 가지 다량영양소에서 제각기 얻는 열량의 비율에 따라 식단을 짤 수 있다. 식단에서 단백질 열량의 비율은 여러 가지 이유에서 보통

영양을 고려한 식단 유형

다량영양소 구성		케톤 식단	저탄수화물 식단	표준 식단(저지방)
	탄수화물	10%	25%	55%
	지방	65%	50%	20%
	단백질	25%	25%	25%

오늘날 평범한 식단에서 다량영양소를 구성하는 예

일정하게 유지하므로, 다량영양소와 관련한 주된 변수는 지방과 탄수화물을 얼마나 많이 먹느냐이다. 탄수화물 칼로리 수치를 늘린다면 지방량을 줄이고, 그 반대도 마찬가지다. 그래서 누군가 저탄수화물 식단을 이야기한다면, 그건 탄수화물보다 지방을 우선한다는 뜻이다. 다시 말해, 고지방 식단은 저탄수화물 식단이고 저지방 식단은 고탄수화물 식단이다.

물론, 식단은 얼마든지 더 조합할 수 있다. 다음 그림은 USDA가 공식 권장하는 미국인 표준식단SAD이다. 세 가지 식단 모두에서 단백질 비율이 대략 같은 점에 주목하자. 그리고 탄수화물 수치가 올라가면 그만큼 지방 수치는 내려간다.

공장에서 만든 시리얼과 여타 가공식품에 듬뿍 든 정제 탄수화물을 강조하는 듯 보이는 이런 지침이 어떻게 만들어졌을까? 앞서 언급한 모든 만성질환을 불러올 것만 같은데 말이다.

2020년에서 2025년 사이 USDA 자문위원회 위원 중 95%가 식품이나 제약 산업과 이해관계가 충돌하는 인물이다. 켈로그, 애보트Abbott, 크래프트Kraft, 미드존슨Mead Johnson, 제너럴밀스General Mills, 다농Danone, 거기에 식품업계 로비 단체인 인터내셔널라이프사이언시스International

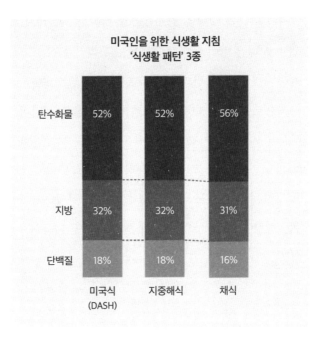

미국인을 위한 식생활 지침
'식생활 패턴' 3종

	미국식 (DASH)	지중해식	채식
탄수화물	52%	52%	56%
지방	32%	32%	31%
단백질	18%	18%	16%

미국의 일반적인 식생활 패턴 3종은 다량영양소 구성 면에서 엇비슷하다.

Life Sciences 등의 특정 관계사들까지 많은 위원과 엮여 있었다. 연구비를 지원하거나, 자문위원으로 위촉하거나, 아니면 이사회에 자리를 하나 마련해주는 방식이 문서 기록에 남은 전체 이해충돌 건수의 60%를 웃돌았다.[32]

방금 소개한 '영양을 고려한 식단 유형' 표에 있긴 하지만, 아직 언급하지 않은 또 하나의 식단이 케톤 생성 식단이다. 우리 몸에서 '영양적 케톤증 상태nutritional ketosis'라는 것을 만들려고 설계한 식단이다. 이때 몸은 지방산을 대사해 신체 에너지로서 케톤을 생성한다. 사실상 몸에 저장한 지방을 태워서 에너지를 만드는 과정이다. 눈이 번쩍 뜨이는 얘기다. 원래 케톤 식단은 뇌전증 환자의 생활 치료 요법으로 시작됐다. 그러다 약물로 뇌전증을 치료하게 되면서 관심에서 멀어졌는데, 체중 감량 시대를 맞이해 다시 조명받고 있다.[33]

이런 "케톤 식단은 고지방과 적당한 단백질에 탄수화물은 아주 조금 먹는 방식으로 짜인다. 다량영양소의 섭취 비율은 지방이 약 55~60%, 단백질이 30~35%이고, 탄수화물은 5~10%다. 식단의 하루 총 열량이 2000kcal인데, 그중 하루에 섭취하는 탄수화물 총량은 20~50g이다."[34] 이 구성은 "탄수화물 비율이 얼추 55%를 차지하며" 하루에 먹는 탄수화물 총량이 200~350g에 달하는 전형적인 미국식 식단과 대비된다.[35]

이 세 가지 영양소로 우리 몸은 정확히 무슨 일을 할까?

대사 건강 경로

의대 수업에서 대사를 다룰 때 나는 일련의 화학반응을 가르쳤다. 이것을 '대사 경로'라고 한다. 다량영양소를 에너지로 대사, 곧 바꾸고 이 에너지를 이용해 세포의 모든 구성요소를 형성하는 우리 몸의 자연스런 활동이다. 그 한 예가 해당解糖 과정이다. 엠덴-마이어호프Embden-Meyerhof 경로라고도 한다. 해당은 당의 한 유형인 포도당이 에너지를 지닌 화합물인 ATP(아데노신3인산)로 바뀌는 과정이다. ATP는 우리 몸이 기능하는 데 쓰는 연료다.[36]

대체로 이 영역이 내게는 암이나 심장병을 치료하는 문제만큼은 흥미롭지 않았다. 아니, 머리에 잘 떠오르지도 않았다. 수업에서도 마찬가지였다. 대사 경로를 방해하는 유전적 오류로 생기는 희귀한 대사성 질환을 몇 가지 알고 있었지만, 워낙 드문 질병이어서 실제로 임상 사례를 본 적이 단 한 번도 없는 것 같다. 예를 들자면 윌슨병이 그렇다. 간이나 뇌 같은 장기에 구리가 비정상적으로 쌓이는 병이다.[37] 또 다른 예로는 호모시스틴요증의 여러 형태가 있다. 그중 일부 형태에서는 근시가 생기거나 비정상적인 응혈이 증가할 수 있다. 뼈가 약해지는 취약골 증상도 나타난다.[38] 하지만 이런 질환은 모두 생소한 병이다. 내가 걸린 당뇨 전단계나 고혈압처럼 흔한 병이 아니다.

대사 경로의 화학적 세부 사항에 초점을 맞추면 관련 질병과 대사의 기초를 이해하는 데는 중요하지만, 대사가 무엇을 의미하는지 살피는 총체적 관점, 곧 큰 틀의 흐름은 보지 못한다는 걸 의미했다. 우리는 생명 안에서 대사와 관련해 무슨 일이 일어나고 있는지, 왜 그러는지 진정코 알지 못했다.

드러나는 현상을 보면 사실 답은 단순하다. 한 생물체 안에서 일어나는 모든 일은 결국 생존 문제다. 만약 생존할 수 없다면 그 밖의 것은 모두 무의미해진다.

TOR 여왕 메타포

상상력을 동원해서 이 모형을 이해해봐도 좋겠다. 우리가 왕국과 성이 있는 중세 시대에 살고 있다고 머릿속으로 그려보자. 잘 안 되면 미국 드라마 〈왕좌의 게임〉을 떠올려보라. 이 왕국을 어느 자애로운 여왕이 통치한다.

여왕의 이름은 토르Tor. 그가 명령권자다. 그는 왕국의 상황을 주시하다가 두 가지 정책 방향 중 하나를 지시한다. 언제나 왕국의 생존이 최우선이다. 그보다 더 중요한 일은 없다.

생존은 백성을 먹이는 식량에 달렸다. 올바로 정책을 결정하기 위해 그는 식량이 풍족한지 아닌지 조사한다. 그런 뒤에 식량 사정에 따라 성채에 다른 깃발을 건다. 깃발은 단 두 개뿐이다. 하나는 잔치와 성장의 깃발이고, 다른 하나는 굶주림과 정비, 생존의 깃발이다.

식량이 풍족해서 좋은 시절이라고 판단되면 축제 깃발을 건다. 주로 여름에 이 깃발이 보인다. 성문을 활짝 열고, 세상 곳곳의 농민과 상인을 모두 받아들인다.

축제 깃발이 걸리면 다음 네 가지 조치를 시행한다.

1. 성장: 식량이 많다는 건 성장할 수 있다는 뜻이다. 일꾼들이 왕국의 성벽을 연장해 쌓고 건물을 올린다.

2. 식량 저장: 왕국 공사에 분주한 일꾼이 풍족한 식량을 다 먹어치우는 건 아니다. 식량 일부는 창고로 들어간다. 언젠가는 겨울이 온다. 풍족한 시기가 영원하지는 않다.

3. 방호: 열린 성벽 문 안으로 식량과 물자가 쏟아져 들어온다. 경비병을 더 배치해야 한다. 적들이 몰래 섞여 들어올 수 있기 때문이다.

4. 정비 활동 중지: 풍족한 시대에 고장 난 연장과 가구를 수리하는 건 우선순위가 아니다. 그런 기구가 없어도 버틸 수 있고, 필요하다면 새것을 만들어도 된다.

물론, 어려운 시기는 찾아온다. 흉년일 수도 있고, 그저 겨울이 다가왔을 수도 있다. 이유야 어떻든 자애로운 토르 여왕은 이때 축제 깃발을 내리고 성채에 기근 깃발을 새로 내건다. 한때 여행자와 보부상과 소작농을 다 받아들였던 성벽 문이 쾅 하고 닫힌다.

기근 깃발이 걸리면 다음 네 가지 역조치를 시행한다.

1. 성장 중단: 식량과 물자 공급을 제한하면 신규 건설도 멈춘다. 일꾼들은 겨울을 견뎌야 한다. 증축 작업 지시를 기다린다.

2. 저장 식량 사용: 창고에 식량을 저장하는 대신, 저장된 식량을 꺼내 먹는다. 성벽 안 백성은 외부 조달이 아닌 내부 보급에 의존해 생존한다.

3. 방호 완화: 성벽 문이 닫혔으니 외부의 적군이 들어올 수 없다. 성벽에 최소한의 병력만 남기고 나머지는 철수한다.

4. 정비 활동 시작: 부족한 물자로 모든 영역을 돌려야 한다. 가구와 연장은 수리해서 쓴다. 땔감이나 고철도 용도를 바꾸어 재활용한다.

방금 든 비유에서 돌아가는 상황은 일정 기간에 한 생명체 안에서 벌어지는 일과 같다. 바로 생존이다. 생존은 모든 생명의 가장 중요한 기능이다. 대사가 일어나는 첫째 목적은 생존에 최적인 상태를 만드는 것이다. 여기서 어떻게 발육과 만성병과 노화가 진행되는지는 나중에 살펴보려고 한다.

왕국은 바로 우리 자신이다. 왕국의 식량은 우리 몸 속 영양소다. 성채와 성벽은 유기체인 우리 몸이다. 수리가 필요한 연장과 가구는 용도를 바꿔 쓸 수 있는 손상 세포다. 그리고 병사는 염증과 기타 면역

반응이다.

그렇다면 토르 여왕과 성채에 걸리는 깃발은 무얼 비유한 것일까?

바로 특정 단백질 스위치다. 이 모든 일이 일어나게 만드는 저 단백질은 비교적 최근인 1994년에야 발견됐으며, 그 기능의 완전한 효과를 밝혀내고 이해하고 평가하기 위한 연구가 여전히 진행 중이다. 우리가 방금 든 비유에 등장한 토르 여왕은 (여러분이 예측한 대로) TOR라고 하는 지배적 영양소-감지 단백질 인산화효소nutrient-sensing protein kinase다. 이 단백질이 성장을 켜고 끄는 역할을 한다.

이 단백질은 살아 있는 세포에 거의 다 들어 있다. 단순한 효모부터 복잡한 인간이나 그 무언가에 이르기까지 말이다. 수십억 년간 존재해온 물질인데, 믿기지 않게도 거의 우연히 발견됐다. 우리가 이 단백질을 어떻게 알게 되었고, 어쩌다가 TOR라는 이름을 붙이게 됐는지를

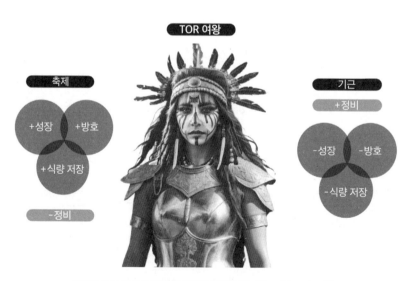

축제와 기근 모드 중 왕국의 생존에 적합한 하나를 고르는 토르 여왕

둘러싼 역사는 차차 다루도록 하겠다.[39]

TOR 단백질은 우리 이야기에 등장하는 토르 여왕처럼 두 상태 사이에서 모드를 전환한다. 피트 시거Pete Seeger가 노래했듯 (아니면 성경 《전도서》 3장의 말씀처럼) "세울 때가 있고 부술 때가 있다." 그때가 언제인지는 이 지배 단백질이 결정한다. 거의 모든 생명 안에 존재하면서 영양소 상태와 자신이 감지하는 다른 요소에 맞춰 성장과 정비 사이에서 모드를 전환한다. 우리 몸의 지방 수치도 조절한다.[40] 학습과 기억 활동에도 관여하는 듯하다![41]

예전에 이 단백질에 관해 어디에선가 읽었다면, 그때는 철자가 mTOR였을 수도 있다. 11장에서 수명 문제를 다룰 때 TOR가 무엇의 약자이며, m은 또 무얼 의미하는지 설명할 생각이다. 지금은 그냥 TOR라고만 하겠다.

TOR가 몸 안에서 다른 기능과 주고받는 상호작용은 대단히 복잡하다. 지금까지 밝혀낸 내용은 빙산의 일각일 뿐이다. 이제 겨우 그 완전한 효과를 이해하기 시작했다. 나도 복합적인 상호작용 연결망을 대략적으로나마 훑을 수밖에 없다. 내 단순한 설명만으로도 중요한 핵심 개념을 잘 전달할 수 있기를 바랄 따름이다.

TOR 더 알기

TOR는 무엇을 감지할까? 앞서 든 비유에서, 여왕은 얼마나 많은 식량이 성벽 안으로 들어오는지 주시한다고 언급했다. 그 식량이 우리 몸 속 영양소다. 하지만 TOR가 감지하는 대상은 그저 영양소만이 아니다.

이 단백질은 포도당, 인슐린, IGF-1(인슐린 유사 성장인자), 아미노산

(특히 가지사슬아미노산 종류), 산소 등을 감지하면 활성화된다.[42] TOR가 활성화되면 유기체를 성장 모드로 전환한다(비유에서 말하는 '축제 깃발'). 또한 세포 증식을 촉진한다. 유기체가 에너지를 지방과 글리코겐 형태로 저장하게도 만든다. 더불어 포도당을 대사하고, 보호 목적으로 염증을 키우며, 동화同化 과정을 돕기도 한다. 이때 정비 기능은 멈춘다.

TOR 단백질이 앞에서 든 영양소 중 무엇도 감지하지 못한 채 글루카곤(포도당 조절 호르몬)과 저산소 상태, AMPK(저에너지 식별 효소)만을 인식하면 비활성화된다.[43] TOR가 '꺼진다'는 뜻이다. 달리 말하면, 유기체에 정비 모드로 들어가라는 지시다(비유에서 말하는 '기근 깃발'). 그러면 염증이 줄고, 글리코겐과 지방을 연료로 써서 케톤을 생성한다. 아울러 이화異化 과정을 시작한다.

아마도 성장은 좋은 일로만 보일 터다. 맞다! 좋은 일이다. 대체 누가 성장이 나쁘다고 하겠는가. 하지만 모든 일에는 다 때가 있는 법이다. 잘못된 상황이라면 실제로 성장이 무척 해로울 수 있다. 이 부분도 앞으로 살펴볼 것이다.

TOR와 자가포식

성장과 마찬가지로 정비도 좋은 활동으로 보인다. 무언가가 고장 나서 사용할 수 없게 되면 손을 봐야 한다. 망가진 부분을 수리하거나, 용도를 아예 바꿀 수도 있다.

우리 몸도 그렇다. 인간 이외에 거의 모든 다른 유기체도 마찬가지다. 영양소가 부족하면 우리 몸은 수복(수리)을 위해 구성물을 회수한다. 이 과정을 자가포식이라고 한다. '자가'와 '포식'이라는 표현 그대로 스스로 먹는다는 뜻이다. 신체가 자신을 관리하는 중요한 방법 중 하나다.

자가포식 기전을 찾아낸 오스미 요시노리大隅良典 박사는 그 공로로 2016년 노벨 생리의학상을 받았다. 그는 자가포식 과정에서 핵심 역할을 하는 효모를 연구하고 유전자를 특정했다. 실험 대상 세포를 질소 기아라는 악조건에 두었더니 몇 분이 지나지 않아 어떤 세포 구조가 활성화되는 현상을 확인했다. 나중에 이 세포 구조는 자가포식체로 밝혀졌고, 그는 이 지점에서 연구를 시작했다.[44] 지금은 이 발견을 만성병 치료와 수명 문제에 적용하기 시작한 단계다.

자가포식은 손상되고 늙은 세포를 우리 몸이 '먹는' 과정이다. 우리 몸은 똑똑해서 몸의 어느 부분을 손봐야 하는지 안다. 알츠하이머병과 관련된 뇌 속 성분인 아밀로이드 베타를 예로 들어보자. 특정 유형의 에스트로겐을 사용해 자가포식 행동을 촉진하는 표적 자가포식 방법으로 알츠하이머병을 치료하려는 연구가 진행 중에 있다.[45]

손상된 단백질도 자가포식의 대상이다. 성장 단계에서는 신체에 문제가 생기면 그 부분을 수복하기보다 교체한다. 이때는 손상된 단백질에 별다른 신경을 쓰지 않는다. 하지만 음식 섭취가 중단되고 단백질을 더 많이 대사할 수 없게 되면 얘기는 달라진다. 이때는 손상된 단백질도 소중하다. 따라서 자가포식이 역할을 시작한다. 여유분을 나중에 쓰려고 먹어 치우는 절약 모드에 돌입한다.

우리 몸은 성장 모드와 정비 모드로 언제 전환할지 결정해야만 한다. 성장할 수 있는 상황에서 몸이 자가포식을 고집하고 낡은 세포를 소비하면, 쓸 수 있는 자원을 낭비하게 된다. 먹을 만한 음식을 식탁에 대거 남기는 셈이다. 이와는 반대로, 영양소가 충분하지 않은 상황에서 몸이 웬일인지 성장을 고집하면 어떻게 될까. 꼭 필요하지 않은 활동에 한정된 영양 자원을 끌어다 써서 영양이 고갈되기 마련이다.

앞서도 말했듯 우리 몸은 진화 과정에서 만들어진 영양소-감지 기전인 TOR를 사용한다. TOR는 오스미 요시노리가 현미경으로 들여다본 단일 효모 세포와 우리 몸 속 세포에서 작동한다.

물론 효모 단세포에 비해 인간은 훨씬 더 복잡하다. 효모 세포는 영양소가 있는지 여부에 따라 성장 모드와 회수-수복-생존 모드 사이를 단순히 오갈 뿐이다. 이 과정을 TOR가 조율한다. 만약 영양소가 있다면 mTOR가 활성화된다. 성장 모드에 진입하면 단백질, 지질, 뉴클레오티드의 합성과 같은 동화작용이 촉진된다. 영양소가 없으면 TOR는 비활성화된다. 회수-수복 모드일 때는 자가포식 같은 이화작용이 촉진된다.

이 과정이 과거 수십억 년 동안 이어졌다. 티끌 같은 세포가 인간 같은 고등 생물로 진화하는 동안 어떤 복합성이 생겨났고, 차차 복잡해져갔다. 이 복합성은 산소 수치, 포도당, 특정 단백질, 특정 가지사슬 아미노산 같은 요소를 감지한다. 하지만 TOR는 신체 반응의 일부 실질적인 부분도 조절한다. 효모의 두 가지 모드가 얼마나 단순했는지 기억해보자. 한 모드일 때는 단백질과 지질을 합성했고, 다른 모드에서는 자가포식에 나섰다.

TOR가 켜지면 우리 몸은 지방을 저장하고 연료인 포도당을 태우기 시작한다. 베타 세포로 인슐린을 만들고, 앞서 언급한 인슐린 유사 성장인자인 IGF-1을 생산한다. 염증이 생기지만, 성장도 일어난다.

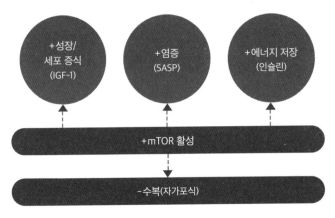

TOR가 활성화되면 성장, 염증, 에너지 저장은 늘고 자가포식은 준다.

음식이 있을 때 벌어지는 일들이다.

우리 몸에서 TOR 스위치가 꺼지면 허무는 과정이 시작된다. 지방을 저장하기보다는 태우고, 포도당보다 케톤을 사용한다. 알파 세포의 글루카곤이 뿜어나오면 지방을 태우는 케톤증 상태로 들어간다. 그리고 자가포식이 일어난다. 회수-수복-생존 모드에 있는 것이다. 우리가 공복 상태일 때 이런 일들이 벌어진다. AMPK는 또 다른 체계다. 이 효소는 세포의 미토콘드리아 단위에서 에너지 수준을 확인하며 이들 세포가 동화보다는 이화작용에 더 관여하도록 유도한다.[46] 이런 작용은 수명 연장에 기여하리라고 기대되는 단백질 시르투인의 활동과도 연결될 수 있지만, 이 부분은 여전히 논쟁 중이다.[47]

역사를 돌아보면 우리 인간은 TOR의 이 두 모드 사이에서 저 나름으로 균형을 잡으며 살아온 듯싶다. 최근까지도 그 존재조차 몰랐을 테지만, 분명 성장 단계에서는 TOR를 켜고 시간을 보냈고, 회수-수복 단계에서는 TOR를 끄고 지냈다. 때로는 장기간 TOR를 끈 채 대사를 수복 모드에 밀어 넣기도 했다.

그러던 경향이 바뀌었다. 요즘은 고탄수화물 식사가 잦고, 그래서 인슐린 분비를 자극하는 바람에 TOR가 대부분 켜진 상태로 있다. 우리 몸의 대사는 성장 쪽으로 치우쳐 있다. 그래서 염증이 생기고 자가포식 활동이 억눌린다. 우리 몸에 노화된(늙고 쇠약해진) 세포가 많아졌다는 뜻이다. 그러면 염증을 일으키는 노화 연관 분비 표현형(SASP)을 만들어낸다. SASP는 종양 성장을 촉진할 수도 있는 (사이토카인 같은) 분비물이다.[48] 이렇게 꾸준히 지방이 저장되면 어떻게 비만을 불러오는지, 그 증거를 앞으로 살펴볼 것이다. 또한 끊임없이 인슐린을 자극하면 어떻게 인슐린 저항이 생기는지, 그 증거도 들여다볼 것이다. 인슐린 저항은 2형 당뇨병, 대사증후군, 심혈관계 질환, 암, 알츠하이머병을 유발하며, 일부 형태의 정신질환도 일으킬 가능성이 있다. 나는 이 중 몇 가지 질환을 진단받았다. 기성 의료계의 조언을 그렇게도 충실히 따랐는데 말이다.

그런데 왜 갑자기 이렇게 바뀐 것일까?

TOR 스위치와 음식의 역사

이 체계는 유기체 안에서 이리 갔다 저리 갔다 하며 최적으로 기능하게끔 설계된 구조였다. 성장 모드와 회수-수복 모드 사이를 오가는 기능이 생물체 대다수는 물론이고 인간에게도 적어도 우리가 세상에 존재한 대부분 기간에는 일반적이었다. 약 1만 2000년 전까지는 말이다.

그 이전에는 식량 공급이 꾸준하지 않았다. 편의에 따라(또는 일정이 허락하는 대로) 식료품을 손쉽게 사두거나 냉장고에 채워둘 수 없었다.

대개 음식은 다음 식사가 가능할 때까지 상당한 간격을 두고 단시간에 소비됐다. 그런데 수천 년 전에 우리 인간이 음식을 조달하는 방식이 급격하게 바뀌었다. 이 변화는 한없이 심대했고, 그 결과가 바로 지금 20세기와 21세기에 와서 정점을 찍고 있다.

작가 재레드 다이아몬드Jared Diamond가 언급한 그 유명한 표현인 "인류 역사상 최악의 실수"를 향해 인류는 뛰어내렸다. 저 실수를 두고 그는 이렇게도 말했다. "더 나은 삶을 향해 내딛은 우리의 가장 확고한 발걸음이라고 여긴 결정이 여러 면에서 절대 되돌리지 못한 재앙이었다."[49]

그 실수란 바로 농업이다.

사냥과 채집이야말로 인류가 가장 오랫동안 이어온 아주 성공적인 생활방식이라는 건 거의 틀림없는 사실이다. 인간은 수렵채집인으로 약 240만 년간 살았다. 그러던 삶을 약 1만 2000년 전에 당시 수렵채집인이던 조상들이 철저히 바꿔버린다. 그 결정이 끼치는 영향을 현대인인 우리도 여전히 느낀다. 농사와 농작물 재배가 밀어낸 사냥과 채집은 인류가 지구에서 한 종으로 존재한 시간의 99.6%에 해당하는 기간 동안 삶을 이어간 기본 방식이었다!

그렇다면 인류는 원래 어떻게 먹었을까?

인류학 연구와 화석, 고고학 기록 등을 토대로 추정한 내용이므로 차이는 있겠지만, 한 연구에 따르면 우리가 음식으로 얻은 전체 에너지의 45~65%가 동물성 식품에서 왔다고 한다. 해당 논문은 이렇게 구체적으로 주장한다. "전 세계 수렵채집 사회 중 대부분(73%)이 식량의 50% 이상(≥에너지의 56~65%)을 동물성 식품에서 얻었고, 단지 14%에 해당하는 사회만이 식량의 50% 이상(≥에너지의 56~65%)을 채집한 식물성 식품에서 얻었다."[50] 이런 구성을 오늘날 우리는 저탄수화물-고지방 식단이라 부른다.

이 모형은 원래 인류가 손안에 쥔 식량은 드물었다는 사실을 잘 반영한다. 저장한 식량이건 바깥 벌판에서 자라며 수확을 기다리는 식량이건 간에 말이다. 식량이 없는 기간은 길었다. 그동안 뜨문뜨문 짧게 배를 채웠을 뿐이다. TOR 스위치는 성장 모드와 수복 모드 사이를 자연스레 오갔다. 이런 식생활 모형이 농업을 시작하고 나서 바뀌었다. 인간이 식량을 키우는 능력, 더 중요하게는 식량을 저장하는 능력을 개발하고부터다. 사냥이나 채집으로 식량을 얻는 데 시간을 들이지 않고는 손에 넣을 수 없었던 영양소를 하루 중 언제라도, 어디서든, 밤이고 낮이고 섭취할 수 있게 되었다.

학자 유발 하라리Yuval Noah Harari는 2011년에 내놓은 베스트셀러 《사피엔스》에 이렇게 썼다. "농업혁명 덕분에 인류가 사용할 수 있는 식량의 총량이 확대된 건 분명한 사실이지만, 여분의 식량이 곧 더 나은 식사나 더 많은 여유시간을 의미하지는 않았다. …… 농업혁명은 역사상 최대 사기였다."[51]

약 1만 2000년 전에 시작된 이 전환은 20세기 후반에서 21세기에 이르러 절정에 달했으며, 우리의 신진대사와 궁극에는 건강에 수많은 잠재적 문제를 일으켰다. 여기에는 세 가지 이유가 있다. 하나씩 살펴보자.

첫 번째로, 수렵채집인의 식단은 어쩔 수 없이 구성이 다양했다는 점을 꼭 기억해야 한다. 그 시절 사람들은 구할 수 있는 것을 먹었다. 그중 다수가 동물성 식량이었는데, 대개 잡을 수 있는 종류로 한정되였다. 채집한 식물성 식량도 마찬가지다. 훗날 농부의 식단보다 구성이 훨씬 다양했다. 재레드 다이아몬드는 이렇게 지적한다. "약 75종의 야생식물을 먹는 코이산족에게 1840년대 아일랜드에서 감자 기근으로 무수한 농부와 그 가족이 굶어 죽은 사태와 같은 일이 벌어진다는 건 상상조차 하기 어렵다."[52]

초기 농부의 식단은 녹말이 풍부한 작물 하나나 두어 가지를 중심으로 채워졌다. 그 결과, 칼로리는 높아졌지만 영양은 빈약해지는 대가를 치렀다. 재배한 극소수 작물에는 사냥해 먹던 동물성 식량이나 채집한 과일과 채소 등에서 얻던 단백질이나 여러 비타민과 아미노산이 들어 있지 않았다. 재레드는 이렇게 말한다. "오늘날 인간 종이 섭취하는 열량의 대부분을 밀과 쌀과 옥수수라는 단 세 가지 고탄수화물 작물이 제공하지만, 이 세 작물에는 우리 몸에 꼭 필요한 특정 비타민과 아미노산이 없다."[53] 밀, 쌀, 옥수수는 오늘날 인류의 주식이다!

역사를 영양학 측면에서 살피는 이런 시선을 뒷받침할 만한 증거가 있다. 인류가 수렵채집인에서 농부로 옮겨간 후에 평균 키가 작아졌다는 사실을 발굴된 유골에서 관찰할 수 있다. 평균 키는 건강 상태를 간접적으로 알려주는 지표다. 다음은 최근 연구의 한 내용이다.

농업혁명은 비옥한 초승달 지대에서 BP('현대 이전Before Present'을 뜻하는 고고학 기산법으로, 1950년을 기준 연도로 삼는다—옮긴이) 〔약〕 1만 2000년에 시작되어 퍼져나갔거나 …… 사람이 사는 우리 행성의 대부분 지역에서 …… 독자적으로 생겨났는데, 인간의 식량 조달 방식과 사회체계 그리고 건강에 심대한 변화를 가져왔다. …… 이 문화 시대의 인체 전신 유골을 생

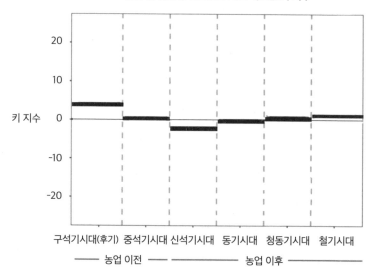

유골 및 유전체 정보를 토대로 계산한 키 지수

농업 전환기 동안 나타난 인류의 신장 변화(골학 및 유전학 자료를 토대로)

물고고학적으로 분석한 결과는 개인의 생리적 상태와 건강이 함께 안 좋아졌다는 점을 암시한다. 추측하건대 그 원인은 1)영양 결핍 그리고/또는 2)병원균이 거는 부하 증가에 있다. 아마도 인구밀도가 대폭 증가하고, 좌식 생활을 하고, 가축과 가까이 지내서 그렇게 되었을 것이다.[54]

그러니까 수렵채집인이던 인류가 농업사회로 진입하자 종으로서 우리 키가 작아졌다는 얘기다. 이 연구는 다음과 같은 사실도 지적한다.

과거 인간의 건강을 직접 알아볼 방법은 없으나, 비특정 스트레스를 나타내는 성인 신장 변화 및 골격 지표를 보면 성장과 발달 과정의 건강 상태를 유추할 수 있다. 선사시대 유럽인 167명을 대상으로 각각 작성한 고古유전체학 기반 유전자형과 골학적 신장 자료를 통합하고, 다시 신장에 끼친 개인의 유전적 기여도를 보정한 결과, 초기 농부들의 신장이 예상보다 상대적으로 작았다. 이런 결과가 나타난 까닭을 부분적으로는 초기 농사꾼의 열악한 영양 상태 그리고/또는 질병 부담이 증가한 데에서도 찾을 수 있을 것이다.[55]

영양소가 풍부한 음식을 먹지 못하고, 질병을 옮길 수 있는 가축과 늘 가까이 있으니 인간의 몸집이 줄어든 것이다. 건강 상태가 어땠을지도 쉽게 짐작할 수 있겠다. 이건 정말 사기다.

수렵채집에서 농업으로 옮겨가면서 우리 종의 안녕이 흔들리게 된 두 번째 이유는 앞에서도 잠깐 언급했다. 말했다시피 농업을 받아들이기 전에는 인류의 식단이 더 다양했지만, 농업을 시작한 뒤로는 녹말 작물 몇 가지에 의존하게 되었다. 이러면 위험하다. 특히 질병이 돌거나 기근이 생기면 끔찍한 결과를 몰고 온다.

농부들은 주식 작물 농사에 실패하면 기아에 허덕인다. 식량을 구하려면 수렵채집인은 더 부지런히 움직여야 하지만, 먹을거리 중 하나가 고갈되거나 사라져도 치명적이지 않다. 그들의 식량원은 농부의 사정과 비교하면 일관성이 없지만, 그만큼 다양하게 먹는다는 얘기다. 이를테면 코이산족은 75종이 넘는 다양한 식물을 먹는다. 이 중 한 종이 마름병으로 죽더라도, 나머지 식물은 상대적으로 무사할 터다. 그러면 남은 74종의 식물에 의지해 살아갈 수 있다. 하지만 주요 작물 농사가 망하면 농부에게는 지옥문이 열린다는 사실을 역사가 증명한다.

아일랜드 대기근이 대표적 사례다. 아일랜드 사람은 감자를 재배해 주식으로 먹었는데, 그 의존도가 점점 심각해졌다. 그러던 중 1840년대에 감자잎마름병이 지역을 강타했다. 백만 명가량이 죽고, 백만 명 넘는 사람들이 굶주림을 피해 국외로 탈출했다. 감자가 아니면 먹을 거리가 없는 상황에서 감자밭을 덮친 병 때문에 아일랜드 전 국민의 20~25%에 해당하는 인구가 죽거나 이민을 떠났다.[56]

수렵채집에서 농업사회로 이행한 사건이 인류의 집합적 건강을 해치게 된 세 번째 이유는 식량의 이용 가능성과 관련이 있다. 문제가 가장 크고 우리 이야기에서 가장 중요한 지점이다. 농업혁명은 TOR 스위치를 망가트렸다. 식량이 손안에서 주무르는 대상이 되고 수렵채집인 시절에 먹던 일관성 없는 식단이 사라진 뒤로 TOR 스위치는 내내 성장 모드에 가 있다.

그리고 그대로 반고정 상태처럼 되어버렸다.

음식 자체도 TOR가 활성화되도록 부추겼다. 고탄수화물 음식을 먹다 보니 성장 신호가 몸에 흘러넘쳤다. 이렇게 끊임없이 TOR가 활성화되면서 인슐린 저항과 만성 염증을 유발했다. 앞서도 말했다시피 인슐린 저항은 2형 당뇨병과 심혈관계 질환, 암 같은 온갖 질환의 원흉이다.

가공식품과 대사증후군

농업혁명 다음에는 산업혁명이 일어났다. 산업혁명과 함께 대규모 영농 기술이 발전했다. 이 기술은 19세기와 20세기를 거치며 차곡차곡 쌓였고, 21세기에 와서 절정에 이르렀다. 그 결과, 인류의 만성질환도 역사상 유례가 없는 수준으로 치솟았다.

현대인의 식단은 TOR 스위치가 계속 성장 모드에 가 있게 만든다. 그렇다 보니 노화와 노쇠가 제대로 억눌리지 않고 통제 불능 상태로 튀어나와 버린다. 음식을 둘러싼 문제는 우리가 먹는 음식의 엄청난 양만이 아니다. 무엇을 먹느냐도 관건이다. 고탄수화물 식품은 TOR를 활성화하는 데 제격이다. 기능이 떨어진 세포를 치워버리고 손상된 세포를 고치려면 이화작용이 필요한데, 이때 우리 몸은 줄기차게 만들어서 쌓는 동화작용 상태에 있다. 과거에는 궁핍한 기간에 먹을거리가 없어 공복인 상태에서 대사 스위치가 꺼졌다. 그렇게 해서 몸 스스로 수복과 자가포식에 나서도록 했다. 하지만 요즘은 어떤가?

삼시 세끼를 다 못 먹는 사람은 40년 전에도 거의 없었다. 궁핍한 시절은 과거사다. 그러니까 내 말은 적어도 선진국에서는 그랬다는 뜻이다. 음식이란 그저 저기 어디서 가져오면 되는 대상이다. 학교에 다니는 아이들은 식사건 간식이건 먹고 나면 두 시간을 잘 넘기지 않고 다시 먹는다. 아이는 몰라도 어른은 그러면 안 된다.

일부 전문가는 TOR가 성장 모드로 가 있는 상태가 어린아이에게는 좋다고 믿는다. 어쨌거나 아이들은 자라는 중이니까. 하지만 어린 시절이 끝나면 무언가가 달라진다. TOR가 활성화되면 신체는 성장 모드로 들어간다. 그런데 나이가 스물다섯보다 많다면? 그러면 성장하지 않고 노화한다. 자라지 않고 늙는다. 앞으로 이 책에서 다루는 질병은 다 본질적으로 노화성 질환이다.

우리가 먹는 음식의 양과 빈도를 늘리는 동안에도 음식의 종류는 별로 나아지지 않았다. 나를 포함해 전 세계 많은 이가 심장질환을 예방하려고 식단에서 지방을 탄수화물로 대체했는데, 그때부터 'X증후군'이라는 새로운 집합적 증상이 나타나기 시작했다.

스탠퍼드대학 의대 제럴드 리븐Gerald Reaven 박사가 이 증상을 처음 포착했다. 그는 인슐린 저항성이 존재한다고 최초로 추정한 이들 중 한 명이기도 하다. 앞서 말했다시피, 인슐린 저항은 끊임없이 TOR가 활성화된 결과이며, 2형 당뇨병과 연결된다. 리븐은 인슐린 저항을 자신이 'X증후군'이라고 이름 붙인 다른 여러 대사이상과 연결 짓기 시작했다. 시간이 흘러 요즘은 이를 '대사증후군'이라고 부른다.[57] 또한 그는 인체의 탄수화물과 지방 대사도 연구했다.[58]

심장병을 걱정하지 않아도 되는 건강한 삶을 살게 해준다는 전문가와 단체들의 조언이 일련의 '대사 증상'이라는 이상한 결과를 가져왔으니, 세상사란 참 얄궂다. 한 논문 보고에 따르면 2016년 들어 이런 대사 증상이 미국 성인 대부분에게서 나타났다.[59]

대사증후군의 증상은 다양하다. 한 개인이 이 증상 중 세 가지 이상을 보이면 대사증후군으로 진단한다. 대사증후군이 있다고 모두가 증상을 보이는 건 아니지만, 증상의 원인은 모두 TOR 활성화에 있다.

그 증상은 다음과 같다.

- 비만(상복부 허리둘레를 측정한 결과로, 남녀 간에 차이가 있음)
- 고혈당증 및 당뇨병
- 고혈압
- 낮은 HDL('좋은') 콜레스테롤 수치
- 높은 중성지방 수치

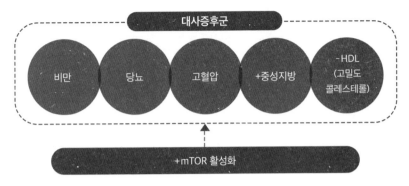

TOR가 활성화되면(여기서는 mTOR로 표시) 대사증후군의 다섯 가지 증상이 나타난다.

이런 증상은 모두 TOR가 성장 단계에 고정되다시피 한 영향이다.

서두르지 말고 하나씩 살펴보자. 먼저, 대사증후군이 불러오는 만성 질환을 몇 가지 다룰 생각이다. TOR에 관해서도 더 깊이 파고들어보자. 그러면 새로운 진실을 많이 알게 될 것이다. TOR는 나 자신을 파괴하는 원흉이 될 수도 있지만, TOR를 완전히 이해하면 장수의 비밀 문을 여는 열쇠가 손에 들어올지도 모른다. 의학적으로 가능하다고 여겨지지 않던 그 일 말이다.

3장

비만 거짓말
"더 운동하고 덜 먹기만 하면 체중이 준다."

건강한 자에겐 천 가지 바람이 있으나, 아픈 자는 단 하나의 소망이 전부다.
- 인도 속담

내가 지난 십여 년 동안 대중문화에서 보아온 이상한 현상이 하나 있다. 새로운 건 아닌데, 이번에는 이른바 '자기 몸 긍정주의body positivity'라는 구호로 되풀이되고 있다. 체중과 관계없이 누구나 건강할 수 있다는 개념이다. 이삼십 년 전만 해도 극도의 비만으로 여겨졌을 법한 몸집의 사람이라도 말이다.

비만은 동반 질병이다. 어떤 질병으로든 이어진다. 비만할수록 치명적인 병에 걸릴 가능성이 커진다. 그래서 비만해지지 않으려고 늘 애쓰는 것이야 당연하다. 하지만 극단적 식단과 극심한 절제와 극도의 계획으로 흐르는 이른바 '다이어트 문화'가 누군가 이렇게 푸념할 정도로 분위기를 돌려놓았다. "다이어트를 해봐야 별 효과가 없으니 그럭저럭 비만인 채로 살련다. 나는 그냥 뚱뚱해질 테니까 당신들은 그

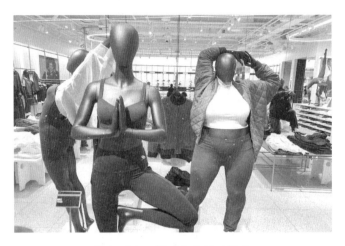

플러스사이즈 의류 마네킹(지은이 촬영)

런 나를 받아들여야 해."

　이런 분위기가 바로 지금 서구 대중문화의 모난 구석으로 보인다. 하지만 앞서 말했듯 새로운 현상은 아니다. 고고학자들은 북유럽에서 아주 오래된 작은 조각상들을 발견했다. 병적으로 풍만한 체형의 여성을 묘사한 베누스 나신상이었다. 이 조각상을 보면 소셜미디어에 속속 올라오는 요즘 (플러스사이즈 모델) 수영복 광고가 떠오를지도 모른다. 하늘 아래 새로운 건 없다.

　여기서 벌어지는 일은 수렵채집인들의 고대세계부터 늦게는 르네상스 시대까지 극심하게 식량이 부족하던 시기에 비만은 인류라는 종에게 생존 가치가 있었다는 사실이 잠재의식에 남아 있다는 증거다. 그 시대에는 '과체중' 여성을 드러내 보여줬다. 르네상스 시대의 아름다운 누드화를 보면 체지방 비율이 상당하다.

　식량이 부족하던 시절에 과체중 여성, 심지어 비만 여성을 묘사하는 행위는 그 여성이 속한 공동체와 그 여성의 가족, 남편, 혹은 아버지가 지닌 특별함, 곧 많은 식량을 제공할 수 있는 능력을 전시하는 셈이었다. 말하자면 이런 뜻이었다. "이 가족의 구성원이 되고 싶지? 이 사람들과 친하게 지내고 싶을 거야." 결국 부富와 자원에 접근할 수 있는가의 얘기. 먹을 것이 없는 세상에서 비만이란 이런 암시다. "나는 부자란다."

하지만 비만은 다른 많은 대사증후군 질환과 마찬가지로 과잉의 질병이다. 우리는 군살을 빼려고 많은 시간과 돈을 쓴다. 그런데 잘못된 방식으로 그렇게 하고 있었다면 어떨까?

비만 모형: 칼로리 대 인슐린

앞서 우리는 "1cal는 1cal다"라는 구호가 왜 시대에 뒤처졌으며 오해하기도 쉬운 개념인지 살펴보았다. 영양 측면에서 인슐린이 처리하는 주요한 역할을 무시한 개념이었는데, 그 결과 지금 세상은 비만과 만성병이 유례없이 유행하는 현실과 마주하고 있다.

열량은 체중이 증가하는 필요조건이지 충분조건이 아니다. 여기에는 인슐린이 있어야 한다.

우리가 비만해지는 까닭을 설명하는 주요한 모형이 있는데, 두 가지다. 하나는 에너지-균형 모형energy-balance model, EMB으로, 이런 내용이다. "오늘날 에너지 밀도가 높고 맛있는 가공식품은 섭취량을 늘려서 긍정 에너지의 균형을 맞추는데, 그러면 지방이 쌓인다."[60] 여러분이

학교나 사회에서 흔히 들어온 내용과 비슷한 얘기일 것이다. 열량은 단지 몸을 위한 에너지, 곧 연료다. 몸에서 태우는 수준보다 열량을 더 많이 먹으면 초과분이 지방으로 저장된다. 이런 논리가 의료계의 기본 견해였다.

다른 하나는 신진대사를 고려해서 새로 제안된 개념이다. 탄수화물-인슐린 모형carbohydrate-insulin model, CIM이라는 개념인데, 중심 내용은 이렇다. "빠르게 소화되는 탄수화물을 섭취하면 인슐린과 다른 호르몬이 작용해서 지방을 더 많이 축적하는데, 그러면 긍정 에너지가 균형을 이룬다."[61] 기성 의료계는 여전히 이런 접근을 탐탁하게 여기지 않는다. 아직은 첫 번째 모형을 지지한다. 한 연구 보고서에서는 이렇게 언급했다.

지난 수십 년간 '에너지 균형'을 고려한 견해는 병의원과 공중보건 분야에서 비만을 예방하고 치료하려는 노력에 영향을 미쳐왔다. 내분비학회가 최근 내놓은 학술 성명은 이렇게 결론짓는다. "'1cal는 1cal인가?'라고 묻는다면 답은 '그렇다'이다." 이 말이 맞는다면, 설탕을 첨가했거나 가공 탄수화물이 잔뜩 든 음식도 총소모 열량만 맞춰서 먹는다면 신진대사나 신체 조성에 별다른 악영향을 끼치지 않아야 할 것이다.[62]

하지만 1cal는 서로 같은 1cal가 아니라는 점을 우리는 이미 살펴보았다. 우리는 먹는 열량을 선택할 수 있다. 같은 열량이더라도 인슐린 수치를 높여 지방을 저장하고 배고프게 만들 수도 있고(감자칩을 생각하자), 그저 에너지만을 줄 수도 있다(치즈를 떠올려보자).

에너지-균형 모형이 떨치는 영향력 아래에서 지난 수년간 비만과 과체중 비율이 하늘로 치솟는 사태를 보아왔다. 이제 미국 성인은 대부분 과체중이거나 비만 상태다. 그런데도 일반적인 조언은 그대로다. "살을 빼려거든 운동을 더 하고 덜 먹으라." 분명히 무언가가 작동하지 않는다. 이 부분을 파고들기 전에, 비만 현상의 다른 양상에도 눈을 돌려보자.

앞서 '자기 몸 긍정주의'라는 현상을 언급했다. 이와 관련된 많은 생각이 진실은 아니지만, 뚱뚱하다는 조롱은 해로우며 받아들일 수 없다는 그들의 말은 옳다. 그렇다면 다른 쪽 극단은 어떤가? 비만이 정상인 양 주장하는 건 대사장애와 고혈압, 당뇨병, 심장 발작, 뇌졸중, 알츠하이머병, 암 등의 밀접한 연관성을 무시하는 처사다.

비만의 이점: 생존 보험

비만도 좋은 점이 있을까? 사실 체중이 증가하면 겨울잠을 자기 전 짧은 기간이나 임신 같은 극단적인 성장의 시기에는 가치가 있을 수 있다. 또한 비만은 기근이나 음식이 없는 긴 겨울을 대비한 보험이 될 수도 있다.

앵거스 바비에리, 기록적인 단식

지방은 얼마 동안 영양을 제공할 수 있을까? 이 지점을 엿볼 수 있는 극단적인 현대 사례가 있다. 앵거스 바비에리Angus Barbieri는 스코틀랜드 테이포트에 살면서 아버지의 피시앤드칩스 가게에서 일하던 스물일곱 살 남자였다.[63] 그가 최장기간 단식 기록을 남겼다. 몸무게가 204kg이나 나갔던 앵거스는 체중을 줄이려고 단식을 시작했다. 몇 주 동안 커피와 차, 그리고 약간의 비타민만 먹었다. 이런 감량 방법은 아주 효과 만점이었다. 그는 금식을 더 이어가보기로 마음먹었다. 아예 먹지 않았다. 과일 한 조각도 입에 넣지 않았다.

실제 사례이지만 믿기지 않을 수도 있다. 밥을 계속 굶으면 위험하다는 얘기를 살면서 귀가 따갑도록 들어왔기 때문이다. 신경성 식욕부진증(거식증)에 걸려 뼈와 가죽만 남은 사람의 모습을 보면 우리는 충격을 받는다. 영양실조에 걸린 사람을 우리 사회에서 실제로 만나기는 힘들지만, 구호단체의 후원 광고에는 종종 등장한다. 먹을 음식이 없다는 상황이 당장은 위협이 되지 않지만, 그 위험성은 들어서 안다.

사실, 이런 위험성은 정치적 항의를 표현하는 방식으로도 쓰여왔다! 투쟁 현장에서는 종종 단식 농성을 벌인다. 마하트마 간디를 모르는

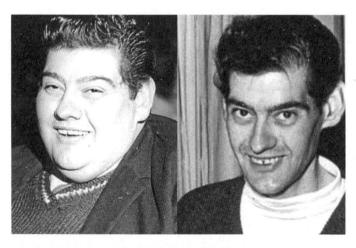

앵거스 바비에리가 382일 동안 단식을 하기 전과 후의 사진

사람은 없을 터다. 영국이 1947년에 인도 독립법을 제정하고 식민지 인도를 힌두교도가 다수인 인도와 무슬림이 다수인 파키스탄으로 쪼개어 독립시켜버리자 종교적 분쟁이 일어났다. 간디는 델리에서 두 세력 사이의 평화를 되찾고자 단식에 돌입했다.

세계는 엿새간 간디가 쇠약해지는 모습을 지켜보았다. 그는 간간이 모습을 드러냈다. 음식 없이 매일 허약해져만 갔다. 닷새가 되자 의사는 간디의 상태에 상당한 우려를 나타냈다. 단식 엿새째 날에 결국 세계가 손을 들었다. 정부 인사들은 물론 힌두교, 이슬람교, 시크교 공동체 지도자들이 나서 평화를 중재했다. 폭력과 유혈 사태를 끝내자는 간디의 요구가 받아들여진 것이다.[64]

의사들은 간디가 엿새 동안 이어진 단식만으로도 죽을 수 있다고 걱정했다. 하지만 바비에리는 엿새를 훌쩍 넘겼다. 살이 빠졌지만, 감량을 감당할 수 있었다는 점에서 간디와 달랐다. 간디가 단식투쟁을 끝냈을 무렵 몸무게는 45kg 정도였다.[65] 단식을 시작했을 때 바비에리의 체중은 간디의 네 배가 넘었다. 그는 처음 몇 주 단식한 후에 의학적 감독을 받으며 금식을 계속해보기로 결정했다.

바비에리는 1년 넘게 단식을 이어갔고, 125kg을 감량했다. 바비에리의 단식 기간은 1965년 6월부터 이듬해 7월까지였다. 총 382일을 단식했다는 얘기다. 이 기간에 그는 약간의 비타민과 차, 탄산수, 커피만 먹고 살았다. 그리고 꾸준히 메리필드 병원에 들러서 의사에게 확인을 받았다. 그는 고형 음식을 먹지 않고 지속한 최장 단식 기록으로 1971년 《기네스북》에 등재되었다.[66] 한 논문은 "장기간 금식이 해당 환자에게 악영향을 끼치지 않았다"며 그 원인을 분석하기도 했다.[67]

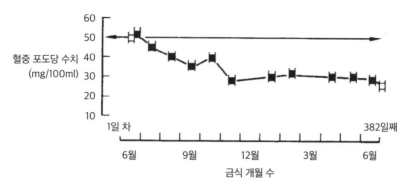

382일간 단식한 앵거스 바비에리의 공복 혈당 수치

　사람이 음식을 먹지 않고 버틸 수 있는 기간을 우리는 대부분 아주 짧게 잡아 생각한다. 게다가 우리 문화는 사람이 먹지 않을 때 이따금 생기는 저혈당증의 위험을 과장한다. 포도당을 위한 식이요법은 없다는 점을 기억하자. 앵거스 바비에리의 사례에서 혈당 수치는 낮았지만, 필요한 포도당은 모두 그의 신체에서 만들었다. 관찰자들은 이렇게 얘기한다. "저혈당인데도 환자는 증상을 보이지 않았다. 스스로 괜찮다고 느꼈고, 정상적으로 걸어 다녔다."[68]

　또, 바비에리의 몸에 저장된 지방이 충분했기에 그의 식이요법에 지방이나 단백질은 들어 있지 않았다. 그러하니 대사 TOR 스위치를 1년 넘게 수복-생존 모드에 놓고 산 셈이었다. 케톤증 상태와 자가포식을 극대화해서 생존했다는 뜻이다.

　이런 방식의 극단적 단식은 물론 위험할 수 있다. 의사에게 직접 감독을 받지 않는 상황에서는 절대 시도하면 안 된다. 그렇긴 해도 이 사례는 우리가 간직한 많은 오해를 드러낸다. 그렇게까지 자주 밥을 먹을 필요는 없다는 얘기다.

금식은 살을 빼는 확실한 방법이다. 살이 찌려면 열량이 필요하지만, 그것만으로는 충분하지 않다는 사실을 기억하자. 인슐린도 필요하다. 금식하면 저영양과 저인슐린 상태를 대사 TOR 스위치가 감지해서 지방을 태우도록 전환하므로 열량과 인슐린 모두 줄어든다.

베누스 조각 인형, 생존 여신

비만은 생존 보험으로도 가치가 있다. 수렵채집인이던 우리 조상도 그 가치를 인정한 듯싶다. 그들 사이에서 비만은 몹시 드물었을 터다. 하지만 후기구석기시대 유럽의 것으로 추정되는 작은 베누스 조각상들은 비만하거나 임신한 여성의 모습이다. 인류가 거의 처음 만든 예술품에 속하는 작품들이다. 제작 시기는 인류 역사에서 기후 조건이 더없이 힘든 기간 중 하나였던 BP(현대 이전) 3만 8000년에서 1만 4000년 사이로 거슬러 올라간다.[69]

이 나신상은 비만을 현실적으로 묘사한다. 수렵채집인들 사이에서 비만인 상태를 찾아보기란 쉽지 않았을 텐데도 말이다. 이 조각상들이 그 시대 미적 개념이나 출산 능력을 담아낸다고 생각하는 사람이 요즘은 많지만, 그들 주장을 뒷받침할 증거는 사실상 없다.[70]

한 논문에서 연구자들은 이 작은 조각상의 비만 정도가 빙하 확장기에는 더 심해지고 빙하 후퇴기가 되면 덜하다고 지적했다. 비만 정도가 가장 심한 조각상은 제작 시기가 빙하기에 가장 가깝다. 이 연구는 작은 베누스 조각상이 생존을 상징한다는 가설을 뒷받침한다. 극심하게 식량이 부족한 빙하기에 여성이 임신하고 어린아이를 돌보려면 비만인 상태가 도움이 되었으리라는 점에 주목한다.

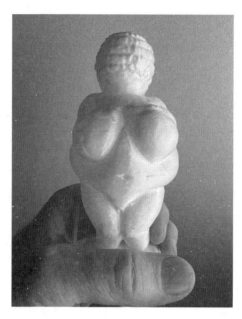

빌렌도르프의 베누스는 높이 11.1cm의 작은 나신상이다. 약 2만 5000년에서 3만 년 전에 조각된 것으로 추정한다.(지은이 촬영)[71]

그렇다고 그 시대 사람들이 모두 오늘날처럼 뚱뚱했을 거라는 말이 아니다. 뚱뚱한 여성은 특별한 극소수였다. 그들은 마치 '여신'처럼 숭배되었다. 임신하거나 빙하기가 오기 전에 갈망하는 존재였다. 르네상스 시대에 부와 자원에 접근할 수 있는 능력을 암시하던 방식과 같은 맥락이다. 그러니까 이런 뜻이다. "나는 이 모든 걸 먹을 만큼 여력이 있는 사람이다."

여기까지가 비만이 보이는 몇 가지 이점이다. 특정한 상황에서는 비만도 가치가 있다. 하지만 현대에는 이런 상황에 놓일 일이 별로 없다. 이제 비만이 특정 상황에서 유용한 건 알겠는데, 그렇다면 무엇이 문제일까?

비만을 둘러싼 문제

바로 앞 문장에서 핵심은 '특정'이라는 단어에 있다. 스트레스, 염증, 성장, 인슐린 생산, TOR 활성화 등과 마찬가지로 비만도 짧거나 급박한 특정 상황에서 커진다면 유용하고 심지어 건강에 긍정적일 수 있다.

문제는 만성 스트레스, 만성 염증, 만성 성장, 만성 인슐린 생산, 만성 TOR 활성화 등에서 생긴다. 비만도 만성적으로 커진다면, 다시 말해 늘 비만 상태라면 건강에 좋지 않다.

2장에서 우리는 X증후군으로 알려진 대사증후군의 다섯 가지 특징적 증상을 살펴보았다. 인슐린 저항과 염증이 불러온 증상들이다(여기에 관해서는 나중에 얘기하겠다). TOR가 활성화되면 나타나는 결과 셋 중 두 가지가 바로 인슐린 저항성과 염증이다. 나머지 하나는 성장과 세포 증식이다. 다섯 가지 특징적 증상 중 복부 허리둘레, 곧 비만 여부만이 맨눈으로 보아도 알 수 있다. 다른 네 가지는 임상병리실에서 검사를 해야 한다.

대사성 질환을 앓는다고 다 비만이나 과체중인 건 아니다. 사실 대

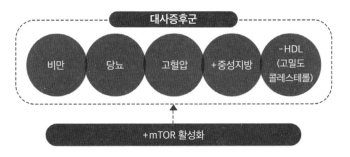

TOR가 활성화되면(여기에서는 mTOR로 표시) 대사증후군이 나타난다.

부분이 그렇지 않다. 미국인은 거의 다 대사 측면에서 건강하지 않지만, 그중 절반가량만이 과체중이거나 비만이다. 비만은 다가올 건강상 위험에 대비하라고 경고하는 중요한 신호다.

대사증후군의 다섯 가지 징후는 서로 다 연관되지만, 대사성 질환을 앓는다고 증상이 모두 나타나는 건 아니다. 그중 몇 가지가 결합해서 드러나는 경우가 대부분이다. 비만이라고 무조건 당뇨병에 걸리지는 않는다. 다음 그래프가 보여주듯 새로 당뇨병을 진단받은 환자 중 36%는 과체중도 비만도 아니다. 그들의 체질량지수BMI는 25 미만이다.[72] 고혈압 환자도 다 비만은 아니다. 지질이나 지방 수치만 이상을 보이기도 한다.

대사증후군은 곧 TOR 활성화가 만성적이다. 그러면 앞서 말했듯

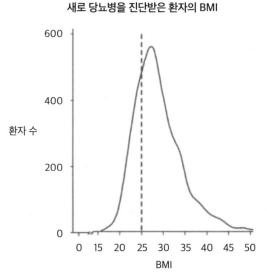

새로 당뇨병을 진단받은 환자의 BMI

신규 당뇨병 환자의 BMI 분포 그래프. 이들 중 36%는 BMI가 25 미만이다. 과체중이나 비만이 아니란 뜻이다.

세포가 증식하고 염증과 인슐린 저항을 일으킨다. 이런 결과는 심혈관계 질환(심장병, 뇌졸중), 지방간, 관절염, 암, 알츠하이머병 같은 질병들로 이어진다. 차차 하나씩 살펴볼 것이다.

다시 말하지만, 모든 사람이 이런 질병에 걸리는 건 아니다. 게다가 이 모든 질병에 다 걸리는 사람도 사실상 없다. 발병 여부는 개인의 유전적 특질과 더불어 독소, 결핍 상태, 그리고 자신이 선택한 생활습관 등에 따라 결정될 것이다. 다양한 요인이 역할을 한다! 누군가는 알츠하이머병에 걸리고, 누군가는 암과 아마도 약간의 정신질환(10장에서 좀 더 설명하겠다)을 앓게 될 터다. 심장 발작과 지방간일 수도 있다. 그저 암 하나만 겪을 수도 있다.

질병은 공평하게 찾아오지 않는다. 나는 뚱뚱하지 않으니까 아무런 병에도 걸리지 않을 거라고 생각한다면 착각이다. 방금 든 모든 질병

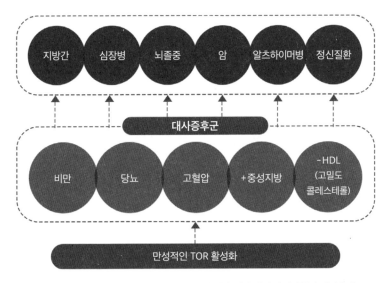

TOR 활성화가 만성이 되면 대사증후군뿐만 아니라 여러 가지 만성질환이 따라온다.

사이에는 대사이상이라는 공통점이 있다.

비만은 이 모든 질병으로 가는 중요한 관문이다. 인슐린과 TOR가 활성화되어 지방이 쌓이면 비만이 생긴다.

무엇이 인슐린을 켜고 TOR를 활성화할까? 음식이다! 특정한 다량 영양소가 이런 일을 하는데, 특히 탄수화물이 원흉이다. 여기에 끝없이 먹는 식습관이 더해지면 인슐린이 줄고 TOR가 꺼질 틈이 없다. 그야말로 체중이 증가하는 모범 답안이다.

지나치게 많은 열량을 섭취한다는 단순한 문제가 아니라는 얘기다.

그렇다면 의료계가 과체중과 비만인 인구에게 체중 감량과 관련해 공식적으로 건네는 조언은 무엇일까? 또한 거짓말은?

의료계가 그은 선, 덜 먹고 더 운동하라

2001년, 미국 공중위생국 국장인 데이비드 새처David Satcher 박사는 전임 국장인 루서 L. 테리Luther L. Terry 박사가 1965년에 흡연 보고서를 펴내고 당시 급증하던 폐암 발병에 대처한 전례를 따르고 싶었다. 이번 유행병은 비만이었다. 그는 두 사례가 닮았다고 보았다. 그래서 공중위생국의 권위를 이용해 국민의 시선을 끌려고 했다. 비만은 심각할뿐더러 나아가 목숨까지도 위협할 수 있는 공중위생 문제였다. 그는 비만을 퇴치하는 가장 좋은 방법을 위한 가치 있는 지침을 마련하고자 했다.

그래서 공중위생국 국장이 지닌 영향력과 권위를 모두 동원해 이렇게 단언했다. "과체중 그리고/또는 비만은 열량 섭취가 과도하고 신체 활동이 충분하지 않은 결과다.”[73] 달리 말해, 1cal는 1cal라는 뜻이었다.

2003년, 공신력 있는 학술지 《사이언스》에서 비만 문제를 특집으로 다루었다. 식단과 생활습관 요인이 체중 증가에 미치는 영향을 밝히는 대표 리뷰논문을 쓸 학자로 콜로라도대학의 제임스 힐James O. Hill 교수가 선택됐다. 그는 당시 미국 성인 중 65%가 과체중이거나 비만이라며, 공중위생을 위협하는 이런 유행병의 근본 원인으로 수동적 과식(스스로 깨닫지 못하는 과식)과 오래 앉아 있는 습관을 꼽았다.

힐은 미국인들이 매일 100kcal씩만 에너지 균형에 영향을 줄 수 있다면 “인구 대다수의 체중 증가를 방지할 것”이라고 계산했다.[74] 이 목표를 달성하기 위해 그가 권장한 해법은 “에너지 섭취를 줄이고 신체활동을 늘리는 습관”이었다.[75] 곧, 적게 먹고 더 운동하라는 얘기였다.

힐은 사실 오랫동안 탄수화물, 특히 설탕을 섭취할 때 얻는 가치를 옹호해왔다. 체중을 감량하기 위한 도구라는 거였다. 타우브스는 저서에서 이렇게 그를 고발했다. “다이어트 식단에도 설탕이 필요하다고 주장하는 글을 심지어 제당협회 돈을 받고 썼다. 고탄수화물, 하물며 설탕 범벅인 식사가 ‘일부 인기 있는 다이어트 이론에서 주장하듯 과식 가능성을 높이기는커녕 오히려 낮출 것’이라고 가정했다.”(힐이 쓴 내용은 이렇다. “당분을 섭취하면 곧 인슐린 수치가 증가하고, 그 때문에 과도하게 지방이 쌓인다는 이론은 입증되지 않았으며, 생물학적으로도 설득력이 없다.”[76])

힐이 밝힌 이런 견해의 맥락을 온전히 이해하려면 그가 받은 자금의 출처를 한번 짚어볼 필요가 있다. 힐은 코카콜라, 크래프트, 마즈(스니커즈, 엠앤엠즈, 마즈 초코바 제조사)에서 컨설팅 비용을 받았다고 인정했다. 설탕과 탄수화물이 잔뜩 든 가공식품을 만들어 파는 회사들이다.

프록터앤드갬블 또한 그의 연구실에 200만 달러 넘는 가치가 있는 선물을 안겼다. 이 회사에서 만든 지방 대용물인 올레스트라를 가리켜 언론은 "다이어터의 꿈"이라고 한다.[77]

힐이 추천하는 체중 조절용 식단은 고탄수화물-저지방이었다. 로버트 앳킨스Robert C. Atkins 박사가 개발한 저탄수화물-고지방의 앳킨스 식단과는 정반대되는 구성이었다.[78] 올레스트라는 힐 식단에서 지방을 대체할 제품으로 판매될 예정이었다. 하지만 저지방 식단이 앳킨스의 주장대로 체중 조절에 효과가 없다면 올레스트라의 가치는 사라진다.

게다가 올레스트라를 먹은 사람에게서 부작용까지 나타났다. 특히 변실금 문제는 올레스트라의 명성에 말 그대로 똥칠을 했다. 《타임》은 이렇게 썼다. "올레스트라는 탐욕의 화학물질로 드러났다. 식품에서 원치 않는 지방만 없애주는 것이 아니라 필수 비타민을 흡수하는 인체 능력까지도 제거해버렸다. 경련, 방귀, 설사 등의 부작용 탓에 무지방 감자칩이라는 사업의 열풍은 실패로 돌아갔다."[79]

또 힐은 저열량-저지방 식단과 앳킨스 식단을 대조해 임상시험한다는 명목으로 미국 국립보건원에서 2002년 한 해에만 30만 달러 넘게 받았다. 게다가 체중 감량 식단에 올레스트라 같은 지방 대용물을 사용하는 데 그럴듯한 근거가 되어줄 시험도 물밑에서 진행하고 있었다. 마지막으로, 그는 국립보건원에서 500만 달러를 지원한 앳킨스 식단 후속 시험에 참여한 핵심 연구원 중 한 명이었다.

더 운동하고 덜 먹어라. 이 지침이 기성 의료계가 비만에 대응하는 일관된 메시지였다.

의료계가 그은 선을 시험하다

기성 의료계가 그렇게 지침을 내리려면 나름의 증거가 있어야 한다. "덜 먹으라"는 말부터 살펴보자.

1930년대에 힐데 브루흐Hilde Bruch라는 독일 소아과 의사가 미국으로 이주했다. 미국에 와서 보니 많은 어린이가 뚱뚱했다. 패스트푸드가 등장하기 전이었다. 대공황을 지나가던 시절이었고, 과잉의 시대라고는 말할 수 없었다. 그런데 아이들은 왜 뚱뚱할까? 워낙 많이 먹었고, 음식을 입에 달고 있었기 때문이다. 아이들에게 먹지 말라고 해봐야 통하지 않았다. 억지로 먹지 못하게 하는 데도 실패했다.[80]

2006년에 무작위 대조 임상시험RCT 결과가 하나 발표됐다. 체중을 감량할 때 "더 운동하고 덜 먹는" 요법이 가져오는 효과를 이론의 여지 없이 분명하게 보여주는 시험 결과였다. 신장내과 전문의이며 인슐린 전문가인 제이슨 펑 박사는 이 임상시험을 가리켜 "손에 꼽을 만큼 중요한 식습관 연구"라고 언급했다.[81] 미국 국립보건원이 거의 5만 명에 달하는 완경 후 여성을 모집했다. 이렇게 많은 예산을 들여 진행한 식습관 연구는 처음이었다. 바로 '여성 건강 이니셔티브'Women's Health Initiative, WHI의 식습관 변화 시험이다.[82]

참여 여성 중 3분의 1이 일 년 동안 자신의 건강 상태를 피드백해주었고, 마련된 교육과 그룹 활동에 참여하며 맞춤 메시지를 안내받았다. 지방을 줄이려고 식단도 조정했다. 하루 열량의 20%로 지방을 낮추기 위해서였다. 채소와 과일은 하루에 5제공분씩 섭취하고, 곡물은 6제공분으로 늘렸다. 이 그룹에는 운동도 강력하게 권고했다.

한편, 대조군은 평소대로 먹으라는 지시를 받았다. 이들에게는《미국인을 위한 식생활 지침》만 한 부씩 나눠주고, 별다른 요구는 하지 않았다.

이 시험의 목적은 저지방 식단이 심혈관계 건강과 체중 감량에 미치는 효과를 모두 확인하는 것이었다. 권장 식단이 비만과 심장병과 암을 기대치만큼 줄여주는지 살피기 위해 참가자를 7년 반 동안 추적 조사한 대규모 연구였다.

연구 초기에 참가자들의 평균 체중은 77kg이었다. 시작 시점에 평균 BMI는 29.1로 과체중 범주(BMI 25~29.9)에 들어갔다. 즉, 비만이 생기기 직전이었다. BMI가 30을 넘어가면 비만으로 간주한다.

상담을 하며 식생활을 조정하는 데까지는 성공적이었다. 하루치 열량이 1788cal에서 1446cal로 떨어졌다. 하루에 342cal씩 7년간 감소한 셈이었다! 하루 섭취 열량에서 지방이 차지하는 비율은 38.8%에서 29.8%로 줄었고, 탄수화물은 44.5%에서 52.7%로 늘었다. 실험군 여성은 하루 신체 활동도 14% 늘렸다. 한편, 대조군 여성은 익숙한 고칼로리-고지방 식단을 이어갔다.

그래서 결과는 어땠을까? 첫해 결과는 극적이었다. '더 운동하고 덜 먹는' 그룹은 첫해에 평균 1.8kg 넘게 체중을 감량했다. 그러나 안타깝게도 연구가 끝날 무렵에는 원래 체중으로 돌아가기 시작해서, 두 그룹 사이에 의미 있는 차이는 없었다.

단순히 체중을 측정한 자료는 이따금 잘못 해석될 수 있다. 운동을 더 많이 한 그룹은 아마도 실제로 체중이 변화하지 않은 채 근육량은 늘고 지방이 줄 터다. 실험군은 분명 신체 활동을 14% 늘렸다. 그렇다면 이런 가능성을 살펴야만 했다. 안타깝게도 그들의 평균 허리둘레는

1.6cm 늘었고, 평균 허리-엉덩이 비율WHR은 0.02% 증가했다.[83] 이는 실험군 여성들이 이전보다 더 뚱뚱해졌다는 사실을 간접적으로 드러내는 지표다!

'미국인을 위한 식생활 지침'이 2010년에 개정됐다. "총 섭취 열량을 조절해서 몸무게를 관리하라"는 지침이 마치 그동안 아무 일도 없었다는 듯 건네는 주요 권고였다.[84] 미국 질병통제예방센터 역시 2015년에 환자들을 향해 열량 균형을 맞추라고 촉구했다. 미국 국립보건원이 펴낸 소책자 《건강한 체중 관리Aim for a Healthy Weight》에는 "음식과 음료에서 얻는 칼로리(열량 단위)를 줄이고 신체 활동을 늘리"라는 조언이 담겨 있다.[85]

이제 "더 운동하라"는 말을 짚어보자.

우리는 수치를 계산할 수 있다. 섭취한 칼로리 대 운동량, 그래서 쓰인 칼로리 대 또 먹은 칼로리를 따져보면 된다.

머핀 한 개를 예로 들어보자. 머핀을 한 개 먹는 데는 2분이 걸리고, 그 안에는 약 500cal가 들었다. 이 열량을 태우려면 달리기를 40분간 해야 한다. 여러분도 경험해봐서 알 터다. 운동을 하면 배가 고파진다. '식욕을 북돋아준다'는 표현은 괜한 말이 아니다. 나쁜 식습관을 이기기는 힘들다.

이런 직관적인 판단 말고 실제 연구 결과는 어땠을까?

2010년에 있었던 '신체 활동 및 체중 증가 방지' 연구에서 운동과 체중 감량 문제를 놓고 구체적인 질문을 던졌다. 아주 많은 비용을 투입한 포괄적인 조사였는데, 운동 문제도 자세히 들여다보았다. 연구자들은 여성 3만 4079명을 신체 활동 정도에 따라 높음, 중간, 낮음의 세

그룹으로 나누었다. 대다수(약 3만 명)가 과체중이거나 비만한 여성이었다. 하지만 이후 13년 동안 그들에게서 체중 증가와 운동 정도 사이의 어떠한 관계성도 찾아내지 못했다. 체성분의 변화도 관찰되지 않았다. 근육이 지방을 대신해 들어서는 것 같지는 않다는 얘기였다.[86]

무엇이 효과가 있나?

그렇다면 무엇이 체중 조절에 효과적일까? 열량이 아닌 인슐린이 문제라면, 인슐린 수치를 낮추는 식단이 체중 감량에 효과를 보이지 않을까? 그런 식단이란 대체 뭘까? 인슐린 호르몬을 가장 강력하게 자극하는 영양소가 탄수화물이니, 저탄수화물 식단을 살펴보아야 하지 않을까? 저탄수화물 식단을 '구식 표준 식단'과 대비해서 비교한 연구 결과가 나왔을 때 제이슨 펑은 이렇게 썼다.

연구 결과를 보고 많은 사람이 충격에 휩싸였을 것이다. 나도 충격을 받았다. 2003년 명망 있는 《뉴잉글랜드 의학저널》에 발표된 첫 연구는 앳킨스 식단이 단기간에 나타나는 체중 감소 효과가 더 크다는 점을 확인해주었다. 2007년 《미국의사협회보Journal of the American Medical Association, JAMA》는 더 자세한 연구 결과를 실었다. 각광 받는 다이어트 프로그램 네 가지를 직접 비교 시험했다. 분연히 떨치고 일어선 승자는 앳킨스 식단이었다.[87]

펑 박사는 이어 다른 식단들이 앳킨스의 저탄수화물 식단에 비해 어떤지 평가한다. 지중해식 식단만이 앳킨스 식단과 긍정적으로 견줄 만했다. 전통적인 저지방 식단에 관해선 이렇게 언급했다. "상아탑의 의사들을 제외하곤 모두에게 외면받았다. 머지않아 폐기될 안타까운 운명으로 보였다."

왜일까? 저탄수화물 식단에서 반드시 눈여겨봐야 할 점 하나는 대사에 미치는 영향이라고 펑 박사는 말한다. "하지만 앳킨스 식단은 (고탄수화물-저지방인) 오니시 식단에 비해 체중 감량 효과가 더 뛰어나고 대사 전반의 양상도 더 좋아 보인다는 사실이 분명해졌다."[88]

그런데도 긴 안목으로 보면 다이어트는 끝내 실패한다. 내가 연구해보니 그 이유는 인슐린 저항과 관련이 있다. 몸속 세포가 인슐린 호르몬과 숱하게 마주치다가 내성을 띠기 시작할 때 문제가 생긴다. 인슐린에 무뎌질수록 우리 몸은 더 많은 인슐린을 갈망한다.[89]

나이가 들면 이런 상황이 벌어진다. 실제로 한 연구는 '자가포식 감소'처럼 노화와 관련된 위험 요인이 어떻게 뼈 속 세포에서 인슐린 저항을 늘리는지 들여다보았다.[90] 스멀스멀 증가하는 인슐린 수치는 인슐린 저항을 만들고, 이 호르몬에 내성이 생기면 식단과 관계없이 비만이 올 수 있다.

이런 여러 가지 이유로 펑 박사는 인슐린 저항을 다스리는 강력한 도구로 단식을 추천한다. 무엇을 먹는지만 중요한 것이 아니다. 언제, 얼마나 자주 먹는지도 돌아봐야 한다.

음식을 입에 달고 산다면 저탄수화물 식단도 인슐린을 늘릴 수 있다. 인슐린 수치가 높게 유지되면 대사 TOR 스위치를 꺼야 한다. 몸은 수복과 생존 모드로 들어갈 필요가 있다. 끊임없이 먹으면 TOR 스

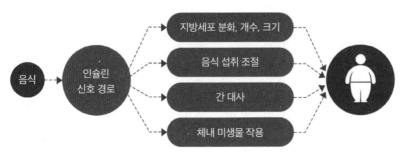

인슐린 신호 경로(TOR 포함)가 지방세포, 음식 섭취, 간, 마이크로바이옴(체내 미생물) 등 여러 작용에 미치는 효과[91]

위치가 성장에 고정된다.

그렇다면 이른바 다이어트 음료는 어떨까? 저칼로리 설탕 대용품은? 이런 식품이 인슐린에는 어떤 작용을 할까?

다이어트 거짓말: 저칼로리 대용품은 도움이 되지 않는다

다이어트 식품을 꼼꼼히 들여다보아야 하는 까닭은 우리가 이제는 칼로리 숫자가 아닌 인슐린이 중요하다는 점을 알기 때문이다. 다이어트 탄산음료를 마시면 섭취하는 열량은 당연히 얼마 안 되겠지만, 인슐린 수치에는 어떤 영향을 미칠까?

《비만 코드》 저자이자 단식 유행을 이끈 펑 박사는 이렇게 짚는다.

다이어트 탄산음료는 당 함량을 줄이긴 했지만, 비만, 대사증후군, 뇌졸중, 심장 발작 같은 위험은 떨어뜨리지 않는다. 왜일까? 비만과 대사증후군을 일으키는 진짜 원인은 열량이 아닌 인슐린이기 때문이다.

그렇다면 중요한 질문은 이것이다. 그래서 인공감미료가 인슐린 수치를 끌어 올리는가. 수크랄로스는 열량도 없고 당 성분도 없는데 인슐린 수치를 20%나 올린다. 다른 인공감미료도 이처럼 인슐린 수치를 높이는 것으로 드러났다. 이른바 '천연' 감미료라는 스테비아도 마찬가지다. 혈당에 미치는 효과는 아주 작을지언정 아스파탐과 스테비아 모두 인슐린 수치를 일반 설탕보다도 더 많이 끌어 올린다. 인슐린 수치를 높이는 인공감미료라면 유익하기는커녕 유해한 게 맞다. 인공감미료를 쓰면 열량과 당 성분은 줄일 수 있겠지만 인슐린은 떨어트리지 않는다. 인슐린이 체중을 늘리고 당뇨병을 부추긴다.[92]

인슐린이 비만을 불러오고, 비만은 질병으로 이어진다. 이것이 요점이다.

인공감미료는 인슐린이 급증하도록 만들고, 마이크로바이옴microbiome이라는 장내 미생물군을 바꾸며, 혈당 변화도 유도할 수 있는데, 이 분야 연구는 아직도 시작 단계다.[93]

설탕과 설탕 대용품은 그저 피하는 편이 이래저래 가장 좋다. 다시 말하지만, 무엇을 먹느냐를 통제하는 정도로는 충분하지 않다. 언제 먹느냐도 중요하다.

단식, 인슐린과 TOR 리셋

'음식 섭취 가능 시간대'를 줄이자. 하루 중 음식물 먹는 시간을 짧은 구간으로 한정하자는 뜻이다. 적어도 12시간 동안은 먹지 않아야 간에 글리코겐으로 저장된 포도당을 태워 없애고, 그런 다음 여분의 지방을 태운다. 간헐적 단식이 효과를 내는 까닭이 여기에 있다. 처음에 먹기를 멈추고 공복을 유지할 때 몸이 가장 먼저 찾아 쓰는 연료가 간 글리코겐이다.

한 연구는 이 과정을 이렇게 설명한다. "공복일 때 동물의 몸은 이자섬(췌장섬)과 두뇌 같은 부위에서 포도당 농도가 떨어지는 상태를 감지하고 여기에 반응해 인슐린 분비를 줄인다. …… 간에 보관된 글리코겐이 고갈되면 저장된 지방조직인 중성지방이 지방산과 글리세롤 형태로 방출되어 혈액을 따라 순환한다."[94]

다시 말해, 12시간이 지나서 간에 있는 글리코겐을 다 써버리고 나면 몸은 지방을 연료로 끌어다 쓰기 시작하며 인슐린 생성을 줄인다. 그러면 끝없이 먹어서 넘쳐버린 인슐린 홍수가 멈추고 세포도 실제로 쉴 시간을 얻는다.

물론 이렇게 물을 수도 있겠다. 하루 탄수화물 섭취량을 100g 이하로 제한하는 사람을 아는데, 앳킨스식 저탄수화물 식단을 하루 6~8시간 구간에만 먹는데도 몸무게가 꿈쩍도 하지 않고 심지어 더 불기도 하더라고 말이다.

음식 말고도 과체중이나 비만에 영향을 미치는 요인은 또 무엇이 있을까?

비만을 부르는 비영양적 요인

무엇을 먹는가의 문제와 직접 엮이지 않는 비만 요인을 하나 앞서 다루었다. 바로 인슐린 저항이다. 하지만 이마저도 먹는 방식과 먹는

때하고 연관된다. 줄기차게 열량을 섭취하면 신체가 성장 국면에 머물도록 신호를 보내는 현상과도 관련이 있다. 비만에 영향을 줄 수 있는 요인으로는 또 무엇이 있을까?

급성 스트레스

갑자기 찾아온 극심한 스트레스는 체중 감량에 영향을 준다.[95]

금식 중인 환자 이야기를 해보자. 스무 시간 동안 그는 아무것도 먹지 않았다. 그래서 TOR가 생존과 수복 모드로 전환될 가능성이 커졌다. 간의 글리코겐은 이미 다 썼다. 몸은 지금 저장된 지방을 갉아먹어야만 한다. 인슐린 생산량은 적을 터다.

이제, 그의 몸에 연속혈당측정기Continuous Glucose Monitoring, CGM를 연결하고 실제로 무슨 일이 일어나는지 살펴보자. CGM에 관해서는 다음 장에서 더 다룰 것이다. 지금은 일단 CGM이 포도당 수치를 실시간으로 연속 관찰할 수 있는 소비자 기기라는 정도로만 알고 넘어가자. 누구나 사용할 수 있는 유용한 건강 관리 보조 기구다.

금식 중인 사람은 신장결석 환자였다. 신장결석은 통증이 정말 말도 안 되게 끔찍하다고 한다.

신장결석 환자의 포도당 CGM 수치를 보자. 환자는 약 스무 시간 금식했다. 물 말고는 아무것도 먹지 않았다.

통증이 시작된 건 오전 9시 30분경. 그는 아무것도 먹지 않았고, 음료도 물밖에는 마시지 않았다. 하지만 그때 포도당 수치는 125mg/dL까지 치솟았다. 혈당치가 진정된 건 응급실에서 진통제로 모르핀 주사를 맞은 뒤였다.

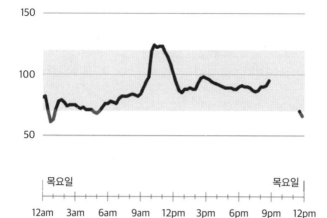

포도당 수치 mg/dL

150

100

50

목요일   목요일

12am 3am 6am 9am 12pm 3pm 6pm 9pm 12pm

시간대별 포도당 수치를 나타낸 CGM 그래프. 금식 환자에게 오전 9시경 찾아든 신장결석 통증의 영향을 보여준다.

아무것도 먹지 않았건만, 혈당치가 고혈당증 수준으로 급격히 치솟는 '혈당 스파이크'가 왔다.[96]

수면 장애

수면무호흡증은 잠자는 도중에 잠깐씩 숨을 쉬지 않는 질환이다. 당연히 수면의 질을 떨어트린다. 잠을 자는 근본 목적은 아직 확신할 수 없지만, 수면이 특정 대사 과정에 중요한 역할을 한다는 건 밝혀진 사실이다. 수면무호흡증은 주변에 흔한 질병이다.

사람들의 평균 수면 시간이 수십 년에 걸쳐 감소했다는 점이 딱히 놀랄 일은 아닐 터다.[97] 수면무호흡증은 노화를 모방할 수 있다. 2장에서 보았듯, 노화는 TOR 스위치가 조절하는 작용 중 하나다.[98]

그렇기에 수면 무호흡이 비만은 물론 2형 당뇨병과 내당능 장애(경계형 당뇨병)와도 관련이 있다는 점 또한 놀라운 일이 아니다. 건강한 젊은이 열한 명을 대상으로 실시한 연구에서 하루 중 침대에 있는 시간을 4시간으로 제한했더니 단 여섯 밤만에 신진대사와 내분비 기능에 뚜렷한 변화가 나타났다.[99]

양질의 충분한 수면은 체중 감량에 중요한 요소다.[100] 그렇지 않으면 인슐린 저항이 생겨서 올바로 먹어도 체중이 늘 수 있다.

만성 스트레스

앞서 급성 스트레스가 어떻게 포도당을 급격하게 늘리는지 살펴보았다. 그렇다면 만성 스트레스는 어떨까? 사람들이 흔히 낮은 수준으로 꾸준히 겪는 불안 같은 것 말이다.

한 연구팀이 중국 베이징 노동자들을 주목했다. 노동자가 매일 겪는 만성적 스트레스 양과 인슐린 저항을 관찰했다. 이런저런 검사를 하며 그들의 혈압, 허리둘레, 코르티솔 수치를 쟀다.[101] (코르티솔은 스트레스 관련 호르몬이다.)

결과는 어땠을까? 연구팀은 노동자들을 대상으로 '직무 요구'와 '직무 불안'이라는 두 가지 척도에서 설문조사를 진행했는데, 두 척도 모두 코르티솔 수치과 인슐린 저항성에서 양성 상관관계를 보였다. 업무 요구가 과도하거나 직업 불안정성이 클수록 스트레스가 높아졌고, 몸은 인슐린에 덜 반응했다. 인슐린 저항이 인슐린 생산을 부추기며, 인슐린은 비만의 원흉이라는 사실을 이제 우리는 안다. 연구 보고서는 이렇게 정리한다. "반복되거나 만성적인 스트레스는 과체중과 비만 상태가 되는 데 잠재적인 역할을 한다."[102]

오비소겐

오비소겐obesogen은 비만을 유발한다고 알려진 환경호르몬이다.[103] 이런 화학물질은 어디에나 있다. 물, 먼지, 식품 포장, 개인 위생용품, 가정용 세정액, 가구, 전자 제품 등 곳곳에 존재한다. 대표적인 오비소겐을 꼽아보면 △플라스틱 첨가제인 BPA와 프탈레이트 △DDT와 트리부틸틴을 포함한 살충제 △기존 난연제와 그 새로운 대체재 △다이옥신과 PCB △대기오염 등이 있다. PFAS(과불화 화합물)도 오비소겐이다. 자연환경에서 아무리 시간이 흘러도 잘 분해되지 않기 때문에 '영원한 화학물질'로 불린다. PFAS도 식품 포장, 조리 기구, 가구 등 주변 어디에나 있다. 일부 어린이용 카시트에서도 발견되었다. 몸속에 쌓인 PFAS 수치가 아주 높은 사람은 다이어트를 한 뒤에 더 많은 체중을 다시 얻는다는 연구 결과가 있다. 여성에게서 특히 두드러졌다.[104]

노화와 '아빠(엄마) 몸매'

여러분은 수면 문제가 없을 수 있다. 스트레스도 급성이건 만성이건 그다지 느끼지 않고 살 수 있다. 환경호르몬인 오비소겐도 문제가 안 될 수 있다. 게다가 주기적으로 단식하고, 앳킨스 식단도 먹는다. 하지만 아무리 애를 써도 피할 수 없는 것이 하나 있다.

바로 노화다.

아마도 여러분은 스무 살 무렵을 기억할 것이다. 그때는 먹고 싶은 대로 다 먹어도 갈빗대에 가서 붙지 않았다. 하지만 지금은 굴러다니는 초코파이 하나만 주워 먹어도 이튿날 뱃살이 붙은 모습을 보게 된다. 그 무서운 '아빠(엄마) 몸매'를 말이다.

나이가 들면서 이런 일이 벌어지는 데는 이유가 있다. 나이가 들면 인슐린 저항이 증가하는데, 그러면 우리 몸은 만성적으로 인슐린 수치가 높은 상태가 된다. 이렇게 만성적으로 인슐린 수치가 높으면 무슨 일이 생길까? 꽤 여러 가지 일이 벌어진다. 연구에 따르면, 다량의 인슐린은 세포가 이 호르몬에 덜 민감해지도록 만들어 세포들이 다시 인슐린에 저항하도록 유도한다.[105] 그렇게 악순환이 시작된다. 인슐린에 저항하게 된 세포가 이전처럼 일하려면 더 많은 인슐린이 필요하다. 곧바로 몸에서 인슐린 생산을 늘린다. 그러면 몸속 인슐린 양이 증가해서 다시 인슐린 저항성이 더 강해지도록 유도한다. 악순환은 스스로 멈추지 않는다.

남은 인생을 배불뚝이 몸으로 버티고 싶은가, 아니면 탄탄한 체형으로 살고 싶은가? 선택은 당신 몫이다.

'아빠(엄마) 몸매'라는 말을 부끄럽게도 뿌듯하게도 만들 수 있다. 자녀 눈에 아빠(엄마)는 어떤 체형의 사람으로 비쳤으면 좋겠는가? 건강

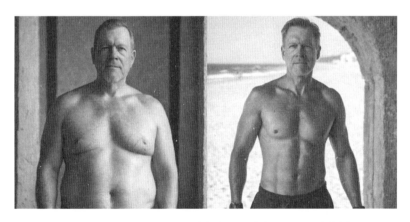

'아빠 몸매'의 두 사진. 같은 표현이지만 왼쪽은 놀림이고 오른쪽은 칭찬이다.

측면에서도 무엇이 옳은 선택인지는 분명하다.

적게 먹고 더 많이 운동했는데도 살이 빠지지 않는다고 해서 꼭 의지력을 탓할 필요는 없다. 실제로 우리 의사들, 그러니까 기성 의료계는 사람이 살이 찌는 기전의 뿌리부터 잘못 알고 있다. 칼로리 숫자를 세는 데만 푹 빠져 있었다. 진짜 원흉인 인슐린과 고탄수화물 식단에는 별다른 관심을 주지 않았다.

포도당과 인슐린을 둘러싼 이번 이야기는 여기까지다. 다음 거짓말로 넘어가자. 아이들이 좋아하는 달콤한 감미료가 얼마나 위험한지 알아보자.

4장

당뇨병 거짓말

"살이 찌고 충치가 생기는 것만 아니면 설탕은 해롭지 않다."

장미는 어떤 이름으로 불러도 좋은 향기가 날 거예요.

- 윌리엄 셰익스피어, 《로미오와 줄리엣》

앞에서 이미 당뇨병에 관한 거짓말 중 하나를 언급했다. 2형 당뇨병을 치료하는 가장 좋은 방법은 인슐린이라는 말이었다.

그동안 기성 의료계가 해온 거짓말이 또 있다. 설탕을 두고 퍼트린 이런 얘기다. "체중이 증가하고 충치가 생기는 것만 아니면 설탕은 해롭지 않다." 미국당뇨병학회American Diabetes Association, ADA는 당뇨 환자가 다른 탄수화물 대용으로 자당(수크로오스), 그러니까 일반 설탕을 먹어도 된다고 밝힌다. 인슐린이나 다른 약물을 더 써서 상쇄하면 문제 없다는 것이다. "자당이 함유된 식품으로 식단의 다른 탄수화물을 대체할 수 있다. (자당이 함유된 식품을) 기존 식단에 추가할 경우에는 인슐린이나 포도당을 낮추는 다른 약물로 해결한다."[106]

덧붙이자면, 학회는 이렇게 조언하기 직전에 다음과 같이 충고하기도 했다. "과도하게 에너지를 섭취하지 않기 위해 주의를 기울여야만 한다."[107] 몹쓸 에너지 균형 이론이 지겹게 등장한다!

설탕이 단지 몸무게를 늘리고 이빨을 썩게만 하는 건 아니다. 그보다 훨씬 더 해롭다. 설탕은 TOR 스위치를 켠다(최신 연구에 따르면 그렇다[108]). TOR가 활성화되면 여러 질환이 뒤따라온다. 그 질병들을 하나하나 살펴볼 것이다. 먼저 당뇨병부터 시작해보자.

그럼 안전띠를 매고 출발!

설탕학 개론

우선 '당糖'이라는 단어가 무엇을 의미하는지부터 명확하게 짚어보자. 당류糖類는 그 종류가 무척 많다. 그렇다고 겁먹을 필요는 없다. 까다롭고 복잡하긴 하지만 최대한 단순하게 설명해볼 생각이다.

뭉뚱그려 설탕으로 통칭하는 당은 구체적으로 파고들면 정말 다양한 형태와 이름으로 존재한다. 이처럼 이름이 많다는 건 사람들이 설탕의 유해성을 이제 깨닫기 시작했다는 방증이기도 하다. 식품 제조사들이 식품 라벨에 '설탕'이나 '당'이라는 단어 대신에 쓸 새로운 명칭을 자꾸만 만들어낸 결과다. 친환경 식품 코너에 있는 아가베 시럽? 그냥 당이다.[109]

당은 탄수화물의 한 유형이다. 탄수화물의 다른 유형으로는 녹말과 섬유질 등이 있다. 당은 단일 분자로도 존재할 수 있는데, 이런 당류를 단당單糖이라고 한다. 포도당이 그 대표적인 예로, 글루코스라고도 불

1. 감주(甘酒)
2. 무수 포도당(ANHYDROUS DEXTROSE)
3. 사과당(APPLE SUGAR)
4. 바베이도스 설탕 (BARBADOS SUGAR)
5. 수액(BARK SUGAR)
6. 보리 엿기름(BARLEY MALT)
7. 보리 맥아 물엿(BARLEY MALT SYRUP)
8. 사탕무 설탕(BEET SUGAR)
9. 현미 물엿(BROWN RICE SYRUP)
10. 황설탕(BROWN SUGAR)
11. 사탕수수즙(CANE JUICE)
12. 사탕수수 설탕(CANE SUGAR)
13. 캐러멜화된 식품 (CARAMELIZED FOODS)
14. 카르비톨(CARBITOL)
15. 캐러멜 색소(CARAMEL COLORING)
16. 캐러멜 설탕(CARAMEL SUGARS)
17. 가루 백설탕(CASTOR SUGAR)
18. 코코넛 설탕(COCONUT SUGAR)
19. 농축 과일 주스 (CONCENTRATED FRUIT JUICE)
20. 옥수수 감미료(CORN SWEETENER)
21. 콘시럽(CORN SYRUP)
22. 결정 포도당(CRYSTAL DEXTROSE)
23. D-타가토스 (D-TAGATOSE)
24. 대추야자 설탕(DATE SUGAR)
25. 덱스트린(DEXTRIN)
26. 우선당(DEXTROSE)
27. 디글리세리드 (DIGLYCERIDES)
28. 이당류(DISACCHARIDES)
29. 탈수 사탕수수즙

(EVAPORATED CANE JUICE)
30. 에리트리톨(ERYTHRITOL)
31. 플로리다 크리스털 (FLORIDA CRYSTALS)
32. 과당(FRUCTOSE)
33. 과당 감미료(FRUCTOSE SWEETENER)
34. 프룩토올리고당류 (FRUCTOOLIGO SACCHARIDES)
35. 갈락토스(GALACTOSE)
36. 글루시톨(GLUCITOL)
37. 글루코사민 (GLUCOSAMINE)
38. 글루코노락톤 (GLUCONOLACTONE)
39. 포도당(GLUCOSE)
40. 포도당 중합체(GLUCOSE POLYMERS)
41. 액상 포도당(GLUCOSE SYRUP)
42. 글리세리드(GLYCERIDES)
43. 글리세린(GLYCERINE)
44. 꿀(HONEY)
45. 헥시톨(HEXITOL)
46. 인버솔(INVERSOL)
47. 이소말트(ISOMALT)
48. 전화당(INVERT SUGAR)
49. 카로 시럽(KARO SYRUPS)
50. 젖당(LACTOSE)
51. 레불로스(LEVULOSE)
52. 액상 과당(LIQUID FRUCTOSE)
53. 몰트 덱스트린(MALT DEXTRIN)
54. 맥아(MALTED BARLEY)
55. 말토덱스트린 (MALTODEXTRINS)
56. 말토덱스트로스 (MALTODEXTROSE)
57. 맥아당(MALTOSE)
58. 엿기름(MALTS)
59. 맥아 물엿(MALT SYRUP)
60. 만니톨(MANNITOL)
61. 만노스(MANNOSE)
62. 메이플 시럽(MAPLE

SYRUP)
63. 미결정 셀룰로오스 (MICROCRYSTALLINE CELLULOSE)
64. 당밀(MOLASSES)
65. 모노글리세리드 (MONOGLYCERIDES)
66. 과즙(NECTARS)
67. 야자당(PALM SUGAR)
68. 핫케이크 시럽(PANCAKE SYRUP)
69. 오탄당(PENTOSE)
70. 폴리덱스트로스 (POLYDEXTROSE)
71. 폴리글리세리드 (POLYGLYCERIDES)
72. 분말 설탕(POWDERED SUGAR)
73. 생꿀(RAW HONEY)
74. 원당(RAW SUGAR)
75. 건포도즙(RAISIN JUICE)
76. 건포도 시럽(RAISIN SYRUP)
77. 리보스(RIBOSE)
78. 물엿(RICE SYRUP)
79. 쌀 엿기름(RICE MALT)
80. 조청(RICE SUGAR)
81. 미당 감미료(RICE SWEETENERS)
82. 엿(RICE SYRUP SOLIDS)
83. 당류(SACCHARIDES)
84. 소르비톨(SORBITOL)
85. 단수수(SORGHUM)
86. 슈캐넛(SUCANAT)
87. 슈캐넷(SUCANET)
88. 자당(SUCROSE)
89. 사탕수수(SUGAR CANE)
90. 시럽(SYRUP)
91. 삼당류(TRISACCHARIDES)
92. 터비나도 설탕 (TURBINADO SUGAR)
93. 비정제 설탕(UNREFINED SUGAR)
94. 백설탕(WHITE SUGAR)
95. 자일리톨(XYLITOL)
96. 자일로스(ZYLOSE)

식품 원성분 목록에서 볼 수 있는 설탕 또는 설탕 대용품의 다양한 명칭린다. 이처럼 단당류의 이름은 '~오스'로 끝나는 사례가 많다. 프룩토스(과당)와 갈락토스도 그렇다.[110]

분자들이 사슬 형태로 묶인 다당류多糖類도 있다. 포도당 분자 여럿이 다당류 사슬로 결합된 물질이 녹말(전분)이다. 녹말은 밀, 감자, 옥수수, 쌀과 같은 식물에 들었다. 다른 형태의 다당류도 있는데, 그중 소화가 되지 않는 난소화성 다당류가 바로 섬유질이다.

자연에서 나온 상태 그대로인 탄수화물과 당이라면 '비정제'나 '무가공'이라는 표현이 붙는다(방금 언급한 밀, 감자, 옥수수, 쌀 등도 해당된다). 건강 측면에서만 보자면 비정제나 무가공인 상태가 좋다. 이런 건강한 당을 섭취하려면 현미처럼 도정을 덜 한 곡물이나 채소, 과일을 먹으면 된다. 비정제나 무가공 식품에 든 당은 비교적 천천히 혈류로 흡수되는 편이어서, 혈당치가 쉽사리 치솟지 않는다는 장점이 있다(혈당 스파이크에 관해서는 나중에 다시 다루겠다). 한 논문에서는 복합 당질에 대해 이렇게 설명한다. "소화하는 데 시간이 더 걸리기 때문에 혈당치가 증가하는 데도 서서히 영향을 미친다."[111]

하지만 탄수화물을 가공하거나 정제해서 건강에는 더 좋지 않은 형태로 만들 수도 있다. 이를테면 거친 쌀을 찧고 쓿어 밥 짓기 좋은 흰쌀로 만들거나 밀을 고운 가루로 제분하는 식이다. 상당히 최근에는 새로운 기술도 개발됐다. 옥수수를 산酸과 효소로 처리해 옥수수 시럽으로 바꾸는 것이다. 이렇게 가공하고 정제한 식품을 먹으면, 포도당이 혈류에 흡수되는 속도가 (방금 언급한 비정제 탄수화물일 때처럼) 일반적으로 더디지 않고 급물살을 탄듯 빨라져서 혈중 포도당(그리고 인슐린)이 순식간에 증가한다.

앞에서는 포도당을 단당류로서만 이야기했는데, 포도당이 혈류의 가장 중요한 당이라는 점도 눈여겨봐야 한다. 누군가 혈당이 낮다든지 하면서 어떤 의미로든 혈당을 언급한다면, 그건 혈중 포도당 수치를 가리키는 말이다.

또 하나의 주요한 단당이 과당이다. 과일에 든 천연 단당류다. 과당은 천연 탄수화물 중 단맛이 가장 강하다. 포도당은 몸속 모든 세포가 사용하는데 비해, 과당은 간에서만 대사할 수 있다. 다른 신체 조직은 대부분 과당을 에너지로 사용하지 못한다.

포도당과는 다른 당이어서, 과당은 섭취해도 혈당 수치에 의미 있는 변화를 가져오지 않는다. 포도당과 달리 인슐린에 직접적인 영향을 거의 미치지 않는다. 그렇다면 과당을 포도당의 착한 친구쯤으로 봐도 될까? 아니다. 다음 장에서 과당에 초점을 맞추고 그 이유를 살펴볼 참이다.

우리 주방 안 설탕통에 든 일반 설탕이 바로 자당이다. 포도당 분자 하나와 과당 분자 하나가 연결된 형태다(그래서 다당류의 하나인 이당二糖으로 분류한다).

고과당 콘시럽 혁명

탄수화물과 당을 정제하면 어째서 건강에 더 해로워지는지 앞에서 살펴보았다. 1970년대에 옥수수를 산과 효소로 처리해 시럽을 만드는 방법이 개발됐다. 이 옥수수 시럽은 약 55%의 과당과 45%의 포도당으로 구성됐다. 옥수수 전분의 포도당 분자 사슬을 쪼개는 방식으로 시럽을 뽑은 다음, 다시 효소로 처리해 포도당 분자의 일부를 과당으

로 '변환'한 제품이었다.[112]

이렇게 만들어낸 결과물이 오늘날 악명 높은 고과당 콘시럽이다.

고과당 콘시럽HFCS에 든 유리free 단당류는 자당에 비해 향미가 더 좋고, 안정성, 신선함, 질감, 색상, 흐름성, 지속성 등도 우수한 것으로 나타났다. 이런 특성은 가공식품으로 제조하기에 제격이었다. 냉장고에 넣지 않고 상온에 두어도 유통기한을 길게 늘릴 수 있었다.

고과당 콘시럽이 개발되자 수요는 폭발적이었다. 방금 든 우수한 특성 때문만은 아니었다. 가격도 같은 양의 자당에 비해 절반 수준이었다. 대개는 미국 정부가 옥수수 생산자에게 지원하는 막대한 보조금 덕분에 가능한 일이었다. 그 보조금 액수가 다른 어떤 작물보다도 많은 천문학적 규모였다. 고과당 콘시럽 사용량은 증가했고, 비만, 당뇨, 심장병, 암, 알츠하이머병 등도 따라서 늘어났다.

고과당 콘시럽의 위험성을 알리는 책과 기사가 그동안 적잖이 나왔

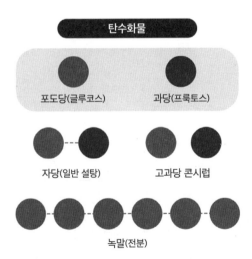

자당(일반 설탕)과 고과당 콘시럽과 녹말은 모두 포도당, 과당, 또는 그 조합으로 보인다.

지만 소용없었다. 여전히 많은 가공식품이 고과당 콘시럽을 사용한다. 과당과 포도당의 정확한 비율은 제형에 따라 다르지만(FDA에 따르면 "가장 일반적 형태의 HFCS는 과당 성분이 42~55%다."), 그렇다 해도 별 의미는 없다. 고과당 콘시럽을 섭취하면 생물학적으로나 건강상으로나 일반 설탕(자당)과 비슷한 결과를 낸다.[113] 건강에 심각한 문제를 불러온다는 뜻이다.

달콤한 위험

설탕은 왜 이토록 해로울까? 이번 장을 시작하며 제시한 거짓말을 다시 떠올려보자. "살이 찌고 충치가 생기는 것만 아니면 설탕은 해롭지 않다." 그러니까 해로운 점 두 가지는 이미 확실하다는 얘기다.

비만

3장 내용을 더듬어보자. 비만은 들어온 칼로리와 나간 칼로리를 더하고 빼는 산수 문제가 아니라 인슐린이 지방을 저장하게 만드는 사안이었다. 당이 인슐린을 자극하면 인슐린은 비만 상태를 만들려고 한다.

충치

우리는 자라면서 부모님에게 이런 경고를 귀가 따갑도록 들었다. "사탕을 많이 먹으면 이가 썩는다!" 충치의 원인이 설탕이라는 말씀이었다. 정제 탄수화물이 널리 퍼지기 전에 살았던 고대인의 두개골에 의외로 충치가 많지 않다는 점에 주목할 필요가 있다. 고대 로마와 이집트의 치의술이 더 뛰어나서 그런 건 아니었다. 그 시절에는 정제 탄수화물과 설탕이 흔하지 않았다. 치아를 썩게 하는 충치 발생균이 쉽게 번성할 수 없었다는 뜻이다.

스트렙토코쿠스 무탄스*Streptococcus mutans* 균이 치아우식증을 일으키는 핵심 인자 중 하나라는 점에는 큰 이견이 없다.[114] 일상에서는 치아우식증을 '충치'나 '이가 썩었다'고 표현한다. 한 논문에서는 이렇게 정리했다.

동의적 유전자형빈도범위SFS의 최대 가능도 분석 결과를 보면 스트렙토코쿠스 무탄스 균이 대략 1만 년 전에 기하급수적으로 팽창한 정황을 유추할 수 있다(95% 신뢰 구간[CI]: 3268~1만 4344년 전). 이때는 인류가 농업을 시작한 시기와 겹친다.[115]

또 다른 보고서에서는 고대인 두개골의 이빨 치태에 남은 구강 박테리아의 DNA 염기 조성을 분석했다.

인류가 진화하는 동안 획기적인 식생활 변화가 두 차례 나타났다. 한 번은 신석기시대에 농사의 영향으로 탄수화물이 풍부한 식사를 채택했을 때이고(약 1만 년 전에 시작되어 현재까지 이어지고 있다), 또 한 번은 더 최근인 1850년경에 산업 시설로 가공된 밀가루와 설탕이 출현했을 때다. …… 신석기시대에서 중세시대 사이에는 예상외로 구강 미생물군 조성에 별다른 변화가 없었다. 중세 이후부터 (이제는 흔하디 흔한) 충치균이 우세해졌는데, 특히 산업혁명 시기에 변화가 뚜렷했다.[116]

설탕은 비만과 충치 말고도 당뇨병을 유발한다.

당뇨, 아무도 말하지 않는 팬데믹

우리는 지금 당뇨 팬데믹이 시작되는 출발선에 있다. 유례가 없는 엄청난 규모로 곧 당뇨병 유행이 들이닥칠 것이다.

미국 질병통제예방센터 자료를 보면 1910년에는 30명 중 한 명만이 당뇨였다. 지금 추세라면 2000년 이후 태어난 사람 세 명 중 한 명은 당뇨병 환자가 된다. 2012년 기준으로 미국 성인 인구의 절반 이상이 당뇨병이나 당뇨 전단계였다.[117]

이 문제를 더 파고들기 전에 당뇨라는 질병에 관해 좀 더 살펴보자.

당뇨병은 크게 두 가지 유형으로 나뉜다. 먼저, 1형 당뇨병은 췌장에서 인슐린을 충분히 만들어내지 못하는 질병이다. 췌장에서 인슐린을 생산하는 베타 세포를 면역계가 공격해서 파괴하는 바람에 인슐린이 절대적으로 부족해지기 때문이다. 그러다 보면 성인 잠복성 자가면역 당뇨병LADA이 생긴다. 몸이 정상적으로 인슐린을 생산하는 세포를 공격하기에, 만들어지는 인슐린이 충분하지 않은 질환이다.[118]

2형 당뇨병은 사정이 그 반대다. 인슐린이 너무 많다. 현재 당뇨병 환자 중 90% 이상이 이 유형이다. 당뇨 팬데믹이란 바로 2형 당뇨병이 유행하는 상황을 말한다. 2형 당뇨병은 인슐린 저항성을 띨 때 나타난다. 인슐린에 반응하는 속도가 더뎌지면 신체는 이전과 똑같은 효과를 얻기 위해 이 호르몬을 더 많이 생산해야만 한다. 이번 장에서 거론하는 '당뇨병'은 별다른 언급이 없는 한 2형 당뇨병을 가리킨다.

당뇨병은 우리 몸속 거의 모든 장기에 영향을 미치는 몇 안 되는 질병 중 하나다. 모든 세포에 인슐린 수용체가 있기 때문이다.

팔다리를 절단하는 원인 1위가 당뇨병이다.

신부전의 원인 1위도 당뇨병이다.

실명, 뇌졸중, 심장 발작, 불임, 신경 손상, 치매 등의 원인 1위 또한 당뇨병이다.

당뇨병 환자 중 80%가 심장질환으로 사망한다. 당뇨병은 알츠하이머병 위험도 높인다. 사실, 오늘날 일부 학자는 알츠하이머병이 본질적으로 뇌에 인슐린 저항성이 생긴 '3형 당뇨병'일 수도 있다고 주장한다. 말하자면 이런 얘기다. "3형 당뇨병은 뇌의 신경세포가 인슐린에 반응할 수 없게 될 때 나타난다. 인슐린은 기억과 학습을 포함한 기초 과업을 수행하는 데 필수다. 일부 연구자는 알츠하이머병으로 인지 기능이 떨어지는 핵심은 인슐린 결핍이라고 믿는다."[119]

당뇨병은 또한 이 책에서 다루는 모든 질병과도 관련이 있다.

2형 당뇨병이 인슐린 생산을 부추기고, 여기서 다시 TOR가 활성화되고 인슐린 저항이 나타나다 보면 이 책에서 다루는 모든 대사질환으로 이어진다.

당뇨는 끔찍한 병이지만, 꽤 오래전부터 알게 모르게 우리 곁에 머물러왔다. 역사에 남은 기록도 자못 흥미롭다.

당뇨병 진단, 전문가에게 묻는다

당뇨병의 역사에 관해 한 학자는 이렇게 썼다. "당뇨라는 병을 처음 알아차린 이들은 3500년 전 고대 이집트인이다. 당뇨병에 관한 최초 임상 기록은 서기 120년경 카파도키아에서 환자를 돌본 아레타에우스Aretaeus가 남겼다. 그는 이 질환이 '다행히 드물다'라고 썼다. 하지만 '이 병이 완전히 진행된 사람은 삶이 짧을 것'이라고도 언급했다."[120]

우리는 생리학적 이해를 기반으로 질병을 정의한다. 생리학적 이해는 우리가 해볼 수 있는 시험과 검사에서 출발한다. 고대 그리스, 중국, 일본에서도 그랬다. 한 연구자는 이렇게 쓴다. "당뇨병에 해당하는 고대 그리스어 단어는 '지나쳐간다'라는 뜻이다. 소변을 다량으로 배출한다는 의미다. 소변을 자주 보는 당뇨병 증상과 관련이 있다. 소변을 자주 보는 빈도와 소변으로 배출된 포도당의 과도한 수치는 둘 다 당뇨병의 징후일 수 있다."[121]

이후 사람들은 당뇨병 환자의 오줌에 파리가 날아드는 현상을 관찰했다. "고대 중국과 일본의 의원들은 개들이 누군가의 소변에만 코를 킁킁댄다는 사실을 알아챘다. 그래서 소변을 살폈더니 소변에서 단맛이 났다. 소변을 달게 만든 건 다량의 포도당이었다. 이렇게 오줌이 달다는 이유로 '당糖뇨'라는 이름이 붙었다. 당뇨병은 라틴어로 디아베테스 멜리투스diabetes mellitus라고 하는데, 여기서 멜리투스는 '꿀'이라는 뜻이다."[122] 이쯤 되면 아마 궁금할 터다. 그들은 당뇨병 환자의 오줌이 달다는 사실을 어떻게 알아냈을까? 짐작한 대로다. 직접 맛보았다.

이후에 더 정교한 (그리고 더 입맛에 맞는) 검사 기법이 여럿 개발됐다.

그중에는 혈당 검사도 있다. 미국당뇨병학회는 현재 당뇨병을 진단할 때 혈당 검사를 권장한다.

혈당 검사는 공복 혈중 포도당을 측정하는 기법이다. 공복 혈중 포도당은 공복 혈장 포도당FPG이라고도 한다. 혈당 수치는 보통 큰 폭으로 변동한다. 우리가 먹는 음식과 이 책에서 나중에 다룰 다른 여러 요인이 혈당치에 영향을 주기 때문이다. 그래서 채혈 전에 12시간 금식해서 변수를 최소화한 다음 공복 혈당 수치를 잰다.

공복 혈당 대신에 당화혈색소를 검사해볼 수도 있다. A1C 또는 HbA1c 검사라고 한다. A1C 앞에 붙은 'H'는 헤모글로빈hemoglobin을 뜻한다. 포도당과 결합한 적혈구의 헤모글로빈이 변화하는 정도를 측정하는 검사다. 적혈구는 약 90일 동안만 살기에, 이 검사를 하면 공복 혈당 검사처럼 단일 시점이 아닌 해당 기간의 '평균' 혈당을 알 수 있다. 검사일 전날 밤부터 금식할 필요도 없으니 편리하다. HbA1c 검사는 당뇨병을 가늠할 뿐만 아니라 치료 반응을 관찰하는 용도로도 쓰일 수 있다.

미국당뇨병학회에서 당뇨병을 진단하는 기준은 FBG가 126mg/dL 이상이거나 A1C(HbA1c) 값이 6.5% 이상이다.

공복 혈장 포도당 수치나 HbA1c 값이 정상 범주에 있는데도 포도당

당뇨 검사	정상	당뇨 전단계	당뇨병
헤모글로빈A1c(HbA1c), %	< 5.7	5.7~6.4	≥ 6.5
공복 혈당, mg/dL	< 100	100~125	125

미국당뇨병학회에서 제시하는 당뇨병 및 당뇨 전단계 진단 기준[123, 124]

대사이상이 나타나는 안타까운 일이 있을 수 있다. 당뇨병의 길로 들어섰다는 징후일 터다. 식후에 혈당이 가파른 변동을 보인다면 병리적 증상이기에 잠재적으로 해로울 수 있다. 하지만 식사 후에만 일어나는 현상이므로 공복 혈당치는 정상으로 나올 것이다.

설령 포도당 수치가 날뛰더라도(혈당 변동폭이 커서) HbA1c 값은 여전히 정상일 수 있다. HbA1c 검사는 약 90일 기간의 '평균' 포도당만을 측정하기 때문이다.

혈당 스파이크가 일어나서 혈당치가 아주 높이 치솟는 현상이 평균 혈당 수치가 높은 것보다 더 해롭다는 증거가 있다. 여기에 대해선 나중에 다시 다룰 생각이다. 이런 부분은 자동차 운전과 비슷하다. 하루 내내 주행한 '평균' 속도가 시속 90km이더라도, 잠깐이나마 시속 130km를 밟은 일이 있다면 교통 범칙금을 내야 한다.

혈당 변동성을 파악하려면 어느 한 시점에 한 번 검사를 받는 것이 아니라 꾸준히 모니터링을 해야 한다. 일정 기간(보통 14일) 동안 혈당 값을 계속 관찰할 수 있는 장치가 비교적 최근에 나온 건 희소식이다.

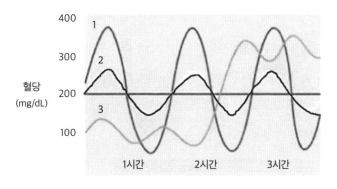

평균 혈당이 같은 환자 세 명의 혈당 변동성

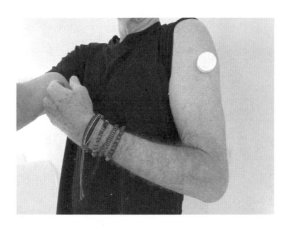

연속혈당측정기를 팔에 부착한 모습. 측정 결과는 스마트폰에 표시된다.

그 기기가 바로 연속혈당측정기CGM다. 팔에 부착해서 사용한다. 아프지 않다. 간질(사이질) 포도당을 잦은 빈도로 측정하는 센서가 달렸다. FBG나 HbA1c 검사와 상관관계도 높고, 혈당 스파이크 같은 포도당 변동성도 기록한다.

현재 미국에서는 의사가 처방해야 CGM을 살 수 있다. 당뇨병이나 당뇨 전단계로 진단을 받아야만 보험도 적용되는 편이다. 그런데도 대사 건강에 관심이 있는 비당뇨인 다수가 CGM을 사용하기 시작했다. 개별 포도당이 다양한 음식에 보이는 반응을 쉽고 편리하게 확인할 수 있어서다. 자신의 대사 건강에 대해 스스로 더 잘 알고 싶다면, 당뇨 환자가 아니더라도 CGM을 써보는 것도 좋다고 생각한다.

하지만 이렇게 말한다면 어떨까? 당뇨병을 위해 더 나은 혈액검사가 있는데, 의사 대부분이 무시하고 있다고 말이다. 이 검사에서는 포도당(FBG, HbA1c, CGM) 값이 정상일 때조차 결과가 양성으로 나올 수 있다면 어떻겠는가? 게다가 공식적인 당뇨병 진단보다 10년 이상 미리 알 수 있다면?

지저분한 작은 비밀 하나가 있다. 사람들은 대개 당뇨병을 양자택일 문제로 생각한다. 당뇨이거나 아니거나 식으로 말이다. 하지만 그렇지 않다! 당뇨병도 비만과 비슷하다. 몸무게 숫자는 체중계의 넓은 범위 중 어딘가를 가리키겠지만, 어느 지점을 넘어서는 순간 비만이 되고 만다.

앞서도 살펴보았듯, 질병을 진단할 때는 그 어느 지점이라는 것이 임의적이다. 미국당뇨병학회는 FPG가 126mg/dL 이상이면 당뇨병이라고 규정한다. 1997년까지는 해당 수치가 140mg/dL이었다. 그때부터 현재 수치로 낮아졌다. 아마도 혈당치가 상승하면 해롭다는 염려가 커진 상황을 반영한 조치였을 터다(바로 좀 더 살펴볼 것이다).

CGM을 이야기하며 알게 되었듯, 공복 혈당과 HbA1c가 '정상'이더라도 CGM은 비정상 값을 보여줄 수 있다. 당뇨병의 길로 들어섰다는 징후다. 미국 성인 대다수가 그 길을 이미 걷고 있다. 얼마나 기나긴 길일까? 가장 최근 수치를 한번 보자.

실제로 당뇨병이나 당뇨 전단계로 진단을 받기 전까지 이 길을 10년이나 그 이상도 걸을 수 있다. 앞서도 언급했듯, 현재 성인 셋 중 한 명은 당뇨 전단계다. 그들 중 단지 20%만이 자신의 상태를 안다.

당뇨병, 제대로 이해하기

당뇨병 진단을 거론하면서 아직 이야기하지 않은 부분이 있다. TOR 스위치를 켜고 비만으로 이끄는 주요 호르몬은 뭘까? 이 부분은 미국

당뇨병학회에서 당뇨병이나 당뇨 전단계를 진단하는 기준에도 들어가 있지 않다.

당뇨병은 기본적으로 혈당치 이상과 함께 나타나는 인슐린성 질환이라고 한 말을 떠올려보자. 당뇨병은 일차적으로 그리고 최우선으로 인슐린이 지나치게 많은 것이 문제다. 혈당치가 상승하는 문제는 그다음 얘기다. 인슐린은 말하자면 방 안에 들어선 코끼리다. 다들 코끼리는 무시하고 애꿎은 사람만 노려본다. 포도당 수치가 다 오른 다음에 당뇨를 진단받는다면, 그렇게 될 때까지 기나긴 치료 시기를 헛되이 흘려보내는 셈이다.

2형 당뇨병 환자도 여전히 췌장에서 인슐린을 만든다. 몸이 인슐린 저항 때문에 이 호르몬에 느리게 반응할 뿐이다. 많은 사람이 2형 당뇨병과 인슐린 저항성을 같은 것으로 생각한다. 대사증후군(X증후군)을 처음 포착한 장본인인 리븐 박사는 당뇨가 '인슐린 저항성 증후군'에 해당한다고 보았다.[125]

"늑대가 나타났다!"고 외친 호르몬, 인슐린 저항이란?

2형 당뇨병을 인슐린 저항이라고도 하는데, 이는 대사증후군의 증상이다. 여기에 대해서는 이미 간략히 다루었다. 그렇다면 인슐린 저항이란 과연 무엇일까?

인슐린 저항은 인슐린이라는 호르몬에 보이는 몸의 반응이 줄어든 현상이다. 명료해 보인다. 우리는 무언가에 일정 시간 노출되고 나면 거기에 익숙해진다. 그런 조절 현상이다.

"늑대가 나타났다!"고 외친 동화 속 소년이 떠오른다. 소년이 "늑대가 나타났다!"고 처음 외쳤을 때는 마을 사람들이 모두 달려왔다. 하지만 외침이 여러 번 반복되자 다들 그러려니 하게 되었다. 외침이 들려도 달려가지 않고 '저항'하는 주민이 생겨났다. 그럴수록 소년은 더 크게 더 많이 외쳐야만 했다.

인슐린에 우리 몸이 보이는 반응도 마찬가지다. 줄곧 높은 수치는 내성을 쌓는다. 새로운 상황에 대응하기 위해 췌장은 더 많은 인슐린을 만든다. 인슐린이 증가하면 다시 저항이 일어난다. 그러면 몸은 더 많은 인슐린을 내놓으라고 췌장에 요구한다. 이렇게 양성 되먹임 고리가 만들어진다. 인슐린을 증가시키는 것이라면 뭐든 인슐린에 보이는 몸의 반응을 약간 감소시킨다. 결국 같은 효과를 내려면 더 많은 인슐린이 필요해진다.

그럼 무엇이 인슐린 분비를 자극할까?(그렇게 해서 TOR를 부추길까?)

무엇을 먹느냐도 이런 요인 중 하나다. 특정 다량영양소는 우선적으로 인슐린 생산량을 늘린다. 탄수화물이 최악이고, 단백질은 차악이다. 지방은 다량영양소 셋 중에서 인슐린에 미치는 영향이 가장 적다.

언제 먹느냐도 인슐린 분비와 관련해서 중요한 문제다. 음식 섭취 자체가 인슐린 저항을 부른다. 자주 간식을 먹으면 TOR가 활성된 상태로 유지된다. 반대로 공복일 때는 TOR가 꺼지고, 인슐린 저항도 줄어드는 경향을 보인다.

노화도 인슐린 저항과 관련 있다. 나이가 들수록 이 호르몬에 우리 몸이 보이는 저항성은 커진다. 대학생 시절에는 별 고민 없이 받아들이던 밥을 똑같이 먹고도 이제는 배불뚝이 아저씨나 아줌마가 되지 않을까 걱정해야 한다. 살면서 빈번하게 인슐린이 급증했다면 저항성은 증가한다. 인슐린 저항이 생기면 인슐린의 기본 수치가 상승한다. 그러면 몸은 열량을 다른 데 쓰지 않고 지방으로 바꿔 저장하려고 한다.

인슐린을 늘리는 요인들이 또 있다. 그중 일부를 4장에서 살펴보았다. 스트레스, 수면 장애, 급성 통증 등등이었다! 뭐든 인슐린을 증가시킨다면 인슐린 저항도 부를 수 있다.

인슐린 저항의 선택적 적용

더 나쁜 소식이 있다. 인슐린 저항에는 한 가지 측면이 더 있다. 사람들은 이 부분을 흘려 넘기곤 하는데, 실은 대단히 중요하다. 바로 인슐린 저항이 생겨도 그 저항이 인슐린의 모든 활동에 한결같이 작용하지는 않는다는 점이다. 인슐린의 특정 기능에만 작용하고 다른 측면에는 영향을 미치지 않는다.

다음 논문을 보자.

고인슐린혈증이 생기면 인슐린의 혈당 조절 활동은 진정된다. 신호를 전달하는 인슐린의 능률이 떨어지기 때문이다(인슐린 저항). 하지만 인슐린의 다른 호르몬 활동까지 대부분 그런 건 아니다. 다음과 같은 활동에는 영향이 없다. △촉진 작용: 단백질 합성, 데노보 지방 생성de novo lipogenesis, 세포 증식 △억제 작용: 지방 분해, 자가포식 의존 세포 전환, Nrf2(nuclear factor E2-related factor2) 의존 항산화 성분 △기타 방어 기제. 따라서 보편적인 인슐린 저항이란 없다. 인슐린이 신호를 전달하는 데 선택적 장

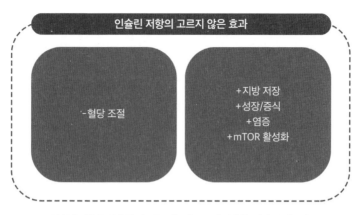

인슐린 저항은 인슐린의 모든 기능에 고르게 영향을 미치지 않는다.

애만 있을 뿐인데, 이런 장애가 혈액으로 가는 포도당 흡수량을 줄이고 eNOS(혈관 내피 산화질소 합성효소)의 활성화를 떨어트린다.[126]

다시 말해 몸이 인슐린에 둔감해져서 혈당을 조절하려면 더 많은 인슐린이 필요해지는 구조가 인슐린 저항이지만, 체지방을 형성하는 데는 인슐린이 그렇게 많이 필요하지 않다. 사실, 우리 몸은 성장에 관여하는 인슐린의 기능에는 둔감해지지 않는다. 앞의 논문에서는 또 이렇게 짚는다. "고인슐린혈증은 비만, 2형 당뇨병, 심혈관계 질환의 위험을 높이고 건강수명과 기대수명을 단축하는데, 이는 주로 인슐린의 신호 전달이 제한되지 않기 때문이다."[127]

말이 된다. 만약 인슐린 저항이 곳곳에서 일어난다면 혈당 조절은 물론 살이 찌는 데도 더 많은 인슐린이 필요할 터다. 논문에서는 이렇게 설명한다. "인슐린 저항이 나타나는 동안 AKT 활성효소(키나아제)를 거쳐 전달하는 신호체계에 부분적 장애가 발생한다. 다른 신호 경로는 물론 AKT의존 경로라 해도 다 영향을 받는 건 아니라는 말은 인슐린 저항이 선택적으로 일어난다는 뜻이다. 그래서 고인슐린혈증으로 인슐린 저항이 생기더라도 MEK-ERK 경로와 mTORC1을 거치는 세포 활동은 촉진된다."[128] 앞서 TOR를 다룬 장에서 비유로 든 동화와 이화작용을 떠올려보자. 동화 과정은 인슐린 저항의 방해를 받지 않는 경로다.

논문은 이렇게 이어진다. "인슐린 저항으로 PI3K/AKT 경로에 장애가 발생해 세포 안으로 포도당을 흡수하는 데 필요한 GLUT4 수용체가 충분히 생성되지 않고 eNOS의 활성화 또한 부족해도, mTORC1은 정상적으로 활성화되는 듯 보인다."[129] 쉽게 설명하면, 인슐린 때문에 포도당을 처리하는 과정에서 '장애'가 발생하더라도 mTOR(또는 TOR)는 평소처럼 활성화된다.

인슐린 효과에 드러내는 '저항'은 주로 포도당을 흡수하는 과정에서

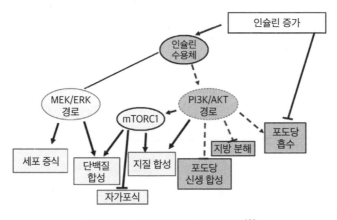

인슐린 저항이 나타나 선택적으로 일어나는 동화/mTOR 작용

인슐린이 후속 경로에 미치는 다양한 영향[130]

일어난다. 반면 인슐린이 일으키는 다른 동화작용과 TOR의 효과는 재빠르게 나타난다. 이를테면 세포가 증식하고, 자가포식이 억제되고, 지방이 합성되고, 염증이 발생한다.

앞의 논문을 계속 읽어보자. "고인슐린혈증은 PI3K/AKT 경로를 둔감하게 만드는 방식(인슐린 저항)만이 아니라 아직 밝혀지지 않은 다른 경로로도 포도당 흡수를 조절해 떨어트린다."[131] 인슐린 저항성을 관찰하면 공복 혈당치, HbA1c 수치, 심지어는 연속혈당측정기로 포착한 문제와 같은 포도당 이상, 당뇨병, 당뇨 전단계를 10년 이상 먼저 알 수 있다!

이처럼 인슐린(인슐린 저항성)으로 당뇨병을 판별하고, 다른 포도당 이상도 미리 파악할 수 있다면 인슐린으로 당뇨병 진단 검사를 하면 되지 않을까? 혈당치에 이상이 생기기 10년 전에도 공복 인슐린 수치가 높다면 인슐린 저항으로 진단할 수 있다. 왜 의사들은 정기적으로 인슐린 검사를 하지 않는가?

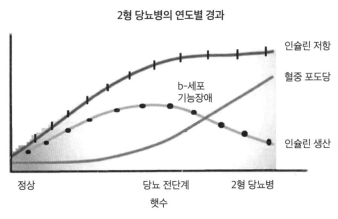

2형 당뇨병의 연도별 경과

인슐린 저항

혈중 포도당

b-세포 기능장애

인슐린 생산

정상   당뇨 전단계   2형 당뇨병

햇수

인슐린 저항은 포도당 수치가 이상을 보이기 훨씬 전부터 나타난다.[132]

이런 질문을 던질 필요가 있다고 본다.

포도당과 마찬가지로 인슐린 수치도 연속 검사하면 더 큰 변동성을 보인다. 연속혈당측정기처럼 편리하게 인슐린 변화를 관찰할 수 있는 기기는 안타깝게도 없다. 인슐린 변동성을 알려면 경구 포도당 부하 검사를 해야 한다. 공복 혈중 포도당과 인슐린 수치를 잰 다음 시럽 같은 용액을 마시고 몇 시간 기다렸다가 다시 혈중 포도당과 인슐린을 측정하는 방식이다.[133] 동적 관점에서 인슐린 이상을 감지하기 위한 검사인데, 거의 하지 않는다.

미국 성인의 절반 이상이 당뇨병 환자이거나 당뇨 전단계이고, 88%가 대사이상이라면 우리도 아직 당뇨병이나 당뇨 전단계는 아니더라도 대개는 얼마간 인슐린 저항성을 안고 있다고 보는 것이 옳다. 공복 인슐린 수치는 높지 않고 인슐린 변동성만이 유일하게 나타나는 징후일 수 있지만, 그렇더라도 사실상 우리는 이런 징후를 확인하지 않는다.

2형 당뇨병은 인슐린 저항성이다. 대사증후군은 인슐린 저항성이다. 공복 포도당이 상승하는 경향은 인슐린 저항성이다. 포도당 변동성은 인슐린 저항성이다. HbA1c 수치가 높은 상태도 인슐린 저항성이다. 공복 인슐린이 상승하는 경향도 인슐린 저항성이다. 경구 포도당 부하 검사에서 나타난 비정상적인 인슐린 변동도 인슐린 저항성이다.

대다수 사람은 나이가 들면 얼마간 인슐린 저항성이 나타난다고 생각한다. 이 책 후반부에서 바꿔야 할 생활습관을 몇 가지 추천하려고 한다. 그렇게 해서 인슐린 저항을 개선하고, 이 책에서 다루는 질병의 위험을 줄이거나 심지어는 해결할 수도 있을 터다.

혈중 포도당, 지나치면 모자람만 못하다

과거 르네상스 시대 의사였던 파라켈수스Paracelsus는 이렇게 말했다. "(약도) 많이 쓰면 독이다*Dosis sola facit venenum*." 과유불급過猶不及이라는 뜻이겠다.

포도당과 과당은 둘 다 단당류인데, 화학식이 $C_6H_{12}O_6$로 같다. 하지만 화학 구조가 다르고 대사 과정도 제각각이다. 지금은 일단 포도당만 이야기하고, 과당은 다음 장에서 다루겠다.

혈액에는 약간의 포도당이 필요하다. 잠깐, 방금 나는 '식단에는'이 아니라 '혈액에는'이라고 말했다. 탄수화물은 식단에 꼭 필요한 요소가 아니다. 포도당을 반드시 먹어서 섭취할 필요는 없다. 우리 몸에서 필요한 만큼 충분히 만들 수 있다. 3장에서 소개한 앵거스 바비에리 사례를 떠올려보자. 그는 1년 넘게 금식했다. 혈당은 정상 범위 아래쪽에 머물렀다. 몸에서 지방으로 필요한 포도당을 만들었기 때문이다.

우리 몸은 혈당치를 좁은 범위 안에서 유지하려고 애쓴다. 혈류를 따라 흐르는 혈당이 일정 수준을 넘도록 많아지면, 몸은 즉각 과잉된 포도당을 제거하는 작업에 나선다. 그냥 놔두면 몸을 손상시키는 몇 가지 작용을 하기 때문이다. 여기에 관해선 잠시 뒤에 얘기하겠다.

혈중 포도당이 너무 적으면 저혈당증이 온다. 저혈당 상태가 되면 신체는 스스로의 필요를 해결하려고 포도당을 충분히 만들 것이다. 바비에리는 심각한 저혈당증을 겪지 않고 1년 넘게 충분한 포도당을 만들었다.

반대로 혈당이 너무 많으면 고혈당증이 온다. 우리 몸은 포도당이 신체를 손상시키기 전에 얼른 혈액에서 포도당을 빼내려고 갖은 노력을 다한다. 인슐린이 분비되어 그 일을 맡는다. 인슐린은 몸을 향해 여러 가지 지시를 내린다. 그중 하나가 혈액에서 포도당을 제거해 지방으로 저장하라는 신호다.

만약 이 과정이 실패로 돌아가고 혈당이 상승한다면? 그것이 바로 당뇨다.

그렇다면 혈중 포도당의 적정한 양은 얼마일까? 미국당뇨병학회가 제시한 당뇨병 진단 수치는 이미 소개했다. 하지만 정상으로 쳐야 마땅한 수치는 이야기하지 않았다. 꽤 낮은 수치다.

이상적인 혈당량을 알아보자. 사람의 정상 혈당치는 약 90mg/dL이다. 이 수치는 5mM(ℓ당 밀리몰, mmol/L)과 같다.[134] 포도당 분자 $C_6H_{12}O_6$의 분자량이 약 180g/mol이므로 계산해보면, 정상적으로 혈액에 실려 인체를 순환하는 포도당의 총량은 약 4g(일반 성인의 혈액량을 5ℓ로 쳤을 때)이 된다. 티스푼 하나만큼이다.

이 정도를 넘어서면 그 양이 얼마가 됐든 몸은 과잉된 분량을 제거하려고 정말 부단히 애를 쓴다.

섭취한 당은 곧장 혈류로 녹아들기 때문에 우리가 당이나 정제 탄수화물을 이 정도 소량 이상 섭취하면 우리 몸은 고혈당 상태에서 신체를 보호하려고 경보를 울리며 인슐린 체계를 발동한다.

그래서 인슐린 반응을 일으키지 않으려면 설탕을 한 티스푼이 안 되게 섭취해야 한다. 음식으로 환산하면 얼마나 되는 양일까? 식빵 한 조각에만 약 다섯 티스푼이 들었다. 그중 한 티스푼이 신체의 요구를 채워주면, 나머지 네 티스푼은 인슐린 반응을 일으킨다. 고혈당증이 길어지는 사태를 막으려면 혈액에서 과잉된 포도당을 제거해야 한다.

고혈당증이면 뭐가 안 좋은 걸까? 혈당 수치가 너무 높아서 위험해지는 건 정말로 뭘까?

오늘날 식단은 고혈당 상태를 만들어내는데, 여기에 안전한 수송 기전이 없다는 점이 첫 번째 문제다. 포도당과 과당은 장에서 빠르게 흡수되어 대부분 혈액에 녹아든다. 지방과 단백질은 안전한 혈중 수송체계가 있다. 다양한 크기로 구성된 지방단백질이다. 이 부분을 한 소책자에서 쉽게 설명한다. "콜레스테롤과 중성지방은 혈액에 잘 녹기 때문에 순환할 수 없다. 그래서 지방단백질이라는 '둥근 입자'로 뭉쳐서 이동한다. 지방단백질은 지방과 단백질의 특별한 혼합체다. 그런 형태로 혈액을 자유로이 흘러 다닐 수 있다."[135]

포도당이 지나치게 많으면 또 다른 이유로도 문제가 된다.

급성 고혈당증은 초조, 피로, 갈증, 배뇨 증가 등을 불러올 수 있다. 배뇨 증가는 당뇨병의 라틴어 이름인 디아베테스 멜리투스에서 '디아베테스(지나쳐간다)'에 해당한다. 급성 고혈당증이 심각하면 2형 당뇨병 환자를 고삼투압성 증후군과 같은 상태로 몰아갈 수 있다. 그러면 배뇨량 증가로 탈수가 심각해져 발작을 일으키거나 혼수상태에 빠지거나 심지어는 사망에 이르기도 한다.[136] 1형 당뇨병 환자에게는 당뇨병성 케톤산증을 일으킬 수 있다.

당뇨병성 케톤산증은 앞서 언급한 영양적 케톤증 상태와는 다르다. 영양적 케톤증은 금식을 하거나 탄수화물 섭취를 제한하는 동안 나타나는 자연스런 상태다. 이 부분도 나중에 더 자세히 설명하겠다. 지금은 농업과 산업혁명이 일어나기 수백만 년 전부터 인간의 대사 과정에 함께해온 정상 상태라는 것만 알아두자. 인류는 이 두 차례 혁명으로 고탄수화물 가공식품을 끝없이 공급받게 되었고, 그 결과 TOR가 내내 켜진 채로 인슐린을 늘리고 케톤증은 꺼지게 되었다. 사실, 2형 당뇨병의 새로운 치료법에 케톤증 관리가 포함된다.[137] 반면 당뇨병성 케톤산증은 1형 당뇨병 환자에게 생길 수 있는 위험한 질환이다. 생명까지 위협한다. 일부 의료인조차 서로 다른 이 두 가지를 혼동한다.

고혈당증이 만성이 되면 조직과 장기를 손상시키는 '당화반응glycation'이 일어난다. 신체에서 작동하는 거의 모든 형태의 대사에는 효소가 필요하다. 그런데 하나의 예외가 바로 당화반응이다. 당(포도당) 분자가 효소 없이 단백질에 붙어 대사 기능을 방해할 수 있다.

이 당 독성이 작용하는 과정은 설탕으로 캐러멜을 만들고 고기를 구워서 맛있게 바꾸는 원리와 같다. 이른바 '마이야르Maillard 반응'이다.[138] 말하자면 포도당이 열을 받아 단백질과 결합하는 현상이다. 빵을 굽는 과정도 마찬가지다. 우리 몸에서 포도당 수치가 높으면 체온의 영향으로 포도당이 단백질과 결합해서 염증을 일으키는데, 이는 사실상 신체 조직을 굽는 셈이다. 이 과정에서 나온 결과물이 최종당화산물Advanced Glycation End products, AGEs인데, 이 또한 신체 조직에 노화를 불러온다. 공교롭게도 약어인 'AGE'가 늙는다는 뜻이다.

포도당 수치가 높으면 포도당 일부가 폴리올 경로를 거쳐 과당으로 바뀐다. 그러면 역시 염증이 생길 수 있다. 이런 일은 포도당이 지나치게 많아서 정상적인 포도당 대사 경로가 포화 상태일 때 발생한다.[139] 5장에서는 이 부분에 초점을 맞출 것이다.

그렇다면 당화는 어떨까? 혈당치가 증가해서 적혈구가 입은 당화 손상 정도를 직접 측정하는 방법이 바로 앞서 살펴본 HA1C 검사다.

포도당 수치가 꾸준히 높게 유지되어 생기는 당화 손상의 영향을 가장 많이 받는 곳은 인체의 가장 큰 기관이다. 많은 사람이 피부라고 짐작할 테지만, 아니다. 의사들조차 헷갈릴 수 있다. 정말로 중요한 일을 잘 드러나지 않게 수행하는 기관 계통이다. 바로 혈관 내피 당질층이다. 혈관 내강(안쪽)과 다른 내피 표면을 덮는 젤 타입 층이다. 이 기관을 가리켜 '달라붙지 않는 동맥 보호용 안감 코팅'이라고 말하곤 하는데, 실제로도 정확히 그런 역할을 한다.

이 코팅이 손상됐는지 여부에 당뇨와 관련된 모든 질환의 경과가 달렸다. 손상이 어떻게 일어나고 구체적 결과는 무엇인지는 5장에서 자세히 설명할 참이다.

뇌에서 이런 손상이 생기면 치매와 뇌졸중 문제로 이어질 수 있다. 일부 전문가가 알츠하이머병을 3형 당뇨병이라 주장한다고 언급한 대목을 기억하는가? 이 부분도 당화 손상과 관련이 있다. 혈관이 손상되면 망막에도 해로울 수 있다. 당뇨병이 실명의 주요 원인인 까닭은 그래서다. 같은 손상이 신장에서 발생하면 이번에는 당뇨병이 신부전의 주요 원인이 된다. 당화가 염증을 일으키고 혈액 공급체계에 손상을 입히기 때문에, 당뇨병을 앓으면서 팔다리를 절단하는 일이 벌어지는 것이다.

포도당이 증가해서 이런 손상이 나타날 수 있다면, 여기서 한 가지 궁금증이 생긴다. 당뇨 환자의 혈당치가 치솟는 상황을 막으려고 포도당을 엄격하게 조절하면 당뇨병 합병증인 여러 만성질환도 감소할까?

이 질문에 답하려고 1982년부터 1993년까지 '당뇨병 조절 및 합병

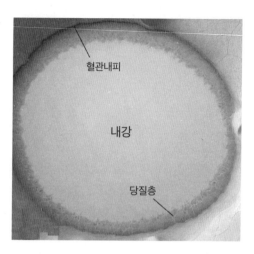

혈관 내피 당질층을 들여다본 현미경 사진[140]

증 연구DCCT'가 진행됐다. 시험에 참여한 1형 당뇨병 환자는 혈당을 엄격하게 조절해서 포도당이 급증하는 요인을 최소화하는 집중 인슐린 요법을 받았다.[141] 인슐린 저항이 있는 2형 당뇨병 환자보다는 인슐린이 부족한 1형 당뇨병 환자를 선정했다.

연구는 반향을 일으킬 만큼 성공적이었다! 결론은 다음과 같았다. "집중 치료는 인슐린 의존성 당뇨병IDDM 환자의 당뇨망막병증, 신장병증(콩팥 손상), 신경장애 발병을 효과적으로 미루고 진행을 늦춘다."[142, 143] 하지만 치러야 할 대가가 있었다. 중증 저혈당증이 두세 배나 증가한 현상이 주된 이상 사례였다.

비당뇨병 환자에게 혈당 스파이크가 일어나면 어떤 점에서 나쁠까? 혈당치는 어느 정도가 되어야 해로울까? 이런 질문을 위한 답변은 여전히 찾는 중이다. 그전까지는 혈당을 치솟게 만드는 음식은 피하는 태도가 건강과 장수에 좋다고 생각하는 편이 안전할 터다.

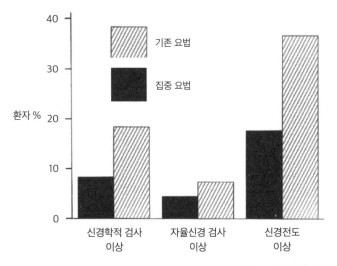

1형 당뇨병 환자에게 집중 요법(검은 막대)과 기존 요법(빗금 막대)을 시행한 후 나타난 이상 소견 비율[144]

혈당 스파이크를 피하면 얻게 되는 건강상 이점이 무엇인지 슬쩍 알려주는 아카보즈_{acarbose}라는 약물이 있다. FDA에서 승인한 당뇨병약이다. 장내에서 탄수화물이 소화되는 속도를 늦춰서 혈당 변동성을 줄이고 혈당 급증을 예방한다. (비당뇨병) 쥐에게 투여했더니 수명 중앙값이 17% 높아졌다. 아카보즈와 이 약물이 수명 연장과 관련해 보여준 놀라운 효과는 나중에 다시 다룰 것이다.[145]

간접 효과, 인슐린 과다로 생기는 손상

혈당 스파이크가 해롭다는 사실은 알고 있다. 그렇다면 우리 방 안에 있는 코끼리, 인슐린은 어떨까?

포도당이 급증하면 인슐린도 치솟는다. 포도당이 많아지면 입게 되는 손상에서 일단 우리 몸을 보호하려는 주요 기전이다.

하지만 우리도 알듯이 인슐린은 혈당을 낮추는 데 도움이 되지만 인슐린 저항을 불러와 도리어 해를 입히기도 한다. 또한 지방을 저장해 비만을 유발하고, TOR가 성장 모드로 가 있게끔 한다. 그래서 나중에 뒤따라오는 모든 부정적 효과와 만성질환도 간접적으로 인슐린이 관여한 결과물인 셈이다.

인슐린 수치가 높고 인슐린 저항이 거세면 특수한 상황에서는 생존에 도움이 된다. 겨울잠에 들어가기 전이나 식량이 장기간 부족한 시기, 또는 임신했을 때처럼 지방을 저장하고 빠르게 살을 찌워야 할 때가 그렇다. 하지만 이렇게 절박한 상황이 아니라면 똑같은 결과가 건강하지 않은 체중 증가와 비만, 그리고 모든 후속 사태로 이어진다. TOR를 켜놓으면 지방이 저장될 뿐만 아니라 성장 국면에 머무른다. 세포를 증식하고 염증을 일으킨다.

앞서 언급했듯, 인슐린 저항은 인슐린의 나머지 기능은 제쳐두고 오직 포도당을 조절하는 데만 영향을 미친다.[146] '당뇨병 조절 및 합병증 연구'와 관련 질문을 위한 답변으로 돌아가보자. 내인성 인슐린을 사실상 만들지 못하는 인슐린 의존형(1형) 당뇨병 환자에게 추가 인슐린을 투여해 포도당 급증을 제어하는 방법이 가치가 있을까? 답은 '그렇다'였다. 만성질환의 후속 합병증이 개선됐다.[147]

그렇다면 이번에는 인슐린 수치가 높은(그리고 인슐린 저항이 있는) 환자군을 대상으로 비슷한 질문을 해보자. 즉, 2형 당뇨병 환자들이다. 추가 인슐린을 투여하거나 다른 약물로 공격적인 치료를 해서 혈당 급증을 억제하면 건강상 또 다른 이점이 있을까? 이번에는 추가 인슐린이나 다른 약물이 혈당 스파이크는 억제하지만, 이미 높은 인슐린 수치를 더 끌어 올리고 만다.

관련 연구가 있다. 2형 당뇨병을 새로 진단받은 3867명 환자를 대상으로 실시한 연구다. 포도당 조절을 집중 치료한 결과, 환자들의 HbA1c 수치가 11% 낮게 유지됐다. 중앙값으로는 7.0%였다. 기대한 대로이지만, 좋은 소식이다. 이런 개입 치료는 미세혈관 말단의 병증 빈도도 상당히 줄였다. 이를테면 망막 출혈을 광응고술로 멈추거나, 망막의 이상 조직을 레이저 수술로 제거해야 하는 등의 병증이었다.[148] 이 역시 좋은 소식이다![149]

하지만 당뇨병 연관 질병으로 대표적인 심근경색증의 사망률은 개선되지 않았다. 이 점은 나쁜 소식이다.[150]

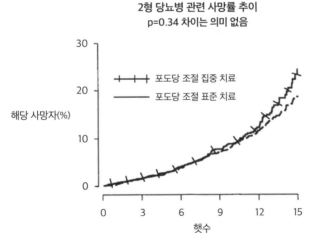

포도당 조절 집중 치료와 표준 치료의 당뇨병 관련 사망률을 비교한 카플란-마이어 Kaplan-Meier 그래프[151]

첫 번째 연구의 대상인 1형 당뇨병 환자처럼 체내 인슐린이 적으면 소량의 인슐린을 투여해 혈당 스파이크를 억제하는 방법이 장기 합병증 관리에도 이점이 있었다. 소량의 인슐린으로 혈당 스파이크를 줄일 수 있어, 포도당 합병증이 감소했다.

하지만 인슐린 수치가 이미 높은 2형 당뇨병 환자를 대상으로 진행한 두 번째 연구에서는 결과가 달랐다. 혈당 스파이크를 조절하려고 추가 인슐린을 투여한다 해도 그만큼 긍정적이지 않았다. 인슐린이 넘쳐나서, 그 피해가 포도당을 조절하는 이점보다 더 컸다. 치료로 혈당 스파이크는 줄였지만, 인슐린 저항이 있는 2형 당뇨병 환자였기에 이미 높은 인슐린 수치가 하늘로 치솟아버렸다.

설탕에 경고 문구를!

포도당 수치가 높으면 몸에 해롭다. 인슐린 수치가 높아도 그렇다. 포도당 수치가 높으면 당화반응을 일으킨다. 인슐린 수치가 높으면 TOR 활성화가 만성이 되어 불러오는 모든 질병이 나타날 수 있다.

2형 당뇨병은 탄수화물 독성과 불내증의 질환이다. 약물 복용은 해결책이 아니다. 식단에서 정제 탄수화물을 최대한 줄이는 방식이 옳다. 실제로 당뇨병 완화에도 효과가 있다는 사실을 일부 연구에서 밝혀냈다![152] 만약 이 질환의 이름을 2형 당뇨병에서 '탄수화물 불내증'으로 바꾼다면 어떨까? 그래도 지금처럼 많은 사람에게 인슐린이 필요할지 궁금하다. 이런 메시지를 효과적으로 국민에게 전달하는 나라

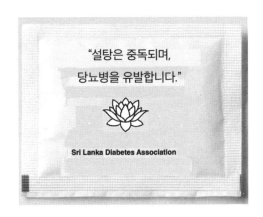

당뇨병 경고 문구가 들어간 스리랑카의 설탕 포장지

가 있다. 스리랑카 사례인 이 사진(설탕 포장지)은 배울 점이 있다고 생각한다.

해결책은 분명하다. 저탄수화물 식단이 효과가 있다. 마침내 증거가 하나둘 나오기 시작했다. 그런데도 미국당뇨병학회나 기성 의학계는 미온적인 태도를 보이며 받아들이려 하지 않는다.

이제 포도당의 꼬마 친구인 과당 이야기를 해보자. 이 녀석도 보기만큼 착하지는 않다.

5장

지방간 거짓말
"비알코올성 지방간 질환은 치료법이 없다."

잊힌 것 말고는 새로운 게 없어.
- 마리 앙투아네트

4장에서는 당뇨병과 포도당 과잉 문제를 다루었다. 이제부터는 비알코올성 지방간 질환이라는 병을 살펴보며 포도당의 착하지만은 않은 친구인 과당과 만나려고 한다. 과당이 우리 몸에 새길 수 있는 손상에 초점을 맞출 것이다. 본격적으로 시작하기 전에, 일단 의료계는 정확히 어떤 입장인지 들어보자.

"비알코올성 지방간 질환NAFLD이 세계에서 가장 보편된 간질환으로 떠올랐지만, 예방하거나 치료할 수 있는 승인된 약리학적 치료법은 아직 없다"고 한 논문에서 보고한다. 또 다른 논문에는 이렇게 쓰여 있다. "현재 NAFLD나 비알코올성지방간염NASH에는 확립된 치료법이 없으나, 체중 감량과 저지방 식단이 권장된다."[153, 154]

예후가 암담하다. 가장 흔한 간질환인데 치료법이 없다니. 하지만 다행히 이런 견해는 거짓말이다. 비알코올성 지방간 질환도 치료법은 있다.

"잠깐만요!" 이쯤에서 이렇게 외치며 질문을 쏟아낼 법도 하다. "암과 심장병이 끔찍한 건 알겠는데요. 지방간이 그렇게 나쁜 건가요? 지방간에 걸리면 어떻게 되는데요?"

우선, NAFLD는 서구에서 가장 흔한 간질환이다. 오늘날 셋 중 한 명꼴로 발병한다. 여성이 간장 이식을 받는 주된 원인이기도 하다. 알코올 섭취로 생기는 다른 유형의 지방간과 구분하려고 비알코올성 지방간 질환이라고 부른다. 알코올은 과거에 지방간의 가장 흔한 원인이었다.

사실, NAFLD(약어이지만 '나폴-디'라고 읽는다)는 비교적 새로운 질병이다. 30년 전만 해도 들을 수 없던 병명이다. 이번 5장이 다소 색다른 이유가 여기에 있다. 이 책에서 다루는 만성질환은 대부분 사례는 적을지언정 역사를 거치며 내내 존재했다. 하지만 이 질병은 아니다.

NAFLD가 유행하는 현대에 살면서도 실제로 이 병명을 들어본 사람은 극소수일 것이다. 대다수가 '비알코올성 지방간'이라는 용어를 지금 처음 듣겠지만, 이제는 익숙해져야 한다. NAFLD는 기이하다. 1980년 이전에는 존재하지 않던 질병인데, 지금은 간부전의 주요 원인이자 간이식의 전조가 되었으니 말이다. 실제로 최근에 증상이 없는 성인 약 1만 2000명을 대상으로 연구를 진행한 결과, 지방간 질환이 발견된 사례가 50%를 넘어섰다![155]

이제 비알콜성 지방간도 과체중이나 비만, 당뇨 전단계, 당뇨병, 대사이상 등과 마찬가지로 성인이면 피해가기 힘든 질환이 되어가는 추세다. 말하자면 '뉴노멀'이 되었다. 하지만 NAFLD를 앓는 약 50%와 다른 대사성 질환에 걸린 사람이 꼭 일치하지는 않는다는 사실을 기억하자. 물론 병의 근원은 공통되지만 말이다. 우리 중 일부는 비만일 수 있고, 다른 누군가는 당뇨병 전단계일 수 있다. 또는 지방간일 수도 있고. 이런 질병에 모조리 걸리는 사람은 사실상 없겠지만, 한 가지는 분명하다. 이런 질병 중 적어도 하나는 피하기 힘든 새로운 시대가 열렸다는 점이다.

도대체 1980년대에 무슨 일이 있었기에 NAFLD가 돌연 나타난 것일까? 자세한 내용을 살펴보기 전에 지방간의 기본 개념부터 알아보자.

역사 속 맛있는 그것, 지방간

NAFLD는 1980년대에 나타났지만, 지방간이 역사 기록에 처음 등장한 건 오래전이다. 그때는 질병이 아닌 미식가의 진미였다.

맛있는 음식이 으레 그렇듯, 여기에도 프랑스어 이름이 있다. 푸아그라다. 단어의 뜻을 그대로 해석하면 바로 지방간. 기름이 비정상적으로 많이 껴서 커다래진 간이 별미라는 사실을 안 것이다. 푸아그라는 가격이 100g당 8~18달러선으로 비싸다.[156]

첫 기록은 서기 1세기에 대大플리니우스가 남겼다. 그는 로마의 미식가 아피키우스Marcus Gavius Apicius가 살찐 거위의 간을 식탁에 올렸다고 언급했다.

지방간은 만들기 까다로운 식재료였다. 어찌 된 일인지 우리는 같은 방식으로 자신의 간을 그렇게 만들어왔다. 불쌍한 거위가 몸 안에 별미를 품게 되는 과정을 똑같이 따르면서 말이다. 이 이야기는 나중에 다시 하기로 하고, 우선 지방간이 미치는 작용부터 알아보자.

NAFLD 병리학

간의 지방과 간에 지방이 쌓이게 하는 조건은 염증, 인슐린 저항, 간 손상을 일으킨다. 단순히 지방세포가 너무 많은 문제가 아니다. 지방이 간세포 안에 액적液滴 같은 작은 방울 형태로 쌓인다. 그 기전을 살펴보자.

염증은 세 단계로 이어지며 진행된다.

첫 단계는 지방증steatosis이다. 지방 침착이라고도 한다. 간에 지방이 쌓이면서 간이 살짝 붓는다. 간 혈액검사를 하면 수치가 다소 좋지 않게 나온다. 하지만 이런저런 영상 검사를 하는 과정에서 우연히 발견하지 않는 한, 환자 스스로는 보통 이런 상태를 알아차리지 못한다. 이 단계에서 대개 인슐린 저항이 뚜렷하게 나타난다.

둘째 단계는 지방간염steatohepatitis이다. 만성이 된 가벼운 염증인데, 지방증과 마찬가지로 대개는 증상이 없다.

셋째 단계가 간섬유증hepatic fibrosis이다. 간경화(간경변증)나 간부전이라고도 한다. 염증이 오래가는 바람에 안타깝게도 간 섬유화가 일어났다. 환자의 최대 50%가 이런 간섬유증으로 발전한다. 20%는 더 심각한 간경변 상태로 발전해서 간부전을 일으킨다. 이제 환자는 살려면

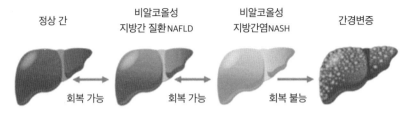

정상 간　　　비알코올성　　　비알코올성　　　간경변증
　　　　　지방간 질환NAFLD　지방간염NASH

회복 가능　　　회복 가능　　　회복 불능

NAFLD 이후 간질환이 진행되는 단계[157]

간을 이식받아야 한다.

이제까지 없던 증상들이 이때부터 마구 튀어나온다. 정신 착란과 떨림을 보이고 배에는 복수腹水가 가득 찬다. 이따금 장출혈도 일어난다. 이식이 필요한 시점인데, 간부전 환자가 아니라면 간암이 생길 위험이 크다.

사시나무 떨듯 하면서 피똥을 싼다고? 이런 증상이 나타날 때까지 간질환을 예방하지 않고 방치하려는 사람은 없을 터다. 그렇다면 일단 이 질병을 진단해야 한다.

NAFLD 진단

NAFLD는 병이 꽤 진척될 때까지 대개 자각 증상이 없다는 점이 문제다. 과체중이나 비만과는 다르게 직관적으로 알아차릴 수 없다.

진행된 병기에서는 혈액검사로 어느 정도까진 파악할 수 있다. 간기능검사라고 하는 이 혈액검사에서는 간세포가 손상되거나 병에 걸렸을 때 혈류로 내보내는 효소를 검출한다.[158]

하지만 검사 결과만으로는 환자 상태를 쉽사리 단언하지 못한다. 혈액에서 효소가 검출된다 해도 지방간 때문에 그렇다고 단정할 수 없어서다.[159] 간기능검사 결과를 지표로 활용할 수는 있겠으나, 그것만으로는 병을 확진하지 못한다.

간생체검사, 곧 간생검이 정답이긴 하다. 간 조직 일부를 채취해 현미경으로 관찰하는 검사다.[160] 이 설명을 듣고 상상할 수 있듯, 말 그대로 간까지 바늘을 찔러 넣는 침습 검사다. 그렇긴 해도 NAFLD를 진단하는 확실한 방법이다.

반드시 침습 방식에만 기대야 하는 건 아니다. 의료 영상 기술의 도움을 받을 수도 있다. 지방간은 초음파, CT 촬영, MRI 같은 비침습식 영상 검사로도 확인할 수 있다. 1만 2000명 환자를 대상으로 실시한 지방간 연구를 앞서 소개했는데, 그들에게 다 간생검을 받게 했을 리는 없다. 원래는 대장암을 검진하기 위해 CT를 찍게 한 것인데, 그 과정에서 지방간도 드러났다.[161]

몸이 비만해지면 당연히 간에도 지방이 더 붙을 거라고 생각하는데, 그렇지 않다. 그 뿌리가 되는 대사이상이 서로 연관되기는 하지만, 비만과 지방간은 대사이상이 다르게 드러난 별개의 질환이다. 지방간과 BMI 지수는 상관관계가 약하다. 비만인데 지방간은 없을 수 있고, 지방간이 있는데 마른 몸일 수도 있다.

다음 CT 촬영 영상을 보자. 두 사람은 BMI 지수가 비슷하다. HU는 '하운스필드 단위Hounsfield unit'의 약어로 간에 지방이 낀 정도를 나타낸다(간 밀도를 측정하는 지표다).[162] 지방이 많은 간은 영상에서 더 어둡게 보인다.[163]

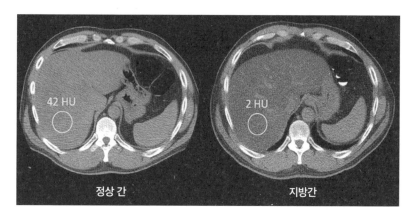

정상 간과 지방간의 CT 촬영 영상. HU 수치가 낮다는 건 지방이 많다는 뜻이다.

비침습 방식의 영상 촬영으로 지방간 여부를 알 수 있는데 우리는 왜 이제서야 이런 얘기를 듣는 걸까? 대장암 검진 과정에서 지방간도 판독했다면 영상의학과 선생님들은 왜 이런 좋은 소식을 옥상에 올라가 외치지 않나?

왜냐하면 영상의학과 의사가 우연히 지방간을 판독하더라도 일부러 나서 추가 소견을 내려고 하지 않기 때문이다.

간 검사가 아닌 다른 일로 CT나 MRI를 찍었는데 결과에서 지방간을 언급하지 않는다고 해도, 그건 지방간이 없다는 뜻이 아니다. 한 연구에 따르면 응급실 내원 환자 중 25%가 영상 검사를 하는 과정에서 지방간도 판독됐다. 영상의학과 의사는 가장 중증인 10% 사례에만 관련 소견을 냈다.[164]

검사에서 지방간이 나와도 이처럼 그냥 넘기는 까닭은 아무래도 너무 흔하기 때문일 터다. 영상의학과 의사는 이미 되돌리기 힘들 만큼 중증 상태가 아니면 이제 비정상으로 보지도 않는 모양이다. 그러니까 사례 열 건 중 단 한 건에만 나서 진단을 내린 셈이다.

만약 당신이 이 연구에서 언급된 10%에 해당하는 중증 상태라고 해도 의사에 따라서는 그냥 넘어갈 수도 있다. 이 연구에서는 이렇게 적는다. "CT 촬영에서 우연히 지방간이 판독된 환자 48명 중 이 질병과 관련해 1년 안에 후속 검사(혈액. 영상 등)를 받거나 내원한 사람이 있다는 관련 기록은 없다."[165]

지방간은 결국 간질환과 간이식수술로 이어진다. 이처럼 삶을 뒤흔들 수 있는 중요한 상태인데도 많은 의사가 '눈을 감고' 마땅한 관심을 보여주지 않는다.

지방간의 원인

이 질환이 그토록 중요하다면 발병 원인부터 알아야 한다. 그 원인을 우리가 피하고 예방할 수 있다면 더욱이 그렇다.

알코올, 1980년 이전 지방간

1980년 이전에 지방간 질환을 앓는 환자가 있다면 그건 알코올 섭취 때문이었다. 구체적으로 말하면 술에 든 알코올인 에틸알코올ETOH, 곧 에탄올이 원인이었다.[166] 얘기는 이걸로 끝이다. 그 시절에는 비알코올성 지방간 질환이라는 게 없었다. 모든 지방간은 에탄올 섭취로 생기는 질환이었다.

그렇다면 지방간은 어떻게 생기는 걸까?

간은 우리 몸의 대형 장기다. 독소를 처리하고 대사를 하는 중요한 기능을 한다. 이렇게 간이 처리하는 독소 중 하나가 ETOH이다.

잠시 에탄올 대사 과정을 살펴보자.

에탄올은 '간 에탄올 대사'라는 과정을 거쳐 대사가 된다. 우리가 마신 에틸알코올 중 약 80%가 간으로 간다. 이 알코올이 데노보(라틴어로 '신생新生'이라는 뜻이다) 지방이 생성되도록 촉발하고 이상지질혈증을 유발한다. 이상지질혈증은 "콜레스테롤, 저밀도 지질단백질 콜레스테롤LDL-C, 중성지방, 고밀도 지질단백질HDL 같은 지질의 불균형한 상태"[167]를 말한다. 이 이상지질혈증 때문에 세포의 죽음과 재생, 노화와 연관된 키나아제의 한 유형c-Jun N-terminal이 활성화된다.[168]

이런 활성화가 일어나면 인슐린 수용체, 특히 간의 인슐린 수용체 기질-1IRS-1이 비활성화될 수 있다. 인슐린 수용체가 인산염과 묶여

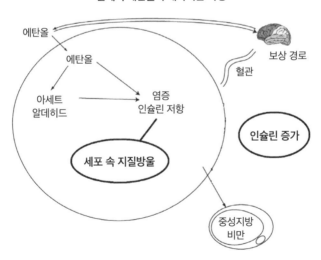

간에서 에탄올이 대사되는 과정

에탄올 대사는 지질방울이 생기는 주요인이다.

인산화가 되면서 벌어지는 일이다. 좀 더 쉽게 가보자. 어느 논문에서 언급했다시피, 알코올 섭취는 특정 대사 과정을 방해한다.[169] 그러면 간에 인슐린 저항이 생기고, 혈중 인슐린 수치가 올라가는 고인슐린혈증으로 이어진다. 이 인슐린이 우리 몸을 향해 지방을 저장하라고 지시한다. 이제 지방이 작은 방울(액적) 형태로 맺힌다. 지방증이 생긴 것이다. 간세포는 커다란 기름방울로 채워진다. 여기서 우리 몸의 보상 경로를 자극해 당신이 끝없이 먹도록 만든다.

지금까지 지방간 질환과 그 발병 과정에 알코올이 관여하는 기전을 알아보았다.

미스터리 질병, 1980년 이후 지방간

그러다가 1980년대에 모든 것이 달라졌다. 문제가 하나 나타나기 시작했다. 지방간 질환에 걸리고 간질환으로 죽는 사람이 많아진 것이다.

다음 그래프는 영국에서 간질환과 다른 질환의 사망률 추이를 비교한 자료다. 영국에만 국한된 일은 아니었다. 모든 나라가 다 비슷했다. 로켓처럼 하늘로 치솟는 이런 추세를 의료계도 인지하기는 했다. 하지만 처음에는 기존과 다르지 않은 지방간 사례라고 여겼다. 그러니까 술 때문이라는 얘기였다.

실상은 달랐다. 이 기간에 알코올 소비는 늘지 않았다. 사실, 지역에 따라서는 소비가 감소하기까지 했다. 지방간 진단을 받은 많은 환자가 자신은 에틸알코올을 입에도 대지 않았다며 억울해했다!

의사들도 고개를 갸웃거리며 곤혹스러워했다. 지방간은 어찌 됐든

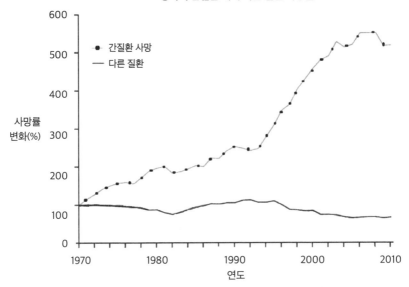

영국의 간질환 대비 다른 질환 사망률

사망률 변화(%)

● 간질환 사망
— 다른 질환

연도

1970~2010년 영국에서 나타난 다양한 질환의 사망률 표준화 통계. 간질환 사망이 급격히 증가한 현상을 보여준다.[471]

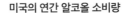

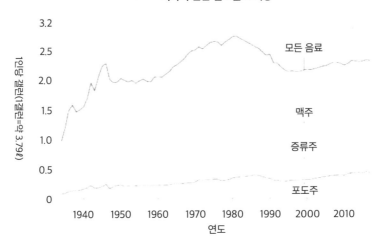

미국의 연간 알코올 소비량

1인당 갤런(1갤런=약 3.79ℓ)

모든 음료

맥주

증류주

포도주

연도

미국의 연간 알코올 소비량은 비교적 일정하다. 1970~2010년에는 살짝 감소했다.

알코올을 소비해서 생기는 질환이었으니 말이다. 의사와 병원에 대한 신뢰 문제로까지 번졌다.

변화는 어린이들에게도 지방간이 나타나면서 시작됐다. 지방간이 생길 때까지 아이들이 술을 마셨을 리는 절대로 없었다.

대체 무슨 일이 벌어졌던 걸까? 사람들의 간을 중독시킨 또 다른 독소가 있었던 것일까? 과거 1980년대에 모두가 함께 소비하기 시작한 건 무엇이었나?

답을 찾기 위해 푸아그라 얘기로 돌아가보자.(이 책에서 지금까지 다룬 내용을 떠올려보면 답을 짐작할 수 있다.) 거위나 오리의 간을 어떻게 하면 기름지게 만들 수 있을까? 푸아그라는 어떻게 만들까?

역사에 그 답이 있다. 이집트 고왕국 시대 돋을새김벽화를 보자. 제6왕조 후기나 그 이후(기원전 2323~기원전 2150년경)의 것으로 추정되는 유물이다.[170] 사진 왼쪽 아래를 보기 바란다.

벽화 속 인물이 거위에게 강제로 모이를 먹이고 있다. 지방간을 만든 역사상 최초의 기록일 터다. 푸아그라를 만들려면 일단 오리나 거위가 평소 먹지 않는 것을 먹여야 한다. 그마저도 평소 먹는 양보다 많이 먹여야 한다.

대체 무엇을 억지로 먹이는 것일까? 일단, 술은 아니다. 이론상 '술 먹인 푸아그라'도 가능하기는 하지만 말이다.

바로, 다량영양소 중 하나를 강제로 먹이는 장면이다. 다량영양소이므로 지방, 단백질, 탄수화물 중 하나일 것이다. 언뜻 생각하면, 로마인이나 이집트인이 지방간 거위를 만들려고 했으니 지방을 먹였을 거라고 넘겨짚기 쉽다. 하지만 요즘 연구 결과를 보면, 콜레스테롤과 포

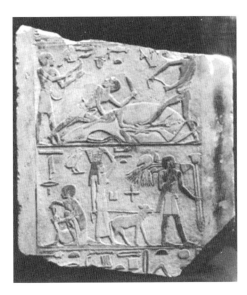

이집트 고왕국 시대 무덤 예배당의 채색된 돋을새김벽화 일부, 6왕조
후기나 그 이후인 기원전 2323~기원전 2150년경, 이집트 기자[171]

화지방을 먹는다고 해서 혈관에 지방이 쌓여 심장 발작을 일으키는 죽
상반이 생기고 여기에 기름이 끼는 것 같지는 않다.[172]

플리니우스가 답을 알려준다. 그는 프랑스어인 푸아그라 대신 라틴
어로 이에쿠르 피카툼iecur ficatum이라고 했다. '이에쿠르'는 간이라는
뜻이고, '피카툼'은 무화과를 가리키는 단어인 피쿠스(ficus)에서 왔다.
결국, 간을 기름지게 만드는 핵심 재료는 지방도 아니고 심지어 단백
질도 아닌 무화과, 정확히 말하면 무화과에 든 당이었다. 그러니까 범
인은 탄수화물이다.

우리가 당을 얼마나 소비하는지 보자. 아니나 다를까, 1980년대에
하늘로 치솟기 시작했다. 이렇게 된 가장 큰 요인은 고과당 콘시럽을
사용하는 데 있다.

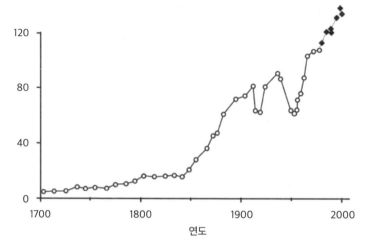

1700~2000년 1인당 연간 당 소비량 추정치(파운드 단위, 1파운드=약 454g)

간에서 포도당이 대사되는 과정

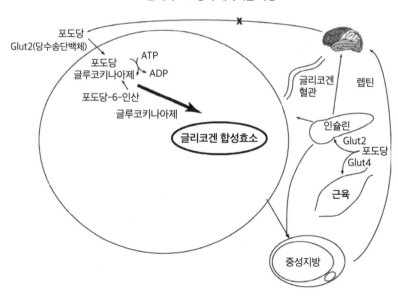

포도당 대사와 뒤따르는 여러 효과

고과당 콘시럽은 포도당과 과당이 제품에 따라 비율은 조금씩 달라도 대략 반반씩 섞여 있다고 앞서 이야기했다. 포도당과 과당 중 어느 쪽이 문제인지 알아보자.

혈류에 포도당이 지나치게 많을 때 생기는 위험성은 앞에서 다루었으니, 지금은 간에만 초점을 맞춰보자. 섭취한 포도당 중 10%가량만 간에서 대사된다. 나머지는 몸속 다른 세포가 함께 처리한다. 간에서 다루는 10% 포도당은 지질방울의 지방보다는 글리코겐으로 저장되는 편이다. 대사증후군 상황에 포도당도 책임이 없지는 않지만, 적어도 여기에서는 혐의를 벗는다.

그렇다면 자당 분자의 나머지 절반은 어떨까? 과당 말이다.

과당은 에탄올과 아주 비슷한 것으로 밝혀졌다. 그러니까 과당은 독소다! 따라서 과당이 거의 다 간에서 대사 과정을 거치는 것도 놀라운 일은 아니다.[173] 사실, 우리 몸속 세포 대부분은 과당을 사용할 수조차 없다. 오직 간만이 과당을 대사 처리할 수 있다. 플리니우스가 이에쿠르 피카툼이라는 이름으로 언급한 무화과에는 하필이면 어느 과일보다도 많은 과당이 들었다.

과당은 간에서 100% 대사되어 지질방울로 저장되는 결말을 맞는다. 빙고! 범인을 찾았다.

과당과 알코올은 간에서 처리되는 과정이 유사하다. 과당이든 알코올이든 독소라는 점을 기억하자. 지나치게 많으면 간세포를 죽인다. 대책이 마련되어 있지 않다면 말이다. 이 대응 기전이 바로 데노보 지방생성이다. 남는 탄수화물을 지방으로 바꾸는 과정이다. 그래서 남는 당은 해로울 수 있는 당의 형태로 남지 않는다.

간과 뇌에서 과당은 모두 에탄올과 비슷한 작용을 한다. 첫째, 과당과 에틸알코올은 대사되는 방식이 유사하다. 둘 다 데노보 지방생성을 일으키고, 그 과정에서 "둘 다 간 인슐린 저항, 이상지질혈증, 간 지방증을 불러온다."[174]

둘째, 과당과 에틸알코올 둘 다 간에 염증을 일으키는 물질을 만들 수 있다. 과당은 초산화물과 반응하는 과정에서 그런 물질이 생겨난다.[175] 초산화물은 대사산물로 작용하는 산소 분자의 한 유형인데, 알코올과 만나면 중간 대사산물인 아세트알데히드를 형성할 수 있다.[176]

마지막으로 과당은 알코올과 마찬가지로 뇌의 쾌락 경로를 자극한다. 과당은 "에탄올과 비슷하게 습관이 되며 의존성이 생길 수 있다."[177] 말하자면 우리 몸이 과당을 목말라하기 시작한다는 뜻이다. 알코올 의존증 환자가 에탄올을 애타게 찾듯이 말이다. 그래서 과당 소비가 많아지고, 대사증후군과 여기에 뒤따르는 질환도 증가한다.

정제 탄수화물과 당의 하루 최소 섭취 요구량은 0g이다. 우리 몸은 생물학적으로 반드시 당을 섭취하지 않아도 된다. 당분을 대사하는 간의 용적은 작고, 한계가 있다. 조금은 괜찮아도, 무리하게 만들면 간에 나쁜 일이 벌어지고 만다. 한 의사는 당이 "에너지 이용 장애와 만성병"을 불러온다고 말한다.[178]

에탄올과 과당은 서로 닮았다. 둘 다 간독소다. 둘 다 지방간을 만든다. 둘 다 중독성이 있다. 둘 다 염증을 일으킨다. 지난 수십 년간 둘 중 하나는 소비가 폭증했고, 다른 하나는 그대로였다.

과당은 장에서 처음 5g 정도는 흡수해 몸을 보호하는 것이 정상적인 과정이다. 그런 다음에 나머지 과당을 간으로 보내 데노보 지방생성을 시작한다.

하지만 지금은? 섭취한 자당에 든 포도당의 약 20%와 과당의 100%를 간에서 대사 처리한다. 뇌에서는 과당이 풍요로운 시기이니 먹으라고 신호를 보낸다.

과당이 소량이면 글리코겐으로 전환되지만, 상당한 양이면 알데히드 경로를 거쳐 알코올로 바뀐다. 그 부산물인 요산은 통풍, 요산 결석 그리고 조직 전반에 염증을 일으킨다. 여기에 관해선 나중에 살펴보자.

요산은 체내 다른 화학물질도 억제한다. 그렇게 해서 치매, 고혈압, 면역력 저하 등을 불러와 백혈구 이동을 줄이고 감염률을 높이며 암까지도 유발한다.

간에서 과당이 대사되는 과정

과당이 대사되는 과정에서 주고받는 상호작용은 이처럼 복잡하다. 간에 지질방울이 맺히느냐가 중요하다. NAFLD로 발전할 수 있기 때문이다.

과당은 근육과 간에서 인슐린 저항성을, 뇌 시상하부에서는 렙틴 저항성을 불러온다. 렙틴은 배가 부르다고 뇌에 신호를 보내는 호르몬이다. '포만감 호르몬'이라고도 한다.[179] 렙틴 저항성이 생기면 이 호르몬의 역치가 커지므로 포만감을 느끼기 어렵다. 과당은 또 그렐린을 자극해 식욕을 돋운다.[180] 그렐린은 배꼽시계를 울리는 '배고픔 호르몬'이다.

과당을 많이 먹으면 중성지방이 증가하는데, 이는 LDL을 더 작고 조밀한 sd-LDL이란 지방단백질 형태로 바꾸는 데 기여한다. 혈당지수에 과당은 들어가지 않는다. 연속혈당측정기로도 과당을 재지 못한다. 과당은 포도당보다 두 배 넘게 달다. 과당이 마치 당뇨병 환자용 건강 설탕인 양 홍보되는데, 이보다 더 거리가 먼 사실도 없다.

한 연구에서는 이렇게 정리한다. "자료를 종합해보면 과당 섭취율이 장에서 과당을 흡수해 처리하는 수준을 넘어설 때 지방이 합성된다. 현대사회는 곧바로 먹을 수 있는 음식이 넘쳐나는 탓에, 과당을 과도하게 섭취하게 되어 대사증후군이 발생한다."[181]

자당은 50%가 과당이다. 고과당 콘시럽은 제품마다 정확한 비율은 달라도 대부분 과당 함량이 50%를 넘는다. 1984년에 코카콜라와 펩시는 모두 음료에 넣던 설탕(자당)을 고과당 콘시럽으로 바꿨다. 실제로 청량음료는 대개 과당 함량이 최소 58%를 넘는다. 가장 인기 있는 브랜드 세 곳인 코카콜라, 스프라이트, 펩시는 과당 함량이 65%나 된다!

과당에 문제가 많다는 얘기가 돌기 시작하자, 대중에게 과당은 그렇게 나쁜 성분이 아니라고 항변하고 설득하는 일이 중요해졌다.

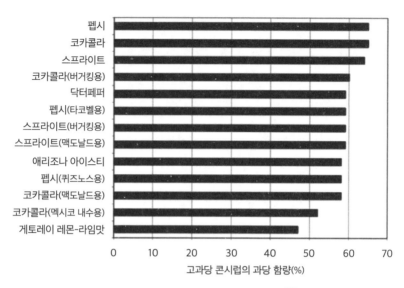

펩시
코카콜라
스프라이트
코카콜라(버거킹용)
닥터페퍼
펩시(타코벨용)
스프라이트(버거킹용)
스프라이트(맥도날드용)
애리조나 아이스티
펩시(퀴즈노스용)
코카콜라(맥도날드용)
코카콜라(멕시코 내수용)
게토레이 레몬-라임맛

0   10   20   30   40   50   60   70

고과당 콘시럽의 과당 함량(%)

탄산음료에 든 고과당 콘시럽의 과당 함량 비교[182]

현재 상황, 고과당 콘시럽과 과당 섭취의 뒷손

제임스 리프James Rippe 박사를 소개한다. 1994년부터 2012년까지 터프츠대학 의대에서 부교수로 있었던 사람이다. 그 이전에는 지금은 UMass Chan 의대로 이름이 바뀐 매사추세츠대학 의대의 '운동생리학 및 영양 연구소'에 재직했다. 그가 2010년에서 2014년 사이에 옥수수정제협회CRA로부터 돈 1000만 달러를 받고 고과당 콘시럽이 건강에 미치는 영향을 연구했다.[183]

옥수수정제협회가 부린 술책을 한 논문은 이렇게 설명한다. "허수아비 두 명을 내세워 논쟁을 하게 만들었다. CRA는 교묘하게도 역량이 다소 부족한 인사가 고과당 콘시럽에 반대하는 주장을 내놓도록 꾸몄다. 그런 다음 논파하기 쉬운 이 주장을 제대로 반박해줄 인사를 전략적으로 골랐다. 그렇게 해서 더 복잡한 논쟁점을 모호한 채로 덮을 수 있었다."[184]

이 방식이 먹혔다.

1900년대를 살아가던 사람은 하루에 과당을 15g쯤 섭취했다. 그마저도 대개는 과일 같은 건강한 형태로 먹었다. 과일 한 조각이나 블루베리 한 컵에 해당하는 분량이다. 오늘날에는 과당 섭취량이 하루에 55g을 넘어가며 거의 네 배 증가했다. 비자연적인 고과당 콘시럽이 공급된 점이 주된 요인이다.

달리 표현하면, 1970년에는 고과당 콘시럽을 전혀 먹지 않았는데 이제는 한 사람이 27kg 정도씩 먹는다. 우리가 연간 소비하는 당의 절반을 채우는 수준이다![185]

과당만의 문제가 아니다

"무슨 말씀인지 알아들었어요. 몸에 문제가 생기지 않게 하려면 과당 섭취를 피해야 한다는 거죠?"

안타깝게도 그렇게 깔끔하게 정리되는 문제가 아니다. 폴리올 대사계라고, 우리 몸에서 연속되는 대사 반응 때문이다. 섭취한 탄수화물은 폴리올 경로를 거쳐 30%까지 과당으로 바뀐다. 포도당이 소르비톨이 되었다가 다시 과당으로 바뀐다.

현재 소르비톨은 이른바 무설탕 식품에 들어가는 인공감미료로 많이 쓰인다. 몸에 들어가면 과당으로 바뀌는데, 그다지 좋은 성분이 아니다.

과당을 전혀 섭취하지 않더라도 우리 몸이 여전히 스스로 과당을 만들 수 있다. 실제로 과당 자체가 인슐린 저항과 대사질환 뒤에 숨은 주요 원인인 듯싶다고 의심하는 학자들이 있다. 직접 섭취한 과당과, 포도당이 폴리올 경로를 거쳐서 바뀐 과당 둘 다 그렇다. 이와 관련된 연구가 늘고 있다.

포도당만이 문제가 아니다. 소금도 문제일 수 있다. 한 논문에서는 이렇게 지적한다. "서구 음식은 짠 편인데, 염분을 많이 섭취하면 고혈압 및 심혈관계 질환에 좋지 않은 작용을 한다. 비만, 인슐린 저항, 대사증후군 발병과도 관련 있고 원인이 되는 것으로 최근 밝혀졌다."[186]

의사들은 줄곧 환자에게 짜게 먹지 말라고 경고해왔다. 그렇다면 구체적으로 소금이 어떤 피해를 끼친다는 걸까? 소금이 우리 몸에서 과당을 만들어내도록 촉진할 수 있는 것으로 드러났다! "짜게 먹으면 간에서 알도스aldose 환원효소(폴리올) 경로가 활성화된다. 그러면 내인성 과당이 생산되고 렙틴 저항성을 만들어 대사증후군과 지방간을 유도한다."[187]

논문 저자는 이렇게 덧붙인다. "과당의 대사 과정을 차단한다는 말은 곧 고염분 식단의 영향을 끊는다는 뜻이다. 일본 성인이 과도하게 섭취하는 염분은 당뇨병과 비알코올성 지방간 질환으로 이어진다. 열량이 전혀 없는 필수 미량영양소인 소금이 비만과 당뇨병을 유발하는 데 실제로 기여할 수 있다."[188]

거짓말로 돌아가서

이 책은 신진대사를 다루는 의대 교과서가 아니다. 내가 의대에서 가르친 거짓말을 하나하나 밝히는 책이다. 지방간을 둘러싼 거짓말은 무엇이었나?

'비알코올성 지방간 질환은 치료법이 없다'였다.

한 논문에서는 NAFLD가 "세계에서 가장 보편된 간질환으로 떠올랐지만, 예방하거나 치료할 수 있는 승인된 약리학적 치료법이 아직은 없다"면서 이렇게 설명을 잇는다. "NAFLD가 비알코올성 지방간염으로 진행되는 과정이 말기 간부전의 주된 원인이 되고는 있지만, NAFLD 환자의 주요 사망 원인은 심혈관계 대사질환 합병증이다."[189]

다른 논문도 비슷하게 암울한 예후를 전한다. "현재 NAFLD나 NASH는 확립된 치료법이 없으나, 체중 감량과 저지방 식단이 권장된다."[190]

하지만 다행스럽게도 모두 거짓말이다.

NAFLD를 다스리는 방법

알코올성 지방간이 지나치게 알코올을 섭취해서 얻는 질환이라면, 알코올을 끊고 섭취하지 않으면 질병도 진행 상황을 멈추고, 더 나아가 회복되어야 한다! 실제로도 그렇다. 극심하게 장기가 손상되어 치료할 수 없지만 않으면 대부분은 차도를 보인다.

그렇다면 비알코올성 지방간도 과당 독성 때문에 생기는 질환이므로 과당을 이제 그만 섭취하면 NAFLD도 나아지지 않을까? 어떨까?

이와 관련된 연구가 있다. 지방간이 있는 9세에서 18세 사이 아동과 청소년에게 에너지와 다량영양소 함량은 표준 식단과 동일하되 "설탕만 녹말로 대체한"[191] 식단을 9일간 제공하고 검사를 진행했다. 설탕은 포도당+과당이고, 녹말은 포도당+포도당이라는 사실을 기억하자. 그러니까 식단의 과당을 포도당으로 효과적으로 대체한 연구였다.

그 결과, 모든 피험자의 간 지방이 감소했다. 시작 시점에 간 지방이 얼마나 많았든 상관없었다. 과당 섭취를 제한하고 포도당 성분의 녹말로 대체한 지 겨우 9일 만에 나타난 결과였다. 열량도 제한하지 않았고, 다량영양소도 변화가 없었다.

말이 되는 결과다. 미토콘드리아는 과당과 에탄올을 똑같은 방식으로 본다. 둘 다 데노보 지방을 생성한다.

마찬가지로 성인에게도 적용할 수 있다. 한 연구에서 저탄수화물 식단을 성인에게 제공했더니 "상당한 …… 간 지방 감소"를 보였다.[192]

이건 정말 말이 된다! 과당이 체내에서 에틸알코올과 똑같은 방식으

습관성 에탄올 섭취	습관적 과당 섭취
• 혈액질환 • 전해질 이상 • 고혈압 • 심확장 • 심장근육병증 • 이상지질혈증 • 췌장염 • 비만(인슐린 저항성) • 영양실조 • 간 기능이상(알코올성 지방간염) • 태아 알코올 증후군 • 중독	• 고혈압(요산) • 심근경색(이상지질혈증, 인슐린 저항성) • 이상지질혈증(지방 신생합성) • 췌장염(고중성 지질혈증) • 비만(인슐린 저항성) • 영양실조(비만) • 간 기능이상(비알코올성 지방간염) • 습관성으로 발전, 중독

에탄올과 과당을 습관적으로 섭취할 때의 유사점과 차이점

로 작용하고 똑같은 종류의 손상을 입힌다면, 그 손상을 줄일 기전도 똑같지 않을까?

NAFLD에는 치료법이 없다는 거짓말은 사실 치료법은 간단한데 의사가 아무런 조치도 내리지 않는다는 데 그 문제점이 있다. 몸이 감당할 수 있는 소량으로만 과당을 섭취하면 되는데, 의사들도 NAFLD에는 치료법이 없다는 거짓말을 믿는다. 여러분마저 이 거짓말을 곧이듣는다면 이제는 정말 답이 없다.

물론, 지방간도 다른 대사질환과 마찬가지로 TOR mTOR와 엮인다. 한 논문에서는 이렇게 짚는다. "(과당, 포도당 같은) 단순당을 과도하게 소비하면 mTOR 신호가 활성화되어 간에서 하는 포도당 합성, 지방 생성, 지방산 흡수, 이화작용을 조절해서 간에 지질 침착을 일으킬 수 있다."[193]

신진대사에서 과당이 몰고 오는 위험은 이뿐만이 아니다. 과당은 포도당보다 7~10배나 더 빠른 속도로 마이야르 반응을 부른다.(4장에서 열로 화학반응이 일어나는 이 과정을 살펴보았다.) 그리고 폴리올 대사계에서 포도당의 약 3%를 과당으로 바꾼다. 인슐린 저항성이 커지면 포도당의 30%까지도 전환될 수 있다.

이 질병의 명칭을 비알코올성 지방간 질환 대신 '과당-연관 지방간 질환'으로 바꾸면 어떨까 한다. 원인을 사람들이 제대로 알면 이 질병에 덜 걸릴 듯싶다.

지방간과 과당 이야기는 잠시 미루어두고 이제 고혈압으로 넘어가자. 고혈압이 생기면 정말로 평생 약을 한 움큼씩 먹을 수밖에는 없는 걸까?

6장

고혈압 거짓말

"고혈압은 약물 치료가 최선이다."

건강이 최우선 재산이다.

- 랄프 윌도 에머슨Ralph Waldo Emerson

이 책도 절반 지점에 다가왔다. 아직 갈 길은 멀고, 거짓말은 심해진다. 앞으로 다룰 내용은 더 치명적인데, 대중은 그 내용들과 관련해 단단히 잘못 알고 있다. 대부분 의도치 않게 벌어진 일이다.

지금까지 나온 수치를 살펴보자. 성인 중 50%가 과체중이거나 비만이다. 50%가 당뇨 전단계이거나 당뇨병이다. 50%는 지방간 질환이 있다. 이들 질환은 겹쳐서 발병할 수도 있다. 다들 알 터다. 종종 벌어지는 일이다. 미국 성인 중 절반 이상이 이런 만성병을 적어도 하나는 달고 산다는 뜻이다. 게다가 역사에 없던 간질환까지 등장했다. 비알코올성 지방간은 사람이 자신의 간을 푸아그라로 만들어놓고 일찍 죽는 질환이다. 벌레와 개미에게 먹이로 주려고 말이다.

나는 과체중이 아니니까 괜찮다고 안심한다면, 그야말로 오산이다.

마른 사람도 일상적인 나쁜 식습관 때문에 NAFLD에 걸린다. 반대로, 살이 엄청 쪘는데 당뇨가 없는 사람도 많다. 여태까지는 운이 좋았다고 여길 수 있지만, 앞으로도 운에만 기댈 수는 없다.

여기서 다가 아니다. 이제 고혈압 이야기를 시작해보자. 고혈압 발병률도 앞서 언급한 다른 만성질환과 비슷하다. 미국 성인 인구의 47%에 해당하는 총 1억 1600만 명이 고혈압 환자다. 그들은 고혈압을 다른 질환에 '더해서' 지니고 있다. 고혈압 진단 기준은 최고 혈압(수축기 혈압)이 130mmHg 이상이거나, 최저 혈압(이완기 혈압)이 80mmHg 이상이다. 고혈압은 그냥 흘려 넘기기 쉬운 병이다. 종양, 항암화학요법, 백신 등과 잘 엮이지 않아서 그렇다. 하지만 쉽게 봤다가 큰코다칠 수 있는 질병이 고혈압이다. 당뇨병이나 오래 투병해야 하는 다른 질병만큼이나 끔찍한 질환이다.

안타까운 점은 이렇게나 많은 사람이 고혈압을 앓을 까닭이 없다는 것이다.

1900년 미국에선 고혈압이 흔하지 않았다. 비만이나 당뇨병과 마찬가지였다. 고혈압 환자는 인구의 5%가 채 안 되었다. 그때는 식생활이 지금과 달랐다. 고과당 콘시럽에 나라가 넘어가기 전이었다. 5%라는 수치는 오늘날 열 배로 불었고, 줄어들 기미를 보이지 않는다. 고혈압도 다른 대사질환과 마찬가지로 우리가 스스로 자초한 병이다.

혈압이란?

혈압은 혈액을 우리 몸의 순환계를 거쳐 이동시키는 힘이다. 심장이 펌프 작용을 하면 혈액이 뇌에서 발끝까지, 신체 구석구석으로 옮겨진다. 지방세포도 혈액을 받는다. 혈액이 지나는 혈관은 두껍고 커다란 관부터 현미경으로 보아야 하는 실핏줄까지 다양하다.

심장이 펌프질로 만들어내는 압력은 아주 중요하다. 신체 모든 기관에 혈액이 필요하기 때문이다. 혈액에는 산소뿐만 아니라 영양소와 수분, 심지어 노폐물도 섞여 있다. 이 혈액이 필요한 곳에 충분한 양만큼 도달할 수 있는 건 심장이 계속 피를 세차게 뿜어주기 때문이다.

건강한 심장은 하루에 십만 번 넘게 뛰며, 매분 약 5ℓ의 혈액을 펌프질한다.[194] 그 덕분에 온몸에 산소가 흐르고 수분이 공급될뿐더러, 의식이 깨어 있다. 큰 혈관 여럿이 곧장 뇌로 향한다. 이 흐름이 끊기면 죽을 수 있다.

그래서 혈압에 문제가 생기면 아주 위험하다.

혈관을 흐르는 혈액에 더 강한 압력을 주어야만 한다면 혈관 자체가 손상될 수 있다. 혈관 속 혈액량이 너무 적으면 심장에 무리가 간다. 그러면 심장이 긴장해서 뇌졸중, 혈관성 치매, 신장질환 등과 같은 다양한 문제로 이어진다.

고혈당증이 혈당이 너무 많다는 뜻이듯, 고혈압도 말 그대로 혈압이 너무 높다는 의미다. 지나치면 모자람만 못하다는 말은 이번에도 해당한다.

당장 목숨이 걸린 증상만 걱정해야 하는 건 아니다. 고혈압은 염증,

인슐린 저항, 체중 증가와도 관련이 있다. 고혈압과 인슐린 저항은 깊은 연관성이 있는데, 여기서 다시 체중 증가와 상당히 얽혀든다. 이 문제는 앞으로 좀 더 다룰 것이다.

많은 사람이 자신에게 고혈압이 있는 줄 모르고 산다. 고혈압이 정말 무서운 점이 바로 그래서다.

혈압을 측정하는 법

팽창식 완대(커프)로 위팔을 감싸 혈압을 측정한다. 펌프를 사용해 팔 주위를 꽉 조이면 혈관을 흐르는 혈액의 압력을 잴 수 있다.

혈압 측정 단위는 mmHg(수은주밀리미터)다. 1밀리미터 높이의 수은 기둥이 섭씨 0도의 표준중력일 때 밑면에 가하는 압력을 뜻한다.

혈압 측정치는 두 숫자를 분수 수학식처럼 쓴다. 120/80mmHg이 정상 혈압이다. 앞에 있는 숫자가 수축기 혈압이다. 심장박동으로 동맥벽에 가해지는 힘을 가리킨다. 뒤에 있는 숫자는 이완기(확장기) 혈압이다. 심장이 박동 사이에 이완할 때 동맥벽에 가해지는 힘이다.[195]

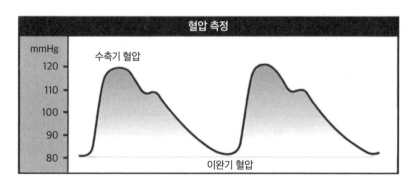

수축기와 이완기의 혈압을 측정한 그래프

고혈압 환자를 진료할 때 의사는 수축기 혈압을 더 유심히 본다. 동맥에 문제가 생기면 심장이 더 무리하기 때문이다. 확장기 혈압도 물론 중요하다. 이때 압력이 상승하면 또 무언가가 잘못되었다는 신호다. 마흔 살 이후에는 수축기 혈압이 20mmHg씩, 이완기 혈압은 10mmHg씩 오를 때마다 심장병 위험이 증가한다.[196] 젊더라도 안심하면 안 된다. 고혈압은 나이와 상관없이 위험하다.

고혈압은 왜 나쁠까?

고혈압은 다른 병증이나 질병과는 다르다. 코로나-19나 암처럼 뚜렷한 증상을 보이지 않는다. 자신이 고혈압인 줄도 모르고 살다가 어느 날 갑자기 심장이 문제를 일으켜 돌연사한다. 그래서 고혈압을 가리켜 '침묵의 살인자'라고 한다.

고혈압은 동맥이 경직되게 만든다. 그러면 심장으로 흐르는 피가 줄어들고, 다시 심장이 약해져서 혈류에 문제가 생기는 일이 돌고 돌아 발생한다. 이런 되먹임 고리의 끝은 산소 부족으로 심장 근육이 괴사해 생기는 심장 발작이다. 흉통뿐만 아니라 뇌 손상도 일어난다. 혈류가 방해를 받으면 뇌로 가는 혈액량도 줄기 때문이다.[197]

마찬가지 방식으로 고혈압은 신장도 손상한다. 혈관이 좁아지면 신장도 혈액을 필요한 만큼 공급받지 못해서 약해진다. 신장이 약해지면 노폐물을 거르는 능력이 떨어지고, 그러면 여분의 체액이 차면서 혈압은 더욱 높아진다. 이렇게 심해진 고혈압이 다시 신장을 더욱 약하게

만든다. 이번에 나타나는 되먹임 고리는 치명적인 신부전을 부른다.[198]

고혈압은 뇌의 실핏줄을 손상해 치매도 일으킨다.[199] 뇌 손상이 뇌졸중처럼 당장 목숨이 걸린 문제는 아니지만, 뇌를 조금씩 갉아 먹히면 다른 의미로 대단히 파괴적인 작용을 한다. 우리 몸의 나머지 대부분과 달리 뇌는 스스로 쉽게 수복하지 못하기 때문에, 손상되면 그 결과가 영구적이라 할 수 있다. 이런 치매는 치료법이 없다. 대부분의 유형이 다 그렇다.[200]

더군다나 고혈압은 단독으로 나타나는 병증이 아니다. 대사증후군의 다섯 가지 진단 기준 중 하나다. 고혈압 환자는 보통 비만, 당뇨, 혈중 중성지방 이상 같은 다른 문제도 함께 얻는다. 오늘날 탄수화물과 고과당 콘시럽이 듬뿍 든 평범한 식단이 이런 문제를 일으킨다고 알려진다. 그 대가를 지금 수백만 명이 의료비 청구서와 자신의 건강 악화로 치르고 있다.

가장 안 좋은 부분은 병들이 겹겹이 쌓인다는 점이다. 특히, 고혈압과 2형 당뇨병이 결합하면 끔찍한 방식으로 해마의 크기에 영향을 준다.[201] 우리 뇌에서 해마는 기억력을 담당하는 기관이다. 고혈압은 뇌의 노화를 앞당길뿐더러 치매보다 미미한 방식으로 뇌 기능을 손상할 수도 있다. 이 정도만으로도 평소 식생활에 신경 써야 할 이유는 충분하다. 뇌는 하나다. 아껴야 한다.

평균적인 사람 몸의 혈관 길이는 대략 총 9만 6560km에 달한다.[202] 혈관은 우리 몸의 모든 곳에 닿아 각 부분이 제 역할을 할 수 있도록 영양을 공급한다.

동맥은 심장이 뿜어낸 혈액을 운반하는 혈관이다. 내막, 중막, 외막

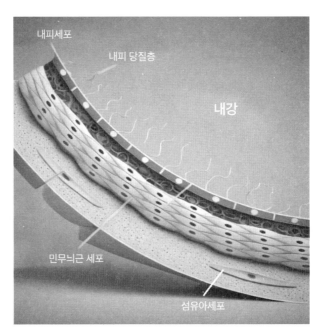

내피세포

내피 당질층

내강

민무늬근 세포

섬유아세포

여러 층으로 된 혈관 벽 단면 그림

의 세 층으로 되어 있다.[203]

내막은 혈관 내벽의 세포로 된 안감이다. 혈류 속 어떤 물질에도 맞서 혈관 벽을 보호하는 혈관 내피를 받쳐주는 역할을 한다. 그렇다고 수동적인 장벽은 아니다. 혈관 전체가 이완하고 다시 수축하는 방식을 제어하고, 백혈구에 감염을 막으라고 지시한다. 게다가 손상된 혈관을 수복하는 작은 물질인 혈소판의 흐름도 제어한다. 내피를 포함한 내막이 그 자체로 하나의 기관으로서 제대로 기능해야 우리 몸이 전반적으로 건강하다.[204]

두 번째 층은 중막이다. 민무늬근 세포와 탄성 조직으로 되어 있으며, 혈관 벽에서 가장 큰 영역이다. 동맥 안에서 실제로 펌프질을 하며 혈압을 조절한다.[205] 의사가 환자 위팔에 완대를 두르고 재는 수치가 바로 이 중막이 이완하고 수축하는 횟수다.

가장 바깥에 있는 층이 바깥막이라고도 하는 외막이다. 콜라겐이 흩어져 있고 탄성 섬유로 되어 있다. 신경계와 림프계하고도 이어진다. 혈관계는 외막을 거쳐 나머지 신체와 연결된다. 동맥이 지나치게 팽창하지 않도록 막아준다.[206]

이제 고혈압의 원인이 무엇인지 알아보자.

고혈압의 원인

신장질환, 약물 남용, 갑상선 문제, 동맥경화를 포함한 그 유사 상태 등이 고혈압의 직접 원인일 때가 있다. 하지만 보통 고혈압은 시간이 흐르며 차츰 발전한다. 그래서 지금도 그 원인이 대개는 밝혀지지 않고 있다.[207] 그렇다고 고혈압의 원인을 알아볼 단서가 없는 건 아니다.

혈압에 영향을 주는 요인은 많다. 그리고 고혈압도 그 밑바탕에는 비만이나 당뇨병을 일으키는 구조와 똑같은 대사 문제가 깔려 있다. 그래서 대사증후군에 속하는 다른 대사질환과 함께 발병하는 일이 잦다. 그렇다면 이 과정을 주도하는 기전은 무엇일까? 답은 혈관 내피와 산화질소에 있다. 산화질소는 혈관뿐만 아니라 뇌 기능에도 아주 중요한 물질이다.

산화질소NO를 아산화질소N_2O와 혼동하지 말자. 산화질소는 몸 전체로 신호를 보내는 물질이다. 《사이언스》가 1992년 '올해의 분자'로

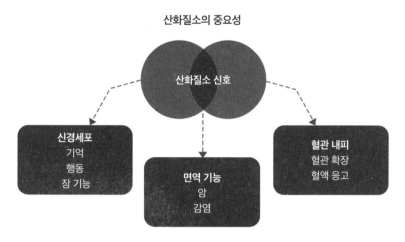

산화질소의 중요성

산화질소 신호

신경세포
기억
행동
장 기능

면역 기능
암
감염

혈관 내피
혈관 확장
혈액 응고

산화질소 신호는 신경세포, 면역 기능, 혈관 내피라는 핵심 영역 세 곳에 작용한다.

선정했고, 6년이 더 흘러 산화질소를 발견한 학자들은 노벨상을 받았다. 생물학적 신호전달 물질로 알려진 것 중 가장 작고 가벼운 분자다. 주된 기능은 세 가지로, 신경세포를 활성화하고, 면역체계를 지원하고, 혈관 확장을 조절한다.

NO는 신경세포에서 생성한다. 만들어지고 나면 주변에 있는 사방의 모든 세포로 퍼진다.[208] NO는 특히 신경세포가 기억을 간직하게끔 돕는다. 심지어는 신경세포를 이용해 소화기관에도 영향을 준다. 사람의 장에는 1억 개 넘는 신경세포가 있어, 장을 가리켜 '제2의 뇌'라고도 한다.

NO는 면역계도 돕는다. 감염과 싸우고 자가면역 과정을 조절한다. 우리 몸의 대식세포도 병원체를 제거하는 과정에서 산화질소를 이용해 병원체 복제를 막는다. 이들 대식세포를 포함한 면역세포가 성장하고 작용하고 사멸하는 생애를 NO가 통제한다.[209]

고혈압을 다루는 이번 장에서는 NO가 혈관 확장에 작용하는 주요 물질이라는 점이 가장 중요하다. NO는 (혈관 벽 가장 안쪽 세포 층인) 내피세포에서 합성되어 혈관 압력을 조절하는 민무늬근으로 퍼져나간다. 이 NO가 근육을 이완시켜서 동맥을 확장해 혈압을 낮춘다.[210]

NO는 특정 조직과 장기로 가는 혈류량도 늘릴 수 있다. 무엇보다도 동맥 속에 혈전(피떡)이 형성되는 상황을 방지한다.[211]

이렇게 팔방미인인 NO의 작용이 제약회사들의 관심을 끌었다. 곧 NO를 모방한 약물이 개발됐다. 원래는 혈압을 낮추는 약이었는데, 임상시험 도중에 이상한 일이 벌어졌다. 환자들이 스스로 NO 약을 어디에 두었는지 기억하지 못하고 계속 깜박깜박하는 거였다. 더욱 이상하게도 약을 놓아둔 장소만 잊었을 뿐, 다른 기억은 모두 온전했다.

연구팀은 임상시험에 참여한 환자가 전부 남성이며, 이 약물이 혈류에 영향을 미친다는 사실을 깨달았다. 답이 나왔다(약을 놓아둔 장소를 잊어버리기는커녕 약을 더 받아서 다른 용도로 사용하려고 그렇게 말했다는 뜻이다─옮긴이). 실데나필이라는 이 약물은 상표명이 비아그라로 정해졌다.

이런 사례는 NO가 예측 불가능한 작용을 할 수도 있다는 사실을 보여준다. NO를 더 보태어 문제가 되었듯, NO를 덜어내도 문제가 생길 터다. 요산이 NO를 줄인다.

고혈압을 일으키는 요산

다시 말하지만, 산화질소는 혈관 확장에 아주 중요한 역할을 한다. 이런 작용을 하는 데 필요한 NO를 만들어내는 내피세포의 효소가 산화질소 합성효소eNOS다.

이 과정이 방해를 받으면 심혈관계 질환이 나타나기 쉽다. 방해꾼으로 알려진 물질 중 하나가 요산이다. 요산은 NO를 만들어내는 데 필요하고 동맥을 넓히도록 도와주는 eNOS의 작용을 차단한다.[212] 그렇게 해서 동맥을 긴장된 상태로 유지해 혈압을 높이고 혈류를 제한한다. 고혈압을 지칭하는 영어 단어 'hypertention'은 말 그대로 '초긴장'이라는 뜻이다.

누가 요산을 늘리는가? 우리 친구인 과당이다. 간이 대사 과정에서 처리하는 분량이 포도당은 10%인데 과당은 100%라는 사실을 기억하자. 불길한 인상을 풍기는 이 당은 뱃살을 찌울뿐더러 요산을 만들어 eNOS의 길을 막는다. 요산 수치가 높아 고요산혈증이 오면 2형 당뇨병이나 인지 저하로 이어지기 쉽다. 인지 능력이 감소할 법도 한 까닭은 NO가 신경세포에서도 만들어지기 때문이다. 반면 포도당은 일부가 과당으로 바뀐다고 해도 요산 수치를 높일 만큼 충분한 양은 아니다.

이미 말했듯, 일반 설탕(자당)은 포도당과 과당의 혼합물이다. 이 포

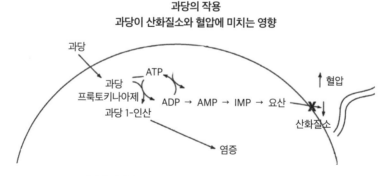

과당의 작용
과당이 산화질소와 혈압에 미치는 영향

과당이 간에서 대사되면 염증이 생기고 요산이 만들어진다.
요산이 산화질소 작용을 가로막아 혈압을 높인다.

도당의 20%가 과당 전부와 함께 간에서 대사된다. 설탕을 많이 섭취하는 선진국에서 요산 수치도 증가해왔다. 고혈압과 당뇨병의 발병률이 폭증하는 데 한 몫을 했을 것이다.

인슐린의 역할

당뇨병 이야기를 다시 이어가자면, 인슐린도 고혈압이 증가하는 데 역할을 한다. 보편적인 인슐린 저항이라는 건 없다는 사실을 기억하자. 인슐린 저항이 생겨도 인슐린은 혈당 조절에만 실패한다. 단백질과 지방을 만들어내는 등의 다른 활동에는 문제가 없다.[213] 그런데도 산화질소는 포도당이 여전히 잘 흡수되지 않는 상황과 마찬가지로 적게 생성된다.

인슐린이 증가하는 까닭은 오롯이 포도당이 지나치게 많기 때문이다. 과당이 대사되어 생긴 요산과 여분의 인슐린이 결합하면 심혈관계 질환의 위험성을 높이고 기대수명을 줄인다.

이 조합에 알코올까지 더하면 그야말로 엎친 데 덮친 형국이 된다.

알코올의 역할

알코올은 마음의 긴장을 풀어주지만, 과도하게 마시면 고혈압을 일으킨다. 과거에는 알코올이 지방간의 주된 원인이었다는 사실을 기억할 터다. 알코올이 요산도 생기게 한다. 먼저 통풍 이야기를 좀 해보자.

통풍은 관절에 요산염 결정이 침착해 생기는 질병이다. 따라다니는 통증이 극심하다. 맥주나 위스키처럼 곡물로 만든 술에는 푸린purine이 많이 들었는데, 푸린은 체내에서 요산으로 바뀐다. 요산은 대부분 소변으로 배출되지만, 넘치게 많으면 엉뚱한 곳에 쌓여 큰 문제를 일으킨다.[214] 요산이 침착되는 곳 중 하나가 관절이고, 또 다른 장소가 혈관이다.

요산이 관절에서 결정을 형성할 만큼 크게 뭉칠 정도라면, 혈관은 대체 어떻게 만들어놓을지 한번 상상해보라. 여기에 과당이 결합해 작용하면 혈압을 다른 어느 때보다 높게 올려서 건강은 물론 생명까지도 위협한다.

동맥 파괴범은 알코올, 일반 설탕, 고과당 콘시럽만이 아니다. 소금도 이들 무리에 낀다.

소금의 습격

염화나트륨, 곧 소금은 늘 고혈압과 엮여왔다. 고혈압 진단을 받으면 항상 짜게 먹지 말라는 조언을 듣는다.

얼핏 생각하면 고개를 갸웃하게 된다. 소금은 설탕이 아닌 데다, 분자 구성도 아예 다르니 말이다.(설탕은 탄소, 수소, 산소로 구성된다.) 어째서 소금은 그냥도 아니고 몹시 위험해서 고혈압과 관련된 첫째 요인이 될 수 있을까?

답은 폴리올 대사계에 있다.

앞서 언급했다시피, 과당은 직접 먹지 않아도 체내에서 만들 수 있다. 간에서 포도당을 과당으로 바꾼다. 과당을 만들어내는 이 폴리올 경로는 염도가 높으면 활성화되어 더 많은 포도당을 과당으로 바꿔서 과당이 일으킨다고 하는 모든 문제를 불러온다. 실제로 이런 과당의 기전을 막으면 고염분 식단의 부작용을 멈출 수 있다.[215]

과당이 요산을 만들고, 요산은 eNOS를 억제하는데, 그러면 고혈압이 생긴다. 과당 수치가 높아서 생기는 다른 신진대사 문제는 말할 필요도 없다. 소금은 열량이 없지만, 대리인을 시켜 많은 손상을 준다.

그런데 정말로 그럴까? 소금이 이렇게 위험하다는 주장에 모두가 동의하는 건 아니다.

2012년에 게리 타우브스가 쓴《뉴욕타임스》기사를 보자. 그는 소금 섭취와 고혈압의 연관성을 보여준다는 연구가 미흡한 조사와 동물에게 지나치게 많은 소금을 먹인 편향된 쥐 실험을 근거로 삼는다고 꼬집었다. 기사 내용은 USDA가 2001년에 나온 한 보고서를 토대로 나트륨 섭취를 위한 권고를 마련했는데, 나중에 진행된 다른 연구 결과들을 보면 그 보고서에 신뢰성이 없다는 것이었다. 소금 섭취를 줄였더니 도리어 소금을 과도하게 소비했을 때와 똑같은 건강 문제가 생겨버렸다.[216]

더욱이 소금 섭취량은 150년 전에 훨씬 더 많았다. 냉장고가 없던 시절에는 음식을 염장해서 보관했다. 매일 소금을 15g씩 먹는 일도 드물지 않았다. 그런데도 고혈압과 비만이 지금처럼 흔하지 않았다. 나트륨 과잉이 과당을 지나치게 많이 생성하도록 이끈다는데, 그 관계성이 왜 이다지도 옅어 보이는 걸까?

이렇게 주장할 수도 있다. 그 시절에는 나트륨을 많이 소비했을지언정 당 섭취량은 적지 않았느냐고 말이다. 음식은 무척 짜게 먹었어도 간에서 과당을 만들어낼 원료가 많지 않았다.

하지만 나트륨과 고혈압을 연관 짓는 주된 이론은 이렇다. 인슐린 수치가 높으면 신장에서 나트륨을 배출하는 기능이 방해를 받고, 그렇게 나트륨이 체내에 쌓여 문제를 일으킨다.[217] 미국 서부시대 식단에는 고과당 콘시럽이 없었기에 여분의 소금이 별다른 문제가 되지 않았다.

이 이론을 뒷받침하는 증거가 몇 가지 있다. 2012년에 있었던 한 연구는 인슐린 수치가 높은 개와 쥐는 나트륨 수치도 정상보다 높게 유지된다고 짚었다.[218] 소금이 과당을 만들어내는 것이 아니라, 체내에 이미 과당이 많을 때 소금이 머물러 있다는 얘기다. 일반 미국인의 흔한 식단에 당분이 무척 많다는 점을 고려하면 나트륨 섭취를 줄이는 자세가 현명할 터다.

먹을거리 말고도 신경 쓸 건 또 있다. 공기 질에도 유의해야 한다.

대기오염의 역할

고혈압을 주제로 대화를 나누다 보면 주로 식단이 화제에 오른다. 신체 기능에 영향을 주는 음식이 많아서다. 음식만큼이나 중요한 고혈압 요인이 또 호흡하는 공기다. 미세먼지 수치가 높으면 심혈관계 질환이 발생할 수 있음을 보여주는 증거가 있다.[219] 특히, 이미 고혈압이 있는 사람이라면 오존이 혈압을 더 높일 수 있다.[220]

붐비는 도로 근처에 사는 임신부는 환경 오염물질 탓에 고혈압이 나타나기 쉽다. 큰길에서 400m 이내에 사는 여성에게 고혈압 위험이 증가하고, 이런 상태가 조산 가능성을 높인다는 연구 결과가 있다.[221]

중국은 공기 질이 안 좋기로 유명한데, 이곳에서 실시한 연구도 공해와 고혈압, 비만이 서로 연결된다는 점을 보여준다. 오염은 남성보다 여성에게 더 큰 영향을 끼쳤다.[222]

오염은 동맥 내벽의 내피 당질층을 망가트리는 방식으로 우리 몸을 해친다.[223] 동맥에 필요한 NO가 여기서 생성되므로, 이 층이 손상을 입으면 NO가 적어져 동맥이 확장하기가 더 힘들어진다. 그러다 보면 압력이 높게 유지된다. 동맥 벽에 직접 닿는 혈액에는 우리 몸으로 들어온 다양한 성분이 가득 담긴다. 입으로 먹은 것뿐만 아니라 코로 들이마신 것까지 말이다.

이런 내용을 모두 알려주어야 하는 까닭이 있다. 알약을 먹는 정도로는 고혈압의 근본 원인을 치료할 수 없기 때문이다.

거짓말에 대응하기, 정말 약물 치료가 최선인가?

고혈압의 원인으로 무엇이 지목되건, 그것이 과당이건 소금이건 알코올이건 미세먼지건 간에 이 점 한 가지는 분명하다. 바로, 문제는 동맥 자체가 아닌 외부에 있다는 점이다. 불균형한 식단과 좌식 생활습관은 우리 몸속 세포가 잘못 작동하도록 영향을 미친다. 적절한 양이라면 쓸모 있는 물질을 해로울 정도로 많이 만들어내는 식이다. 고혈압과 비만과 2형 당뇨병 사이의 연관성을 보면 혈압과 관련된 많은 요인이 외부에서 온다는 점이 분명하게 드러난다.

질환이 나타날 때마다 약물만 쓰면 근본 문제를 해결할 가능성을 놓치게 된다.

이렇게 생각해보자. 비가 오는데 지붕이 샌다. 그래서 마룻바닥에 물이 흥건히 고였다. 걸레를 가져와 닦는다. 그사이 비가 멎고, 바닥은 마른다. 이런 일이 벌어졌는데 지붕을 손보지 않는다면 어떻게 될까.

비가 올 때마다 걸레질을 해야 한다. 그동안 지붕과 벽에는 누수 피해가 쌓인다. 이내 곰팡이가 핀다. 이대로 내버려두면 물이 새는 부근 전체를 재건축해야 할 수도 있다.

고혈압 약을 먹는 해법은 말하자면 바닥의 물을 닦는 수준이다. 대개가 그렇다. 근본 문제를 해결하지 못할 가능성이 크다. 그러면 심각한 손상이 차곡차곡 쌓여 도저히 어떻게 해볼 수 없는 지경이 된다.

고혈압 하나만으로도 나쁜데, 더 포괄적인 신진대사 문제가 드러낸 증상으로 고혈압이 나타난 것일 수도 있다. 이때 고혈압만 치료하면 비만, 당뇨병, 지방간 등 건강에 중요한 다른 질환은 방치하는 셈이다.

신진대사 문제만이 아니다. 고혈압은 전립선암, 유방암, 신장암(간암)의 발병과도 연관이 있다.[224] 알약으로 치료할 수 있는 암은 거의 없다. 관절염 환자의 절반도 고혈압 증상을 보인다. 관절염 약인 비스테로이드성 소염제는 혈압을 높여서 문제를 더 안 좋게 몰아간다.[225]

명확히 정리해보자. 뚜렷하게 혈압이 높으면 약을 복용해서 혈압을 안전한 수치로 낮춰야 한다. 이때 약물은 유용하고 또 필요하다. 여기서 요점은 장기간 조절이다. 평생 혈압약을 복용할 마음을 먹기 전에 다른 방식으로 교정할 수는 없는지 따져봐야 한다. 혈압약 복용량을 줄일 수 있을지도 모른다. 아예 약이 필요 없게 될 수도 있다.

나도 고혈압이 생겼었다. 그때 내가 받은 권고는 다소 막연했다. "식생활 관리하고, 소식하고, 운동하라"였다. 진짜 권고는 약을 먹으라는 거였다. 그래서 한동안 복용했다. 혈압은 내려갔다. 하지만 생활습관을 바꾸지 않은 탓에 근본 문제는 그대로였다. 혈당은 여전히 높았고, 요산 수치도 통풍이 생길 지경으로 올라갔으며, 혈액은 더 기름져졌다.

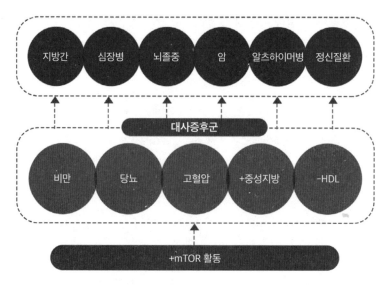

대사 과정에 작용하는 복합적 원인이 후속 만성병을 일으킨다.

새로운 증상이 나타날 때마다 새로운 약을 처방받았다. 이런 해법은 전부 고혈압 약과 마찬가지로 대증요법이지 근원을 다스리는 치료가 아니었다. 이럴 때는 생활습관을 이전과 다르게 바꾸는 것이 원인요법이다.

약물에 의존하는 방법보다 더 현명한 조치는 생활습관을 바꾸는 것이다. 지방간을 피하고 싶으면? 달지 않게 먹는다. 나트륨을 줄이고 싶다면? 짜지 않게 먹는다. 혈압을 망치고 싶지 않으면? 술을 마시지 않는다. 알코올 소비와 가공식품 섭취를 줄이는 습관은 대사증후군만 놓고 볼 때 만병통치약이나 마찬가지다.

물론, 신체 활동과 수면도 무시하면 안 된다. 근육 조직은 열량을 빨리 태우므로, 운동은 몸을 건강하게 유지하는 좋은 방법이다. 매주 며칠을 하루 30분씩 걷는 정도로 부담 없이 시작하면 좋다.[226]

하지만 이런 간단한 지침조차 알려주는 사람이 없었다. 의사들이 사실을 숨겨서가 아니라, 의료체계가 이런 메시지를 효율적으로 전달할 수 없게 잡혀 있다.

현재 의료체계는 좋지 않은 생활습관을 효과적으로 교정하기보다는 약물을 제공하고 수술을 받게 하는 데 집중한다. 가장 나쁜 점은 의사들이 시장 논리를 좇는다는 것이다. 환자는 의학적으로 빨리 해결하기를 원한다. 만약 의사가 그렇게 해주지 않으면, 다른 의사에게 가면 그만이다. 게다가 환자든 의사든 문제를 찬찬히 의논하지 않고 속전속결로 처리하려고 든다. 한 번 내원할 때 걸리는 평균 진료 시간은 기껏해야 17분 24초다. 환자는 무슨 약을 먹으면 되는지 궁금하고, 의사는 필요한 처방을 내어준다.

문제는 약을 먹으면 증상이 나아진다는 점이다. 당장 고통을 멈춰주기에, 역설적이게도 그 고통의 원인을 다스리는 치료에는 손대지 않게 된다. 진짜로 해야 할 일은 생활습관을 바꾸는 것인데, 대부분의 환자들에게는 그러기가 참 버겁다. 그래서 손쉽게 생활습관을 바꾸는 방법을 이 책 후반부에 소개할 생각이다. 적어도 이전보다는 쉬워질 것이다.

7장

심혈관계 질환 거짓말
"스타틴은 심장질환을 예방하는 좋은 선택이다."

자신이 월급 받고 하는 일이 실제로는
뭔지 모르는 사람에게 무언가를 이해시키기란 어렵다.

- 업턴 싱클레어Upton Sinclair

한 남자의 이야기를 해보려고 한다. 인생살이가 으레 그렇듯, 그도 나이가 들고 건강이 나빠지기 시작했다. 노화가 육신을 얼마나 망가트렸는지 알아보려고 혈액검사를 받았다. 이상지질혈증 진단을 받았다. 핏속에 지방이 원체 많다는 얘기였다. 상태가 이러하면 심장 발작과 뇌졸중의 위험이 있기에 현상 개선에 도움을 준다는 특정 종류의 약물을 먹게 되었다.

의사가 약만으로는 충분하지 않을 거라고 조언했다. 그래서 그는 운동을 시작하고 먹는 것을 관리했다. 고지혈증을 위한 일반적인 권고에 따라 저지방-고탄수화물 식단을 실천했다. 그나마 먹는 기름도 포화지방 대신 가공 씨앗기름을 선택했다. 그렇게 포화지방과 콜레스테롤을 멀리했다. 고기를 먹을 때도 기름 부위는 다 떼어냈다.

하지만 이 모든 노력이 다 헛수고였다. 그가 결국 사망했기 때문이 아니다(사람은 누구나 언젠가는 세상을 뜨기 마련이다). 그가 숨진 원인이 심장마비와 뇌졸중이었기 때문이다. 그가 복용한 약물과 실천한 식단이 예방해준다고 속삭였던 바로 그 질병 말이다.

이 남자는 내가 그냥 아는 사람이 아니다. 복용한 약물도 그런저런 약이 아니었다. 그 남자는 내 아버지이고, 그 약은 스타틴statin이었다. 그래서 스타틴이 심혈관계 질환을 예방하는 좋은 방법이라는 이번 거짓말은 내게는 개인적인 사안이기도 하다. 우리 가족 말고도 이런 비극을 겪을 가족이 무척 많다는 걸 알기에, 내가 작게나마 도움이 되고 싶다.

심혈관계 질환의 진실

혈관에 장애가 생기는 심혈관계 질환으로 전 세계에서 가장 많은 사람이 죽는다. 매년 1790만 명이 이 질병으로 사망한다.[227] 몸속에서 이동하는 혈액의 흐름과 관련된 다양한 건강 문제가 있지만, 대중에게 익숙한 병명은 두 가지다. 바로 심장 발작과 뇌졸중.

심장 발작은 심장 근육에 충분한 혈액이 공급되지 않아 일부 조직이 사멸할 때 일어난다. 심장마비라고도 하는데, 정확한 명칭은 심근경색증myocardial infarction이다. 여기서 '심cardium'은 심장이고, '근myo'은 근육이란 뜻이다. '경색梗塞'은 혈액을 타고 흐르는 산소가 잘 공급되지 않는 부위의 세포 조직이 죽어서 생긴다.

이런 사태 배후에는 허혈심장질환ischemic heart disease이 있다. '허혈虛血'은 조직이 부분적으로 빈혈인 상태를 뜻한다. 혈관이 막히거나 좁아져 피가 심장 근육에 도달하지 못하는 현상이 원인이다. 막힌 동맥이 심장에 붙어 있어, 관상동맥 질환coronary artery disease이라고도 한다. 관상冠狀동맥은 심장동맥과 같은 말이다.

뇌졸중도 심장 발작과 비슷하다. 이번에는 뇌라는 점이 다르다. 뇌에 산소를 공급하는 혈액이 부족해져 조직이 죽는다. 심장만큼 중요한 기관이 뇌이므로, 이때도 죽음에 이르기 쉽다.

주요한 장기가 이렇게 무너지는 건 죽상동맥경화증atherosclerosis이라는 질환 때문이다. 동맥에 죽상반이 쌓이는 질환이다. 죽상반이 쌓이다 보면 혈관이 좁아지고 딱딱하게 굳는다. 모든 죽상반에는 콜레스테롤이 있다. 쌓인 죽상반이 쪼개져서 떨어져 나가면 더 나쁜 일이 벌어진다. 조각들이 혈류로 들어가 동맥을 따라 이동하면서 다른 곳의 혈관을 막는다.[228]

이 질병은 시간이 흐르면서 진행된다. 죽상동맥경화증으로 심장과 뇌의 혈관이 막히는 부분에만 신경 쓰는 경향이 있는데, 어떤 혈관이건 막힐 수 있다. 예컨대 신장 혈관이 막히면 신부전이 된다. 망막에서 이런 일이 벌어지면 실명으로 이어진다. 팔다리라면 절단 수술을 받아야 할 수도 있다. 미국심장협회에 따르면 사망률에서 심장질환이 뇌졸중의 두 배를 넘는다고 한다.[229]

끔찍한 질환이 아닐 수 없다. 비난의 화살이 온통 식탁의 지방으로 향한다. 하지만 생각보다 지방 섭취와는 관계없는 일이라고 말한다면 어떨까?

식단-심장 가설

오늘날 이토록 많은 심장질환의 원인으로 다들 콜레스테롤과 포화지방이 듬뿍 든 음식을 지목한다. 마치 상식처럼 통하는 이런 시각을 식단-심장 가설이라고 한다. 또는 지질 가설이라고도 한다. 생물학자 앤설 키스가 제시한 개념을 미국심장협회가 나서 텔레비전 특집 방송을 기획하는 등 적극 전파했다.

20세기가 시작됐을 무렵에 미국인의 심장병 사망률은 약 10%였는데, 1950년에 그 수치가 세 배로 폭증했다. 1954년 데이비드 크리체프스키David Kritchevsky라는 연구자가 논문을 한 편 발표했다. 1장에서 니콜라이 아니치코프가 토끼에게 콜레스테롤을 먹인 실험을 했다고 소개했는데, 그 연구를 재현한 논문이었다. 토끼의 혈관에 죽상반이 생겨 동맥을 막았다. 예상대로였다. 크리체프스키 박사는 뒤이어 씨앗기름 등에 든 다가불포화지방산이 콜레스테롤 수치를 낮춘다는 내용의 논문을 발표했다.

이 연구는 심장질환이 증가하는 문제를 위한 편리한 답변이 되어주었다. 콜레스테롤을 적게 섭취하고, 동물성 식품을 덜 소비하고, 대신 식물성 유지를 포함해 '건강한' 지방 제품을 많이 사서 먹으라는 얘기였다. 이렇게 식단-심장 가설이 탄생했다. 사람들은 얼른 고개를 끄덕였다.

하지만 문제가 그렇게 간단하지 않았다.

전 세계인을 대상으로 실시된 다양한 연구가 고기를 먹든 채소를 먹든 심장질환 발병률은 비슷하다는 결과를 보여주었다. 먼저 아니치코프가 발표한 실험을 재현한 크리체프스키의 기념비적인 연구는 잡식성 인간이 아닌 초식동물 토끼가 대상이었다. 심장질환은 지방을 많이 먹어 생긴 결과라기보다는 노화 과정의 일부라는 시각이 더 타당해 보였다.

하지만 식단-심장 가설이 이미 확고하게 자리를 잡은 상태였다. 방송과 언론도 이러저러한 관련 내용을 다루기 시작했다. 미국심장협회의 어빙 페이지Irving Page와 제러마이아 스탬러Jeremiah Stamler 박사가 앤설 키스와 함께 나서 대중에게 지질 가설을 설명했다. 그러면서 대안을 하나 내놓았는데, 그것이 바로 '분별 식단prudent diet'이다.

요즘 말하는 '건강한 식생활'을 수십 년 앞선 조상뻘인 이 식단은 이전부터 먹어온 주요 식재료인 버터, 라드(돼지기름), 소고기, 달걀 등을 밀어내고 그 자리에 대신 옥수수 식용유, 마가린, 닭, 우유에 말아 먹는 시리얼 등을 가져다놓았다. 텔레비전의 영향력으로 분별 식단은 미국 식탁을 강타하게 된다.

1990년대에 흘러나오던 아침 식사용 시리얼 광고를 떠올려보자. 시리얼과 함께 우유와 오렌지 주스가 보인다. 이 그림이 바로 분별 식단이다.

하지만 모두가 분별 식단에 고개를 끄덕인 건 아니었다. 그 시절 저명한 심장병 전문의였던 폴 더들리 화이트Paul Dudley White는 심장 발작을 일으킨 아이젠하워 대통령을 지킨 주치의이기도 했는데, 전통적 식단이 흔했던 1900년대에는 심장병이 상대적으로 적었다는 사실을 지적하며 미국심장협회 회원들에게 의문을 제기했다. 그는 분별 식단에 찬성할 수 없었다. 미국인의 식습관이 전통 음식에서 멀어져 바뀌고부터 심장질환이 증가했기 때문이다.

화이트가 옛날 밥상을 옹호한다고 해서, 새로운 건강 식생활의 열풍이 가라앉지는 않았다. 과학적 연구 보고서도 힘을 못 쓰기는 마찬가지였다. 1957년 뉴욕 보건부 영양국의 노먼 졸리프Norman Jolliffe 국장은 '동맥 건강 클럽Anti-Coronary Club'을 만들었다. 건강을 생각해서 분별 식단을 먹어보자는 중년 비즈니스맨들의 모임이었다. 광고업계도 저지방 식품과 옥수수 식용유를 일반 소비 계층으로 확산시키는 일에 발 벗고 나섰다.[230]

그 대가를 우리의 건강과 의료비로 치르고 있다. 70년이 흐른 지금도 여전히 말이다.

이렇게 계속 영향을 끼친 사례를 하나 살펴보자. 바로 '건강한 심장 heart-healthy' 마크를 달거나 '미국심장협회 인증'을 받았다고 홍보하는 시리얼 제품들이다. 소비자들은 이 시리얼이 심장에 좋다고 믿는다. 설마하니 미국심장협회가 아무 데나 자기 이름을 넣겠느냐고 생각하는 듯싶다.

미국심장협회가 실은 그 대가로 수수료를 받는다면 믿을 텐가? 초콜릿 맛 시리얼인 코코아 퍼프스와 설탕을 코팅한 시리얼인 프로스티드 미니-위트, 그리고 가당 과일 주스에서도 미국심장협회의 '심장 건강 확인Heart-Check' 로고를 볼 수 있다. 이제 건강 식생활을 표방하는 제품에는 으레 이런 마크가 들어간다는 듯이 되었다. 2013년에 나온 한 소송 자료에 따르면 미국심장협회는 나트륨 함량이 높은 캠벨사 스프 통조림에도 '심장 건강 확인' 로고를 사용해도 좋다고 허가했다.[231]

하지만 최강 적수는 미국심장협회가 아니다. 호주국립심장재단은

2011년에 맥도날드 피시버거와 치킨 맥너겟에 심장 건강을 인증해주었다. 호주 매체《선데이 텔레그래프*Sunday Telegraph*》에 따르면 이보다 앞선 2008년에는 피자와 파이류와 소시지롤도 재단에서 인증을 받았다. 신뢰를 팔아치운 사건이었다. 재단은 신뢰를 되찾기 위해 패스트푸드 인증을 취소해야만 했다.[232]

이런 사건은 식품 산업의 힘을 보여준다. 그들은 공중보건 분야를 구미에 맞게 뜯어고칠 수 있다. 이익을 위해서라면 쓰레기 음식도 '건강한' 먹을거리로 탈바꿈시킨다.

그들이 항상 진실과 사실을 말하는 건 아니다.

혈중 콜레스테롤

음식에 든 콜레스테롤은 그것이 나쁘다는 주장만큼 나쁘지는 않다. 다수가 다시 이런 진실을 받아들이고 죄책감 없이 달걀을 먹고 있다. 이렇게나 많은 심장질환의 원인이 음식에서 섭취한 콜레스테롤이 아니라면, 핏속 콜레스테롤은 어떨까? 그것도 분명 어떤 역할을 한다.

콜레스테롤을 주제로 이야기를 나눌 때면 으레 '나쁜' LDL 콜레스테롤과 '좋은' HDL 콜레스테롤이 등장한다. 지질 가설에 따르면 LDL 수치가 높을 때 심장질환의 위험이 증가한다. HDL 수치가 높으면 반대로 위험이 감소한다. 그렇다면 한번 LDL을 자세히 들여다보자.

현대 의학은 보통 LDL이 나쁘다고 본다. 미국 질병통제예방센터는 우리 몸속 콜레스테롤이 대부분 '나쁜' LDL인데, 그 수가 지나치게 많

으면 동맥에 죽상반을 형성해 심장질환이나 뇌졸중을 일으킨다고 설명한다.[233]

반면 '좋은' HDL은 콜레스테롤을 흡수해 간으로 가져간다. 그러면 간이 콜레스테롤을 몸 밖으로 밀어낸다.[234] 건강 식생활 지침에서는 포화지방과 당연히 설탕을 먹지 말라고 권고한다. 대신 생선, 저지방 식품, 통곡물, 식물성기름, 과일, 채소를 추천한다. 분별 식단의 현대판이다.[235]

이와 함께 또 다른 권고를 제시하는데, 스타틴 계열 약물을 복용하라는 내용이다. CDC는 이 약물이 간에서 콜레스테롤을 생성하는 속도를 떨어트리며, 핏속에 있는 콜레스테롤을 청소해 심장질환의 발병을 늦추는 데 도움이 된다고 말한다.[236] 미국과 유럽에서는 혈중 높은 콜레스테롤을 스타틴으로 관리하라고 지도한다. 높은 LDL 수치를 조절하는 우선적 방법이라는 설명이다.[237]

유럽심장학회European Society of Cardiology가 2019년에 발표한 지침은 더 구체적이다. LDL 수치가 190mg/dL 이상이면 고위험군이다. 기준선은 70mg/dL이다.[238]

정말로 그럴까? LDL이 높으면 심장 발작이 일어나기 쉬울까?

질문이 잘못된 것으로 밝혀졌다. 단순히 LDL만으로는 심장 발작이 일어날 가능성을 예측하기 어렵다. 그보다는 실제 혈관을 관찰해서 어떤 손상이 있는지 들여다보는 편이 낫다. 다행스럽게도 혈관을 보려고 살을 쨀 필요는 없다. 심장을 컴퓨터로 단층 촬영하면 된다. 쉽게 말해 CT를 찍는 것이다. 수치를 보고 짐작하는 대신 CT 촬영을 하면 혈관속에 형성되는 죽상반을 X선 영상으로 관찰할 수 있다. 그래서 심장

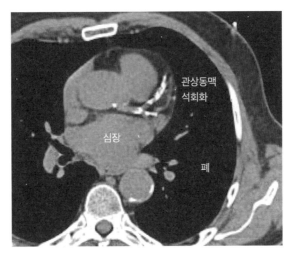

이 CT 촬영 영상은 심장(가운데 회색 부분)이 석회화(흰색 선)된 모습을 보여준다. 관상동맥에서 실제로 죽상동맥경화증이 나타났다.

발작의 위험을 더 정확하게 가늠할 수 있다.[239]

LDL 수치가 다양한 2만 3143명 환자를 대상으로 연구한 결과, LDL 과 죽상동맥경화증 위험 사이의 상관관계는 없었다. 대신 동맥에 있는 석회화된 죽상반이 주요한 위험 요인이었다. 죽상반이 적게 있으면 위 험도가 낮았다. 그리고 죽상반이 많을수록 위험성은 커졌다. LDL 수 치와 죽상반도 상응하지 않았다.

《미국심장저널》에 실린 2009년 연구는 심장질환으로 입원한 13만 6905명 환자 중 4분의 3이 LDL 수치에서 정상이었다고 보고했다.[240]

요점을 말하자면, LDL은 그것이 중요하다는 주장만큼 중요하지는 않다.

왜 LDL에 집착할까?

LDL이 중요하지 않은데, 왜 대다수 의료 전문가가 LDL을 심장질환의 큰 위험 요인이라고 지적할까? LDL은 측정하기 쉽다. 스타틴으로 치료하기도 쉽다. 의사로서는 차려진 밥상인 셈이다. 하지만 모두가 LDL을 악당으로 보게 하려면 그 이상이 필요하다.

이제부터는 천문학적 액수의 돈이 걸린 이야기를 하려고 한다. 제약회사들에 비하면 불법 마약 카르텔은 우습다. 노다지나 다름없는 그 약은? 바로 스타틴이다.

미국심장협회가 2018년에 발표한 과학 성명에 따르면 마흔 살 이상 미국인 넷 중 한 명이 스타틴을 복용한다.[241] 거의 스타틴에만 의지해 콜레스테롤과 싸우는 형국이다. 한 의사는 이렇게 뼈 있는 농담을 했다. "수돗물에 스타틴을 탈 날도 머지않았다."

심장질환의 위험을 크게 높이지도 않는 징후와 싸우는데 왜 이렇게나 많은 약을 처방할까? 두려움이 하나의 이유다. 사망 원인 1위가 심장병이다. 뭐라도 해야지 가만히 있을 수는 없는 노릇이다. 다급한 마음에 제약회사가 우위에 서서 스타틴 계열의 이런저런 약을 팔도록 만들었다.

돈은 힘이 세고 여파가 넓게 미친다.

예를 들어 제약회사들은 스타틴 연구에 자금을 댄다. 대학과 의대는 그 돈을 받아들고 상당히 좋아한다. 제약회사는 미국심장협회와 말하자면 심장병 동맹을 맺었다. 제약회사는 협회에 돈을 대고, 협회는 그 대가로 스타틴을 판촉한다. 제약회사는 의사들의 교육 프로그램, 외유성 학회, 식사 모임 등을 후원해서 그들이 흡족한 마음으로 스타틴을 처방하게끔 유도한다. 또한 의사와 환자를 겨냥해 스타틴이 좋은 약품이라고 강조하는 유료 광고를 내보낸다. 전문 매체와 대중매체도 광고를 받으니 행복하다.

이 알약은 심장병과 뇌졸중하고도 쉽게 싸울 수 있도록 도와준다고 약속한다. 환자는 알약 한 알만 먹으면 된다. 의사도 처방전 몇 줄만 쓰면 되니 편리하다. 의사도 환자도 건강에 무척 이로운 무언가를 했다고 느낀다.

많은 집단이 사망 원인 1위인 질병과 잘 싸우고 있다고 스스로 만족한다. 하지만 다른 많은 분야와 마찬가지로 의학도 기분이 아닌 결과를 근거로 삼는다. 숫자를 들여다보자.

일단, 유의할 점이 있다. 수익성 좋은 약이라고 다 의심의 눈초리를 보낼 까닭은 없다. 시장에서 잘 통하는 약이라면 효과가 좋으니 그럴 가능성이 크다. 하지만 제약회사들은 순전히 돈의 힘으로 시장을 움직일 줄도 안다. 금전적 유인책을 써서 진실을 왜곡하는 식이다.

스타틴은 이른바 장사가 잘되는 약이다. 실제 효과는 어떨까? 리피토라는 약이 있다. 스타틴 계열 약물인 아토르바스타틴atorvastatin의 상품명이다. 리피토정을 실제로 광고하는 내용을 보면 이 약품이 심장 발작 위험을 36% 줄인다고 대담하게 주장한다. 엄청난 약인 것 같다! 결과가 이렇게 좋다니 날개 돋친 듯 팔릴 만도 하다. 언론도 36%라는 숫자에만 초점을 맞춰 함께 맞장구치며 박수를 보낸다. 심지어 의사도 환자에게 광고 문구를 재차 강조한다.

하지만 이 광고는 장난질도 심하게 치고 있다. 숫자가 부풀려진 것이다.

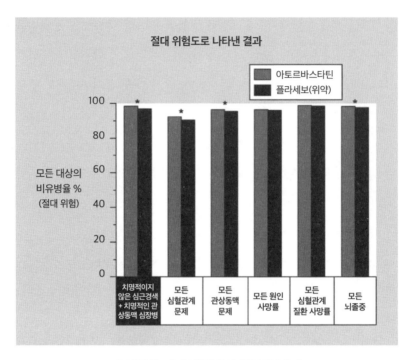

절대 위험도로 나타낸 결과

■ 아토르바스타틴
■ 플라세보(위약)

모든 대상의
비유병율 %
(절대 위험)

치명적이지
않은 심근경색
+ 치명적인 관
상동맥 심장병 | 모든
심혈관계
문제 | 모든
관상동맥
문제 | 모든 원인
사망률 | 모든
심혈관계
질환 사망률 | 모든
뇌졸중

리피토정 광고에서 인용한 임상시험의 실제 결과

어떻게 된 일인지는 위 그래프를 보면 알 수 있다. 36%라는 수치를 만드는 데 쓰인 실제 자료다. 가장 왼쪽 막대가 치명적이지 않은 심장 발작과 치명적인 관상동맥 심장병을 합친 총합이다.[242]

한쪽 그룹은 스타틴(아토르바스타틴)을 복용했고, 다른 그룹은 위약인 설탕 알약을 먹었다. 진짜 약을 먹은 사람의 98.1%는 심장 발작이 없었지만, 1.9%가 심장 발작을 일으켰다. 위약을 먹은 환자 중 97%는 심장 발작이 없었고, 3%가 심장 발작을 일으켰다. 겨우 1.1%p 차이였다.

그렇다면 36%라는 숫자는 어디서 왔을까?

206

통계 장난질이다. 제약회사는 1.1%p라고 쓰지 않고 상대위험도 감소라는 잣대를 들이댔다.

어떻게 된 건지 살펴보자. 위약 환자군 중 3%가 심장 발작을 일으켰다. 스타틴 복용자 중에는 1.9%가 그랬다. 이 1.1%p 차이는 3%의 약 36%에 해당한다. 제약회사는 위약 사용자 중 3%와 리피토 사용자 중 2%가 심장 발작을 일으켰다고 깨알같이 분명하게 적어놓기는 했지만, 누가 거기까지 꼼꼼히 찾아 읽고 따져보겠는가. 광고에 36%라는 글자가 대문짝만하게 나오는데 말이다.

"그래도 의사들이 속지는 않겠죠?"라고 묻는다면 나는 다시 한숨을 쉴 수밖에 없다.

1996년에 나온 한 의학 리뷰 논문에서는 질병 사망률이 24% 감소했다고 보고했다. 2002년에 나온 또 다른 리뷰 논문에서는 21% 감소했다고 주장했다. 대중은 이 수치가 환자 1000명당 사망률이 5명에서 4명으로 줄었다는 뜻인 줄은 까맣게 몰랐다.

유럽 아홉 개 나라에서 환자 5000명을 대상으로 조사한 연구가 있다. 92%의 환자가 유익성을 열 배, 심지어 백 배까지도 과대평가했거나 알지 못했다. 예를 들어 영국 환자의 27%는 검진을 받은 환자 1000명당 200명이 해당 질환으로 사망할 거라고 믿었다.

하지만 이들은 그저 일반 환자일 뿐이다. 그래서 장난질에 속았다. 의사라면 이런 함정에는 빠지지 않을 터다. 당연히 그래야 하는데, 실은 의사 31%가 이 '25% 감소'라는 주장을 잘못 이해했다.[243]

유익성을 과장하는 방식이 의약품 마케팅의 주된 수단이다. 스타틴도 모두 이런 방식으로 판매된다. 데이비드 다이아몬드David Diamond와

우페 라븐스코프Uffe Ravnskov를 포함한 몇몇 학자들이 상대위험도를 사용한다고 쓴소리를 한다. 상대위험도를 사용하는 바람에 사람들이 사망률 감소에 효과적이지 않은데 오히려 아주 효과적인 약물이라고 믿게 되었다는 얘기다.[244, 245]

누군가는 심장병이 치명적인 질환이므로 유익성이 그 1%만 있어도 약을 먹을 가치가 있다고 말할 터다. 하지만 모든 약에는 부작용이 있다. 스타틴도 예외가 아니다. 괜한 엄살이 아니다. 2% 인구에서 관상동맥 질환 발병과 사망률이 감소하는 데 도움이 된다는 점을 인정한다 해도 스타틴에는 건강상 부작용이 뚜렷하게 존재한다.

대형 제약회사가 숨기고 싶어 하는 스타틴 부작용

스타틴의 부작용은 사소하지 않다. 스타틴은 암, 백내장, 당뇨병, 인지 기능장애, 골격 이상증의 발병률이 증가하는 현상과 관련이 있다. 이런 부작용의 유병률을 숨기려고 제약회사는 약물의 유익성을 보여주는 상대 비율이 아닌 절대 비율을 사용해서 부작용이 마치 별일 아닌 것처럼 보이게 만든다.

또 다른 장난질이 증상을 여러 범주로 쪼개는 방식이다. 미국 FDA의 이상 사례 보고체계Adverse Event Reporting System를 보면 근육 부작용을 11개 유사한 범주로 쪼개놓은 것을 알 수 있다. 비슷비슷한 증상이 여러 아형으로 분산되기 때문에, 대부분의 범주에 보고된 부작용은 몇 가지 되지 않는다. 하지만 이 증상을 다 합쳐서 보면 스타틴이 근육에 얼마나 위험한지 선명하게 드러난다.[246]

잘 알려지지 않은 도입기 중도 포기 문제

도입기는 공식적으로 연구를 시작하기 전에 투약하는 기간이다. 스타틴 임상시험에 공통으로 들어가는 이 연구에서 도입기에 나타나는 현상은 언급하지 않는다. 스타틴 계열 약물인 심바스타틴simvastatin을 복용한 적격 피험자 중 26%가 도입기 도중에 그만두었다.[247] 중단 이유를 밝히진 않았지만, 아마도 틀림없이 약물 부작용 때문일 것이다. 이런 중도 포기는 실제 부작용 발생률을 가린다. 연구에서 나타난 부작용 관련 수치를 신뢰할 수 없게 만든다.

심장병 전문의 에이심 맬호트라Aseem Malhotra는 2022년 저서 《스타틴 안 먹는 삶Statin-Free Life》에서 스타틴을 처방받은 환자 중 34%가 의사에게 알리지 않고 복용을 중단했다고 밝혔다. 중단 사유는 약물 부작용 때문이었고, 알리지 않은 까닭은 의사에게 한 소리 듣기 싫어서였다.[248]

"하지만 요즘 새로 나오는 스타틴 계열 약품들은 낫지 않을까요?"

어디 정말 그런지 살펴보자.

새로 개선된 스타틴?

한마디로 말하면, 요즘 나오는 스타틴도 그렇게 좋지는 않다. 14만 3000명을 대상으로 진행한 21개 임상시험에서 스타틴을 추적한 2022년 연구는 절대 위험 감소율이 1%를 밑돌았다고 보고했다. 연구원들이 내린 결론은 이렇다. "스타틴의 절대 유익성은 그렇게 크지 않다." 거의 소용이 없다는 뜻이다.[249]

그렇긴 해도 이전에 심장 발작을 일으킨 병력이 있는 사람에게는 스타틴이 필요할 수 있다. 하지만 정보는 복잡할뿐더러 다양한 이해관계

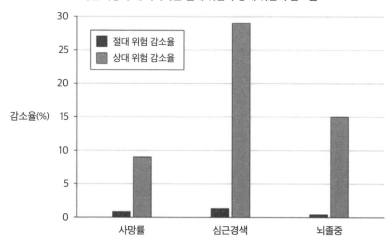

스타틴 복용 후에 나타나는 절대 위험과 상대 위험의 감소율

- 절대 위험 감소율
- 상대 위험 감소율

감소율(%)

사망률　심근경색　뇌졸중

환자 14만 3000명이 참여한 21개 임상시험을 분석한 스타틴의 위험 감소 효과

로 왜곡된다. 얽히고설킨 상황은 끊임없이 빠른 속도로 변화하기에 이 이야기는 이쯤에서 마무리하겠다.

장사가 아닌 과학으로 본 LDL의 역할

심장질환의 원인으로 자주 지목되는 지방인 LDL을 좀 더 자세히 들여다보자. 아직 명쾌하게 해결되지 않은 질문이 하나 있다. LDL 입자의 크기가 심혈관계 질환의 위험에 어떤 영향을 미치는가 하는 점이다. LDL 입자의 크기가 전부 똑같지는 않다는 사실이 밝혀졌다. 대부분은 둥둥 떠다니는 커다란 입자이고, 일부가 작고 조밀하다. 그런데 연구에 따르면 관상동맥 질환과 상관관계를 보이는 LDL은 이 작고 조

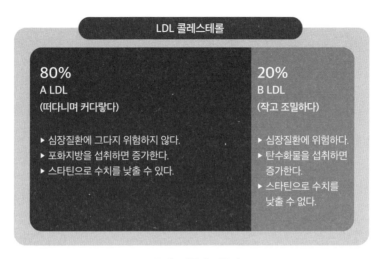

LDL 콜레스테롤

80%
A LDL
(떠다니며 커다랗다)

▸ 심장질환에 그다지 위험하지 않다.
▸ 포화지방을 섭취하면 증가한다.
▸ 스타틴으로 수치를 낮출 수 있다.

20%
B LDL
(작고 조밀하다)

▸ 심장질환에 위험하다.
▸ 탄수화물을 섭취하면
  증가한다.
▸ 스타틴으로 수치를
  낮출 수 없다.

LDL 콜레스테롤의 유형 비교

밀한 입자sd-LDL다. 스타틴이 표적으로 삼는 LDL은 심장질환의 위험
이 거의 없는 커다란 부유성 입자인데 말이다.

스타틴이 놓치는 sd-LDL은 탄수화물을 섭취하면 수치가 증가한다.[250]
문제는 표준 LDL 콜레스테롤 혈액검사가 큰 분자와 작은 분자를 다
똑같이 다루는 바람에 이 둘을 구분할 수 없다는 점이다.[251]

LDL과 관련해 고려해야 할 요인은 또 있다.

LP(a)?

줄여서 LP(a)라고 하는 지질단백질Lipoprotein(a)은 LDL의 한 변종이
다. 돌연변이로 생기는데, 인구의 20%까지 그 영향을 받는다. 심혈관
계 질환에서 가장 흔한 유전적 위험 요인이다.

심혈관계 질환과 강한 상관관계를 보이는 LP(a)는 간에서 분비한다
고 여겨진다.[252] 또한 LP(a)는 혈액 응고도 촉진한다.

이런 변이는 왜 존재할까? 생존에 어떤 이점을 선사하기에? 예를 들어 낫적혈구 빈혈은 산소를 운반하는 혈액의 능력을 방해하는 끔찍한 질환이다. 하지만 다른 적혈구와 달리, 낫적혈구는 말라리아를 견뎌내기에 우리 몸속에 살아남았다. 빠른 속도로 혈액을 응고시키는 LP(a)의 특성이 지금보다 외상과 출혈이 훨씬 흔했을 선사시대에는 도움이 되었을 수 있다.

한 논문에서는 포화지방 섭취를 늘리는 방식으로 LP(a) 수치를 낮출 수 있다고 제안한다.

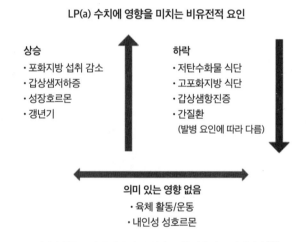

LP(a) 수치에 영향을 미치는 비유전적 요인

상승
· 포화지방 섭취 감소
· 갑상샘저하증
· 성장호르몬
· 갱년기

하락
· 저탄수화물 식단
· 고포화지방 식단
· 갑상샘항진증
· 간질환
　(발병 요인에 따라 다름)

의미 있는 영향 없음
· 육체 활동/운동
· 내인성 성호르몬

저탄수화물 고지방 식단이 LP(a) 농도를 낮춘다고 밝혀졌다.[253]

스타틴은 LP(a) 수치를 높이는 작용을 하는 것으로 보인다.[254]

심혈관계 질환의 다른 위험 요인

QRISK3는 심혈관계 질환을 예측해주는 무료 온라인 알고리즘이다.[255] 이용자가 정보를 몇 가지 입력하면 앞으로 십 년 안에 있을 심장 발작과 뇌졸중 위험을 예측해준다. 나이, 민족, 가족력, 당뇨병 같은 위험 요인뿐만 아니라 혈중 지질과는 관련 없는 변수인 흡연, 만성 신장병, 류머티즘 관절염 등도 고려한다. 이렇게 보면 심장질환에 영향을 끼치는 위험 요인이 복합적이고도 다면적임을 알 수 있다.

어떻게 하면 원자료에서 쭉정이를 털어내고 알맹이만 추려낼 수 있을까? 2만 8000명이 넘는 여성을 대상으로 21년에 걸쳐 관상동맥성 심장질환이 진행되는 과정을 추적한 연구가 있다. 이 중요한 관찰 연구의 결과를 다음 도표에 정리했다.

가장 큰 위험 요인은 LDL 콜레스테롤이 아닌 지질단백질 인슐린 저항과 LP(a)인 것으로 드러났다.[256, 257] 사실, LDL 콜레스테롤은 오히려 위험성이 낮은 요인이다.

지질단백질 인슐린 저항LP-IR은 인슐린 위험을 측정한다. 이 책에서 살펴본 대사질환의 표지자 역할을 한다. 밀접한 관련성을 보이는 대사질환의 위험 비율을 살펴보자.

2형 당뇨병, 대사증후군, 고혈압, 비만, 흡연의 전조 위험률이 LDL보다 훨씬 더 크다. 대사질환은 모두 생활습관을 고치면 치료할 수 있다.

그래서 심장 발작의 위험을 가장 단호하게 예측해주는 지표는 개인의 LDL 수치가 아닌 대사질환이다.

맬호트라 박사가 〈포화지방은 주요한 문제가 아니다*Saturated Fat Is Not*

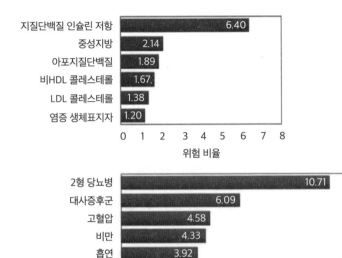

관상동맥성 심장질환 위험률

지질단백질 인슐린 저항   6.40
중성지방   2.14
아포지질단백질   1.89
비HDL 콜레스테롤   1.67,
LDL 콜레스테롤   1.38
염증 생체표지자   1.20

0 1 2 3 4 5 6 7 8
위험 비율

2형 당뇨병   10.71
대사증후군   6.09
고혈압   4.58
비만   4.33
흡연   3.92
관상동맥성 심장질환
조기 발병 가족력   1.50

0 2 4 6 8 10 12
위험 비율

관상동맥성 심장질환에 가장 위험한 생체지표가 무엇인지 알려주는 위험 비율

the Major Issue〉라는 논문에서 이 부분을 확인해준다. 그는 심장질환이 과거에는 이렇게 흔하지 않았다고 말한다. 오늘날 콜레스테롤 수치가 정상인데도 심장 발작으로 병원에 입원한 환자 중 3분의 2가 대사증후군을 앓고 있다. 콜레스테롤을 원흉으로 지목하는 현실에 그가 의문을 품는 까닭이다.[258]

심지어 요산도 심장질환 위험을 높이는 데 제 역할을 한다.[259] 요산은 과당 대사의 지표다. 반면 심장병 가족력은 발병 위험과 상관관계가 약해서, 생활습관이 오히려 더 큰 역할을 한다는 사실을 시사한다. 가족력도 분명 역할을 하지만, 건강상 운명을 결정하는 유일한 요인은 아니다.

마지막 위험 요인 하나가 흡연이다. 존스홉킨스병원의 자료를 보면 흡연에 따른 위험은 단지 폐암만이 아니다. 담배를 피우면 혈압이 오르고, 혈액도 잘 엉킨다. 이 두 가지가 모두 심장 발작이 올 확률을 높인다.[260]

게다가 주변에 있는 비흡연자들에게까지 영향을 미친다. 해마다 3만 4000명가량이 간접흡연으로 심장질환에 걸려 사망한다.[261] 미국 질병통제예방센터에 따르면 흡연은 혈액의 화학적 구성을 바꾸고, 죽상반이 더 빨리 형성되게끔 부채질한다.[262]

담배를 피우면 혈관 구조를 심하게 망가트린다. 그러하니 동맥에서 정말 중요하다고 할 수 있는 혈관 내피 당질층으로 관심을 돌려보자.

내피 당질층은 무엇이며, 왜 중요한가

내피 당질층Endothelial glycocalyx은 혈관 내피세포 조직을 덮는 층이다. 앞서도 언급했다시피, 혈관 안쪽 단백질과 탄수화물로 코팅하는 셈이다. 건강한 상태라면 미끄럽고 부드러우며 층의 두께도 꽤 얇다. 그래서 연약하다. 설탕부터 염증, 스트레스에 이르는 온갖 요인으로 손상될 수 있다.[263]

전단응력과 산화 스트레스가 극심하면 당질층이 손상을 입는다. 당뇨이거나 때때로 염증이나 나트륨 농도가 높은 상태일 때 이런 일이 벌어진다. 당질층은 손상되는 속도가 빠르다. 염증이 생기면 5분 안에 혈관이 누덕누덕해지고, 30분이 채 지나기도 전에 70%가 파괴된다.

당질층이 손상되면 혈전(피떡)을 만드는 혈소판과 백혈구의 활동이 활발해진다. 이제 당질층이 장벽으로서 기능할 수 없기에 나트륨이 손쉽게 그 안으로 침투한다.[264]

대사증후군이 당질층에 가장 큰 피해를 준다. 분명한 사실이다. 과당, 나트륨, 당뇨병 등 지금까지 이 책이 다룬 내용을 떠올려보자. 현대 식단에 담긴 많은 해악이 과잉된 과당에서 출발한다. 심장질환을 유행병으로 만든 원흉은 지방이나 LDL 콜레스테롤이 아닌 바로 과당일 터다.

건강해지려면 우리는 당과 약을 끊어야 한다. 정제 설탕은 새로운 담배나 다름없다.

8장

암 거짓말

"암이란 대개 DNA 손상이 누적돼 생긴다."

모든 복잡한 문제에는 단순하고 직접적이며 설득력 있는 틀린 해결책이 있다.
- H. L. 멩켄H. L. Mencken

심장질환 다음으로 암 때문에 많은 사람이 죽는다. 그래서 정부는 심장병과 마찬가지로 암에도 관심을 기울였다. 관료들은 미덥지 않은 식단을 제안하진 않았지만, 암과의 전쟁을 선포했다.

1971년 12월 23일 리처드 닉슨 대통령은 환호와 찬사를 받으며 암 관리법National Cancer Act에 서명했다. 이 법을 근거로 암의 원인과 치료법을 찾는 데 16억 달러의 예산이 투입됐고, 국립암연구소National Cancer Institute, NCI가 설립됐다. 그렇게 '암과의 전쟁'이 시작됐다. 재정이 튼튼하게 뒷받침되는 정책이었다. 미국이 건국 200주년을 맞는 1976년이 되기 전에는 암이 격퇴될 거라고 다들 굳게 믿었다.

46년이 흐르고 버락 오바마 대통령이 마지막 국정연설을 했다. 그는 암과의 또 다른 전쟁을 선포하며 이렇게 말했다. "미국이 암을 정복한

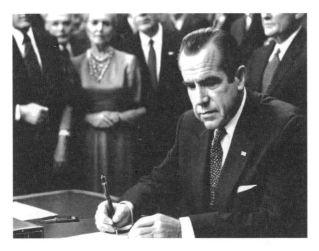

1971년 암관리법에 서명하는 리처드 닉슨 대통령(컴퓨터 구상 이미지)

나라가 되도록 만들겠습니다." 이번 프로젝트 이름은 과거 달로켓 발사 계획에서 따온 '캔서문샷Cancer Moonshot'이었다.

2022년 조 바이든 대통령은 '문샷 2.0'으로 버전을 높였다. 향후 25년간 암 사망률을 절반으로 낮추고 암 환자의 삶의 질을 개선한다는 야심 찬 목표를 세웠다.

미국이 사활을 걸고 추진한 이 정책의 결과는? 다음 그래프가 말해준다.

오른쪽 막대가 암 사망률을 나타내는데, 줄어들지 않고 늘어나고 있다. 다만, 미국 인구 증가세를 감안한 암 사망률 균등분 통계는 안정적으로 유지되거나 소폭 감소하는 추세다.

암이 이토록 굳건히 버틸 거라고 예상한 사람은 많지 않았다. 암 문제는 진작 해결되었어야 한다. 무언가 잘못됐다.

공교롭게도 1971년 암관리법에 서명할 당시 닉슨과 함께한 인물이

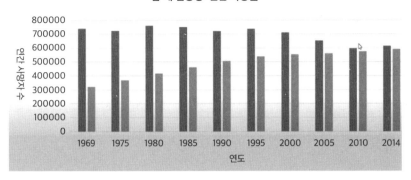

암 대 심장병: 연간 사망률

1969~2020년 미국의 심장병과 암 사망자 총계(자료 출처: Heart Disease and Cancer Deaths-Trends and Projections in the United States 1969-2020, Weir HK et al.)

테드 케네디Ted Kennedy 상원의원이다. 그는 암관리법의 기초를 세우고 국립암연구소를 설립하는 데 큰 역할을 했다. 덕분에 자신이 2008년 뇌종양에 걸렸을 때 최고 수준의 치료를 받으며, 1970년대 이후 발전한 의료 기술을 남김없이 누렸다.

케네디 의원은 발병한 이듬해인 2009년 사망했다.

반세기 넘도록 그렇게 노력했는데도 암 사망률을 의미 있게 낮추진 못했다.

암을 앞에 두고 무얼 할 수 있는지 말하기 전에 암이 무엇인지부터 얘기해보자.

암이란 무엇인가?

암은 세포가 통제할 수 없이 증식하는 상태다. 세포 생식은 면역계에서 관리한다. 면역 방어가 무너지면 세포가 극심하게 늘어나 우리 몸의 다른 계통을 방해한다. 암은 어떤 유형의 세포에도 생길 수 있으며, 모든 다세포생물에 영향을 미친다. 공룡도 암에는 졌다.

암은 근원 세포의 유형에 따라 성격이 결정된다. 암세포가 전립선에 있으면 전립선암, 유방에 있으면 유방암이다. 암세포는 근원 세포의 성질을 대부분 계속 지닌다. 암세포의 공통된 특성은 다음과 같다.

1. **성장을 통제할 수 없다.** 암의 본질적 특성이며, 암이 위험한 까닭이다. 암세포는 멈추지 않고 자라면서 '종양'이라는 위험한 조직을 만든다. 가장 먼저 나타나는 종양은 원발성이다.

2. **온몸으로 확산한다.** 원발성 종양만 위험한 것이 아니다. 암세포는 폐, 간, 뇌, 뼈 등 신체 여러 부위로 이동해서 이차 종양을 만들어낼 수 있다. 이 과정이 전이轉移다. 암이 전이되는 시점부터 대개는 암 치료가 힘들어지거나 불가능해진다.

3. **사멸하지 않는다.** 일반 세포는 복제를 일정 횟수 반복하고 사멸한다. 몸은 죽은 세포를 처리해 새 세포가 들어서게 한다. 암세포는 이런 한계 없이 원하는 만큼 분열한다.

1951년 미국인 헨리에타 랙스Henrietta Lacks에게서 자궁경부암 세포 표본을 채취해 늙지도 죽지도 않는 '헬라 세포'를 배양했다. 이 일로 암세포의 불멸성이 특별한 관심을 받았다. 헨리에타 랙스는 그해 31세의 나이로 사망했지만, 그의 암세포는 5000만 톤이 배양되어 백신과 신약 개발, 유전학 연구 그리고 암 연구에 쓰였다. 2010년 기준으로

헬라 세포를 다루는 과학 논문만 6만 건이다.[265]

발육을 멈추지 않고 빠르게 퍼지며 불멸하는 암은 무서운 적이다. 하지만 그런 암과 싸울 무기도 하나씩 개발됐다.

베고, 태우고, 독을 쓴다

암의 특성을 토대로 몇 가지 치료법이 개발됐다.

첫 번째는 외과적 수술로 종양을 제거하는 방법이다. 가장 단순하고 오래된 치료법이다. 환자가 수술을 견뎌내고 살기만 하면 성공적이라 할 수 있었다. 예를 들어 한 여성에게 유방암이 생겼지만 다른 부위로 전이되지 않았다면 문제가 된 환부만 제거해서 암에 걸린 몸을 치료했다. 이미 암이 전이되어 수술을 해도 치료할 수 없다면 그 암은 '수술이 불가능'하거나 '절제가 불가능'하다고 표현했다.

두 번째 선택지는 방사선이다. 방사선은 느리게 자라는 세포는 남겨두고 빠르게 성장하는 세포를 죽인다. 문제는 방사선이 암세포에만 작용하는 것이 아니라는 점이다. 머리카락과 창자 내벽의 세포도 죽는다. 방사선을 올바로 쓰면 항암에 효과적일 수 있다. 하지만 방사선 자체가 다시 새로운 암을 생겨나게 할 위험이 있는데, 이런 암은 치료를 하고 몇 년이 지난 뒤에 나타날 수 있다.

세 번째 접근법이 아마도 가장 잘 알려진 암 치료법일 터다. 바로 화학요법이다. 이 치료법은 그 뿌리가 2차 세계대전 당시인 1943년으로 거슬러 올라간다. 독일군이 이탈리아 항구에 있던 연합군 함정들을 폭격했다. 마늘 냄새가 나는데 정체는 알 수 없는 화학물질에 수병 수백 명이 화상을 입고 실명했다. 알고 보니, 폭탄이 떨어진 미군 배 한 척에 겨자 가스가 가득 실려 있었다. 과거 1차 세계대전 때 독일군이 사용한 살상용 독가스였다.[266]

병사들의 조직 표본이 미국으로 보내졌다. 약리학자인 루이스 굿먼Louis Goodman과 앨프리드 길먼Alfred Gilman이 표본 일부를 손에 넣었다. 두 사람은 의료계 권위자였다. 약리학 교과서로 쓰는 《치료법의 약리학적 기초The Pharmacological Basis of Therapeutics》를 1941년에 함께 쓰기도 했다.

그들은 표본에서 '림프종lymphoma'이라는 암의 한 형태로 증식한 세포들이 유독 심하게 손실된 사실을 알아챘다. 뒤이은 실험에서 겨자 가스의 활성 성분인 질소 머스터드가 림프종 환자의 암세포를 죽일 수 있다는 점이 밝혀지면서 항암 화학요법의 토대를 놓았다.

화학요법은 빠르게 세포가 성장하고 증식한다는 암의 특성을 표적으로 삼았다. 1942년에 임상시험을 진행했는데, 부분적인 성공을 거뒀다.[267] 이렇게 암과 맞서 싸우는 데 쓸 새로운 무기가 추가됐다. 사실상 전쟁 무기였다.

수술, 방사선, 화학요법, 이 세 가지 방법이 여전히 암을 대하는 표준 치료법이다. 다소 거칠고 직설적으로 표현하면 이렇다. 베고, 태우고, 독을 쓴다.

그런데 이런 방법이 정말로 쓸 만할까?

현재 항암 전쟁의 판세는?

간단히 말해 암이 이기고 있다.

이제 자세히 들여다보자. 미국 국립암연구소는 암과 전쟁을 벌인 경과 보고서 두 건을 1986년과 1997년에 펴냈다. 암 환자를 상대로 베고, 태우고, 독을 쓰기를 수십 년, 그동안 좋은 소식도 있었고 나쁜 소식도 있었다. 좋은 소식이라면 림프종, 백혈병, 고환암 환자를 다수 살렸다는 것이다.

나쁜 소식은 표준 치료로 암 환자를 단지 4%밖에 살리지 못했다는 사실이다. 암으로 생긴 사망률이 1950년 이후로 9%p까지 증가했는데도 말이다. 작은 진전을 보이기도 했지만, 그마저도 흡연과 바람직하지 않은 식단 같은 생활습관 요인에 가려졌다. 보고서에서는 이렇게 짚었다. "향후 항암에서 두드러진 진전을 보이려면 연구의 중점을 치료에서 예방 측면으로 돌릴 필요가 있다."[268]

그런데 만약 암의 '성장 모형'을 우리가 제대로 모르고 있다면? 암을 설명하는 다른 이론은 없는 걸까?

1930년대에 독일의 한 과학자가 그 답을 찾았던 것 같다.

오토 바르부르크 박사

오토 바르부르크Otto Warburg 박사는 나치독일에 협력한 과학자다. 다른 부역 과학자들과는 달리 유대인 동성애자였는데, 히틀러가 유대인

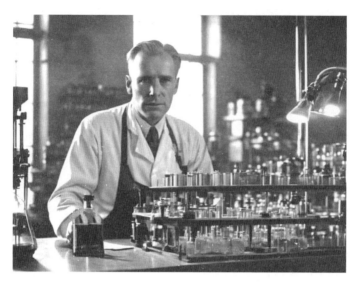

연구실에 있는 오토 바르부르크 박사(컴퓨터 구상 이미지)

이나 동성애자보다 암을 더 싫어해서 목숨을 부지했다.

바르부르크는 1931년 노벨 의학생리학상을 받는다. 대사 작용, 특히 세포 호흡의 핵심 기전을 찾아낸 공로를 인정받았다.[269] 그의 이런 발견이 암과 관련해 중요한 까닭은 이 기전이 암세포가 포도당을 대사하는 방식에 관여하기 때문이다.

여기서 잠깐 생명의 역사를 되짚어보자. 산소가 적었던 먼 옛날에는 포도당을 발효하고 대사를 거쳐 적은 에너지를 만들어냈다. 나중에 산소가 풍부해졌을 때도 여전히 이 과정은 그대로 유효했는데, 이를 호기성 해당aerobic glycolysis이라고 한다.

하지만 세포가 진화하고 복잡해지면서 미토콘드리온mitochondrion이라는 구조를 얻게 되었다. 미토콘드리온은 미토콘드리아의 복수형이다. 미토콘드리아를 이용하면 세포는 같은 양의 포도당을 발효했을 때

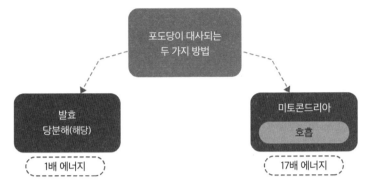

포도당 대사의 대체 경로

보다 17배나 많은 에너지를 만들 수 있었다. 이 과정을 세포 호흡cellular respiration이라고 한다.

바르부르크는 산소가 풍부한 조건에서도 암세포가 정상 조직에 비해 열 배나 더 많은 포도당을 덜 효율적인 해당(당분해) 방식으로 대사한다는 사실을 알아냈다. 이런 현상을 바르부르크 효과라고 한다.

1956년에 나온 기념비적인 논문 〈암세포의 기원On the Origin of Cancer Cells〉에서 바르부르크는 수십 년간 연구한 결과를 이렇게 정리했다. 암세포는 미토콘드리아가 손상되어 발효로 전환됐는데, 그렇다면 이는 암이 대사질환이라는 얘기다.[270]

이런 발견만큼이나 놀랍게도 이 내용은 그렇게 회자되지 않았다. 나치에 부역한 바르부르크의 경력이 그의 사회적 평판을 갉아먹어서였을까. 하지만 다른 발견이 그의 연구 성과를 덮었다는 시각이 더 설득력 있다. 이후 수십 년간 생물 과학의 판도를 결정한 그 발견은 바로 DNA의 이중나선 구조다.

DNA-암 연관

　1953년 J. D. 왓슨J. D. Watson과 F. H. 크릭F. H. Crick이 DNA의 이중 나선 구조를 설명하는 논문을 발표했다.[271] 이 발견을 토대로 과학계는 단지 암뿐만 아니라 질병 전반하고 싸운다는 새로운 목표를 품었다.

　DNA 조합은 경우의 수가 방대하기는 하나 분명 유한했다. 반면 신진대사의 상호작용은 복잡한 데다 사실상 무한했다. 많은 과학자가 차라리 DNA를 다루는 편이 더 낫겠다고 여겼다. 그들은 DNA 분자 구조를 인간 건강의 만능열쇠로 보았다.·자금과 관심이 온통 DNA 연구에 쏠렸다. 그래서 대사 관련 연구는 상대적으로 소외됐다.

　이처럼 DNA에 집중하는 과정에서 암을 이해하는 새로운 모형이 탄생했다. 이 모형은 암의 성장, 확산, 불멸이라는 설명을 훌쩍 넘어가버렸다. 암의 기원을 말하는 바르부르크의 대사 이론도 무시했다.

　이 새로운 이론에 따르면, DNA는 삶을 사는 유기체처럼 돌연변이를 일으킨다. 그런데 일부 돌연변이는 해롭다. 그중에서도 세포 생식에 영향을 주는 돌연변이가 가장 위험한데, 곧잘 암이 되기 때문이다.[272]

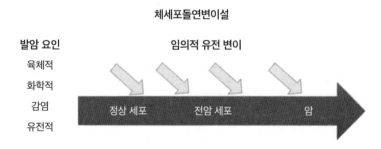

체세포돌연변이설에서 말하는 암 발생 과정. 무작위 유전 변이가 연이어 일어난다.

이런 돌연변이는 체세포라는 신체 세포에서 발생하기에, 이 이론을 체세포돌연변이설이라고 한다. 변화가 대개는 직접적으로 유전되지 않는다는 의미를 담고 있다. 오늘날 암의 기원을 두고 받아들여지는 가설이다.

혹시 이 이론이 사실이라는 증거는 있을까?

체세포돌연변이설의 증거

과학자들은 암성 DNA를 집중 연구해 전망 있는 결과를 얻었다. 동물과 사람에게 암을 만들어내는 종양유전자oncogene를 찾아낸 것이다. 종양유전자는 발암 요인으로 활성화될 수 있다. 방사선, 석면, 담배, 특정 바이러스 등이 모두 발암물질이다.

암에 관한 이런 새로운 모형은 베고, 태우고, 독을 쓰는 방법 말고도 다른 선택지를 가져다주었다. 바로 유전자 표적 치료다. 유전자가 암을 일으킨다면, 해당 유전자를 표적으로 삼아 암과 싸울 수 있다.

예를 들어 HER2/Neu 유전자는 보통은 세포의 성장을 돕는다. 그런데 암세포가 스스로를 퍼트리는 데 이 유전자를 이용한다. 특히 유방암에서 두드러지는 현상이기에, 현대에 유방암을 치료하는 핵심은 이 유전자의 발현과 관련된 단백질 기능을 억제하는 것이다.[273]

허셉틴이라는 상표로 팔리는 약물인 트라스투주맙Trastuzumab이 HER2/Neu 유전자를 선택해 골라낸다. 그런 다음 이 종양유전자를 억제해서 암세포가 발달하지 못하도록 막는다. 이 약품은 방사선 치료나 항암 화학요법과는 달리, 건강한 세포는 표적으로 삼지 않는다. 주로 화학요법과 함께 쓰이지만 말이다.[274]

트라스투주맙 개발사인 제넨텍은 이 약물을 출시하고 십 년간 67억 달러를 벌어들였다.[275] 유전자 표적이 혁명적인 방식이긴 했으나, 암을 크게 줄일 만큼 강력하게 항암 작용을 하지는 않았다. 유방암 환자가 표준 항암 화학요법과 이 방식을 병행했을 때 4년 생존율이 2.9%p 증가했다. 10년 생존율은 8.8%p 올랐다. 그렇게 기뻐할 만한 수치는 아니었다.

항암 유전자 치료에서 눈에 띄는 성과는 필라델피아에서 나왔다.

필라델피아 염색체

암성 백혈병 세포에서 22번 염색체 이상이 발견됐다. 이런 이상을 지닌 염색체를 발견한 도시 이름을 따서 '필라델피아 염색체'라고 한다. 필라델피아 염색체는 만성골수백혈병CML이라는 희귀 백혈병과 관련이 있다.[276]

HER2/Neu를 골라내는 약물처럼 CML을 표적으로 삼는 약물도 있다. 글리벡이라는 상표로 팔리는 이매티닙imatinib이다. 효과가 뜨뜻미지근한 허셉틴과는 다르게 글리벡이 보여준 결과는 화끈했다. CML 환자의 5년 생존율을 30%에서 70%로 훌쩍 높여놓았다.[277]

체세포돌연변이설이 그 원리로 암 한 종을 치료하는 데 성공한 중요한 사례다.

여기서 끝은 아닐 터다.

종양억제유전자

종양억제유전자가 손상되면 암이 생기는 또 다른 요인이 된다. 종양억제유전자는 정상 세포가 암으로 진행되지 않게 막는다. 그런데 1979년에 P53 종양억제유전자의 돌연변이가 인간에게 생기는 모든 암의 절반에서 발견됐다.[278]

텍사스대학 종양억제유전자 자료집에 따르면, 돌연변이로 암을 유발할 수 있다고 알려진 유전자는 73종이다.[279] 종양억제유전자에 문제가 생겨서 발병할 수 있는 암은 난소암, 폐암, 대장암, 두경부암, 췌장암, 자궁암, 유방암, 방광암 등이다.[280]

돌연변이는 대개 환경 영향으로 생기지만 유전일 수도 있다. 이런 암은 유전자 표적 치료로 싸운다. 특수한 사례가 아니면 종양억제유전자보다는 종양유전자를 표적으로 삼는다.[281] 치료 과정에서 억제유전자에 변화를 주려다가 도리어 암이 생길 수 있어서 그렇다.

유전자 치료는 항암의 새로운 길로 보인다. 환자 특성에 맞춘 개인별 치료가 가능해지기를 희망한다. 관련된 변이의 지도를 만들어 맞춤 투약한다는 개념이니 말이다. 이런 방식이면 우리는 여태껏 해오던 대로 베고, 태우고, 독을 쓰는 대신에 암을 뿌리부터 차단할 수 있다.

유전자 치료에서 성공을 거두었는데도 체세포돌연변이설에는 균열이 가기 시작했다.

체세포돌연변이설에 어긋나는 증거

체세포돌연변이설은 DNA가 손상되어 암이 생긴다고 본다. 시간이 흐르면서 체세포가 변이하다가 종양이 되기 때문에 대다수 암이 중년이나 노년에 발병한다고 이론의 틀을 세웠다. 나이가 들수록 돌연변이가 많아지고, 그러다 보면 그중 하나가 암을 일으킬 가능성도 커진다는 얘기다.

여기에는 문제가 있다. 장수하는 동물 중 벌거숭이두더지쥐나 일부 박쥐들, 코끼리, 대왕고래 등은 암에 걸리지 않는다.[282] 이렇게 오래 사는 동물이 기나긴 시간 동안 암에서 벗어나 자유를 누리려면 다른 설명이 필요하다.

마찬가지 논리로, 세포당 돌연변이 비율이 일정하다면 몸집이 커다란 동물, 다시 말해 세포 수가 더 많은 동물은 암에 더 잘 걸려야 이치에 맞는다. 하지만 몸집이 크다고 해서 몸집이 작은 동물보다 더 쉽게 암에 걸리지는 않는다. 이것이 바로 페토의 역설이다. 이 문제를 처음 알아챈 통계학자 리처드 페토Richard Peto의 이름에서 따왔다.[283, 284, 285]

사실, 최근의 한 연구는 수명이 긴 포유류에서 돌연변이가 더 천천히 일어난다는 사실을 보여준다. 이런 결과는 변이율 자체가 진화하는 과정에서 결정된 현상임을 시사한다. 그저 시간이 흐른다고 암이 생기는 것이 아니라, 생물체의 유전자 구성과 노화 과정 자체도 암의 원인이라는 뜻이다.[286] 예를 들어 코끼리는 P53 유전자 사본이 스무 개나 있어서 DNA 손상을 입은 세포가 파괴되도록 돕고, 암이 발병하는 확률을 낮춘다.[287]

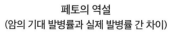

페토의 역설
(암의 기대 발병률과 실제 발병률 간 차이)

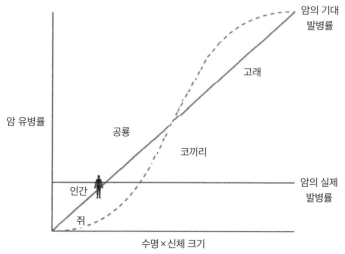

동물의 수명에 몸집을 곱한 수치와 암 유병률은 비례하지 않는다는 것이 페토의 역설이다.[288]

몸집이 큰 동물은 종양억제유전자가 많다. 이 지점이 어쩌면 페토의 역설을 풀 열쇠일지도 모른다. 털북숭이 매머드처럼 멸종한 종까지 포함해서 전 세계 코끼리 종들은 종양과 싸우는 TP53 유전자를 여럿 지니고 있다.[289] 동물은 진화 과정에서 암을 더 잘 방어하게 됐거나 아니면 스스로 암 덩어리가 되어야 했을 터다. 인간은 TP53 유전자가 하나뿐이어서 코끼리만큼 스스로 항암을 처리하지 못한다.[290]

그런데 복잡한 문제가 또 있다. 북극고래는 종양억제유전자 사본을 추가로 얻지 않았지만, 이백 년 넘게 산다.[291]

수수께끼가 쉽게 풀리지 않을 성싶다. 과학자들은 최대한 많이 인간의 유전암호 자료를 수집해서 그 내용을 밝혀보기로 했다.

인간 유전체 프로젝트Human Genome project가 시작되는 순간이었다.

유전자 염기 서열 해독, 암에 대처하는 해답?

미국 국립보건원은 1990년부터 2003년까지 인간 유전체 프로젝트를 진행했다. 인체에 있는 모든 유전자의 지도를 처음으로 만드는 대규모 프로젝트였다. 이 프로젝트는 유전병의 근원을 밝히고 관련 질환을 모두 치료할 수 있는 청사진을 제공해서 의료서비스에 혁신을 불러일으키겠다고 약속했다.

염기 서열을 완성한 결과, 인간 유전자가 약 2만 500개라는 사실이 드러났다.[292] 언론이 대서특필하며 의학의 새 시대가 열렸다고 칭송했다. 《타임》은 과학자들이 "암호를 풀었다"면서 알츠하이머병과 암의 비밀이 곧 벗겨질 거라고 썼다.[293]

2001년 《뉴욕타임스》도 기사를 여러 편 내보내며 이 프로젝트의 진척 상황을 보도했다.[294] 암의 주된 원인이 DNA 손상에 있다고 했으니, 이건 그야말로 엄청난 사건이었다. 인체에 있는 모든 유전자가 어떻게 작동하는지 파악하면 유전자 치료가 어디를 겨냥해야 하는지도 알게 된다는 의미였다. 어림짐작할 필요가 없게 되었다!

다음 할 일도 분명했다. (체세포돌연변이설에 따르면) 암을 유발하는 그 DNA 변이도 지도로 만들어야 한다. 그렇게 암 유전체 지도TCGA 계획이 첫발을 내디뎠다. 이 프로젝트는 2018년에 완료될 때까지 33종이 넘는 암 유형을 분석해서, 마침내 암의 유전적 작용을 밝혀냈다. 이 자료를 토대로 암을 진단하고 치료하고 예방하길 바랐다.[295] 발암 유전자를 골라내어 비활성화하는 약물을 만드는 것이 목표였다. 야심 차고 응원할 만한 목표였다.

하지만 TCGA를 완성했을 때는 인간 유전체 프로젝트를 끝내고 맞이한 팡파르 같은 건 없었다. 언론 보도도 쏟아지지 않았다. 왜일까?

인간 유전체를 처음 해독했을 때는 암과 유전병 치료에 거는 기대가 컸다. 하지만 TCGA에서는 손쉬운 돌파구가 보이지 않았다. 표적 치료제를 만들 만한 단순한 표적이 없었다.

모든 유전자의 염기 서열을 해독하는 데 영감을 준 건 체세포돌연변이설이었다. 종양유전자와 종양억제유전자에 특정 돌연변이가 나타나 암성 세포를 만든다는 이론이다. 하지만 영국의 '암 체성 유전 변이 자료집COSMIC'을 보면, 암세포의 임의적 변이가 단지 몇 개에 그치지 않고 많다는 사실을 알 수 있다.[296]

아마도 세포에서 무작위 변이가 충분히 일어나면 암이 되는 모양이다. 문제는 355개 암에선 변이가 전혀 없었다는 점이다. 게다가 암 환자 3만 1717명과 비암 환자 2만 6136명을 조사했더니 암 환자에게 일어난 변이가 비암 환자에게도 마찬가지로 나타났다.[297]

암 유전자 표적 치료는 한두 사례 말고는 성과가 없는 듯싶다.[298] 그래서 몇 가지 성공 사례를 제외하면 암 치료법은 크게 바뀌지 않았다. 그때나 지금이나 항암 선택지는 똑같다. 수술 아니면 방사선 치료 아니면 화학요법이다. 이 모든 연구에 집중했건만, 여전히 우리는 베고, 태우고, 독을 쓰기만을 반복한다.

글리벡은 어떤가?

글리벡은 유전자 치료로 암을 대부분 고칠 수 있을 거라는 희망을 주었다. 글리벡이 유독 뚜렷한 효과를 낼 수 있었던 까닭은 표적으로 삼은 변이가 특별하기 때문이다. 만성골수백혈병이 아닌 다른 암에는 필라델피아 염색체처럼 손쉬운 표적이 없다.

또 다른 문제는 필라델피아 염색체가 만성골수백혈병에 걸리지 않은 사람에게도 나타난다는 점이다. 정말로 그 변이가 유일한 발병 원인이라면, 말이 안 되는 일이다. 하물며 해당 돌연변이가 있는 만성골수백혈병 환자 중 약 20%는 글리벡에 반응하지 않는다.

따라서 약물이 골라낸 변이가 유일한 발병 인자는 아니라는 얘기다. 다른 요인도 있어야 한다.

글리벡은 필라델피아 돌연변이가 없는 골수종 암세포의 에너지를 고갈시켜서 암세포에 영향을 미치는 것으로 밝혀졌는데, 이는 어떤 직접적인 유전적 영향과도 관계가 없다.[299]

종양 세포의 핵을 정상 세포에 이식하거나 그 반대로도 시도해보는 흥미로운 연구가 여러 건 있었다. 세포핵은 DNA가 담긴 핵심이기에 암성 핵을 정상 세포에 이식하면 암세포가 되고, 정상 핵을 암세포에 이식하면 정상 세포가 될 법하다는 가설이었다.

결과는 예상과 달랐다. 암성 핵이 이식된 정상 세포는 여전히 정상 세포로 남아 있었다. 정상 핵이 이식된 종양 세포도 계속 암세포였다.[300] 이런 연구 결과로, 암 상태를 결정하는 건 핵에 든 유전자가 아니라 미토콘드리아를 포함한 세포질이라는 사실이 드러났다. 체세포 돌연변이로 암이 발생한다는 이론의 관 뚜껑에 못질을 한 셈이었다.

항암 유전자-지향 치료의 가능성이 옅어지면서, 새로운 치료법이 속속 등장하고 있다. 면역계와 함께 작용하는 면역요법도 그중 하나인데, 특정 암에서 뚜렷한 가능성을 보여주고 있다. 여전히 새로운 항암

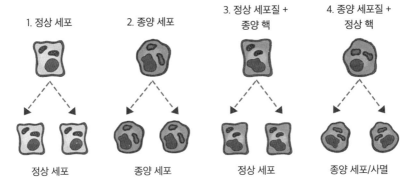

1. 정상 세포   2. 종양 세포   3. 정상 세포질 +
종양 핵   4. 종양 세포질 +
정상 핵

정상 세포   종양 세포   정상 세포   종양 세포/사멸

세포핵 이식 실험

치료법은 필요하다.

암의 뿌리는 대사 문제라는 바르부르크의 이론을 떠올려보자. 체세
포돌연변이설의 실패를 지켜보며 새로운 길을 찾는 연구자들이 생겨
났다.

암의 오래된 습성으로 돌아가기, 환원 모형

2007년 미국 국립암연구소는 암 퇴치에 실패했다는 사실을 인정할
용기가 있었다. 그들은 미국 전역에 있는 연구소 12곳을 지원하는 방
식으로 여러 방면의 과학자를 모았다. 암을 기초 원리부터 다시 연구
해서 새로운 관점을 끌어내려는 시도였다. 그중에는 암 전문가가 아닌
과학자도 있었는데, 물리학자 폴 데이비스Paul Davies도 그런 사람이었
다. 그는 암이 펼치는 네 가지 행동인 성장, 이동, 불사, 당분해(해당)를
들여다보았다.[301]

세포 수준 활동	단세포생물	다세포생물	암세포
성장	O	X	O
불사	O	X	O
이동	O	X	O
당분해	O	X	O

단세포생물, 다세포생물, 암세포의 특성을 보여주는 표

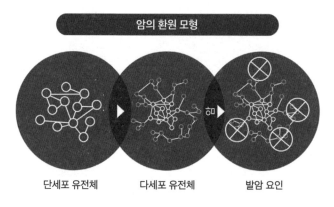

다세포생물의 발암 요인이 불러내는 DNA 되돌림 기전

이 표를 보면 한 가지 분명한 결론을 유추해낼 수 있다. 암세포가 마치 단세포생물처럼 행동한다는 점이다.[302] 여기서 환원 모형이라는 새로운 이론이 등장했다. 암세포는 스트레스를 받으면 원시 단세포생물과 닮은 행동양식으로 돌아간다. 복잡한 진화를 거쳐 나타난 제어된 행동을 버리고, 생존하려는 잘못된 시도로 자신을 미친 듯이 복제한다.

이런 세포는 자신이 깃든 몸에는 신경을 쓰지 않는다. 오로지 자신만 돌본다. 다른 세포를 무시하며 독불장군인 양 행동한다.[303]

이런 행동이 한때는 개별 세포의 생존을 도왔다. 하지만 다세포생물이 출현하면서 억제됐다. 생물체 전반의 이익에 어긋나기 때문이다. 그러다가 DNA 자체나 DNA를 수복할 능력에 손상을 입히는 환경적 위협과 마주치면 수단과 방법을 가리지 않는 되돌림 생존 프로그램이 다시 모습을 드러냈다. 마치 오작동을 일으킨 컴퓨터의 '안전 모드'와 비슷한 기전이다. 암을 유발하는 유전자가 대부분 다세포생물이 막 태동한 시절에 시작됐다는 점은 이 가설에 신빙성을 더해준다.[304]

발암 인자

암을 유발한다고 알려진 요인을 살펴보자. 모두 세포에 스트레스를 주지만, 전부가 DNA 변이를 일으키는 건 아니다.

- 감염: 일부가 DNA를 변이한다. 일부는 그렇지 않다.
- 염증: 담배로 인한 것 등
- 방사선: 돌연변이를 확실히 일으킨다.
- 화학물: 돌연변이를 일으킬 수 있다.
- 영양 요소: 대개는 변이를 일으키지 않는다.

돌연변이는 세포에 손상을 입힌다. DNA가 충분히 변형되면 세포의 행동을 세균처럼 되돌리는 환원성 생존 프로그램이 켜진다. 세균의 특성을 전부 얻는 건 아니고, 생존하고 영위하는 데 필요한 기본 요소만 세균처럼 된다.

발암성 손상이 이 작용을 유도하려면 치명적인 수준을 밑돌아야 한다. 세포에 영향을 줄 만큼은 강해야 하지만, 정도가 지나쳐서 세포를 죽이면 안 된다. 또한 만성이 되어야 한다. 손상이 한 차례에 그치지 않고 시간이 흐를수록 계속되어야 환원 기전이 켜질 것이다. 방사선과 감염 말고는 영양 부족이 암성 변화를 일으킬 가능성이 가장 큰 요인으로 꼽힌다.

암 위험을 최대한 줄이기

암 위험을 줄이는 첫 단계는 예방이다. 빠르면 빠를수록 좋다. 흡연이건 설탕이건 만성 스트레스 요인은 피한다. 암을 예방하는 노력은 건강상 다른 문제를 예방하는 일과도 통한다. 정제 탄수화물과 씨앗기름은 인슐린 저항, 염증, 비암성 대사 문제를 일으키는 주된 요인이므로 멀리한다.

당뇨병, 심장질환, 암, 이 세 가지 끔찍한 병이 모두 대사 문제와 밀접한 관련이 있기에, 정말 놀랍다. 하지만 생각해보면 또 그렇게 놀랄일도 아니다. 신진대사는 우리 몸이 작동하는 방식이므로, 방해를 받으면 몸에 해로운 것이 당연하다. 맛있는 독으로 천천히 자신을 죽이는 셈이다.

암 위험을 줄이는 다음 단계는 검진이다. 예방하려고 애쓴 노력이 소용 있었는지 확인한다. 대장내시경을 비롯해 병원에서 추천하는 적절한 선별검사를 받는다.

검진 결과 암 진단이 나오면 항암 화학요법, 수술, 방사선 치료를 받는다(반드시 그렇게 해야 한다). 간혹 말기라는 황망한 말을 듣기도 할 텐데, 그러면 사람들은 그제야 과거를 후회한다. 내가 케이크를 매일 파먹지 않았더라면, 집밥을 더 먹었더라면, 운동을 더 했더라면! 만약 그랬더라면 지금 병원에 있지 않아도 되었을 텐데.

당장 행동하자. 그때 그랬더라면, 하고 후회할 때는 이미 늦는다.

9장

알츠하이머병 거짓말
"알츠하이머병은 아밀로이드 베타가 쌓여서 생기는 진행성 질환으로 치료가 불가능하다."

나는 의심할 여지 없는 해답보다는 답변할 수 없는 질문이 더 궁금하다.

- 리처드 파인만Richard Feynman

내 어머니는 노년에 알츠하이머병을 앓으셨다. 사랑하는 사람이 치매로 투병하는 모습을 지켜본 경험이 있는 딱한 분이라면 그때부터 하나씩 벌어지는 일들을 정확히 알 터다. 어머니는 내가 누구인지 잊으셨다. 당신이 누구인지도 잊으셨다. 살아온 삶도 잊으셨다……. 어떻게 살았는지를 완전히 잊으셨다. 상태를 되돌릴 희망은 없었다. 기억력 감퇴는 매주 심해져만 갔다. 어머니는 당시로서는 가장 좋은 구식 치료를 받으셨다. 오늘날과 똑같은 치료법이었다.

악화하는 어머니 병세를 관리할 만한 뚜렷하고 혁신적인 의료서비스는 없었다. 의료진은 어머니가 돌아가실 때까지 병실에서 단 음식만 제공했다. 그게 전부였다. 그게 치료였다.

하지만 그런 식으로 접근할 필요가 없었다면 어떨까? 알츠하이머병을 관리하는 방법이 있다면? 여기서 더 들어가기 전에 알츠하이머병부터 제대로 알아보자.

유행병이 된 알츠하이머병

알츠하이머병은 미국인 500만 명이 앓고 있는 질환이다. 이 숫자가 2050년이면 세 배 증가할 것으로 예상된다. 알츠하이머병에 걸리면 치매증dementia이 생긴다. 생각, 기억, 추론 등을 처리하는 뇌 기능이 일상생활을 이어가지 못할 정도까지 감퇴한다.[305] 진행성 퇴행 병증이다. 시간이 흐를수록 상태가 더 나빠진다. 나이가 65세를 넘기면 보통 찾아오는 병이다.

알츠하이머병은 우리가 이제껏 언급한 모든 만성질환과는 성격이 다르다.

우선, 다른 모든 질병은 증상 관리라도 해볼 수 있는 치료법이 어떤 형태로든 있기 마련이다. 비록 기존 의학적 치료법이 밑바탕에 깔린 대사 문제는 놓칠지언정, 환자가 더 효과적인 해결책을 찾을 시간은 벌어준다.

하지만 알츠하이머병은 그렇지 않다. 이 질병에 어마어마한 액수의 돈이 들어갔다. 전 세계 많은 연구자가 이 질병을 연구하며 인생을 바쳤다. 인구 고령화라는 범세계적 현상을 생각하면 몹시 시급한 과제였다. 누구라도 걸릴 수 있는 병이다. 그런데도 이 질병에 듣는 단 한 알의 약품이 없다. 코로나-19 백신을 발 빠르게 내놓은 초거대 제약회사

화이자Pfizer마저도 알츠하이머병 치료제 개발에는 두 손 두 발 다 들었다.[306] 그럴 만도 한 것이 알츠하이머병 임상시험 성공률은 0%에 가깝다.[307]

그렇다. 성공 사례가 사실상 없다. 지금껏 시도한 모든 접근법이 이 병의 진행 상황을 막지 못했다. 환자를 죽음으로 이끄는 만성질환 중에서도 하필 알츠하이머병에 걸리면 도중에 막을 도리가 없다.

여기서 끝이 아니다.

우리는 이 질병의 정체가 무엇인지를 설명하는 모형조차 설계하지 못했다. 심장질환은 막힌 동맥 때문에 생긴다는 사실을 알기에, 우리는 막힌 부분을 뚫거나 우회 혈관을 잇는다. 지방간의 실체도 안다. 간에 중성지방이 과도하게 침착한 병이다. 암이라면 빠르게 분열하는 세포 덩이를 수술로 베거나 방사선으로 태우거나 화학요법으로 독을 쓸 수 있다. 당뇨병마저도 혈당 대비 인슐린 수치를 비교할 수 있다.

하지만 알츠하이머병은 심각한 인지장애 형태로 나타난다. 기껏해야 뇌가 얼마나 잘 기능하는지만 측정할 수 있을 뿐이다. 무얼 기억하는지, 문제를 어떻게 푸는지, 뇌의 어느 부분이 돌아가는지 등등이 다다. 여기에서 우리의 이해는 멈춘다.

알츠하이머병이 진행되는 과정

그 밖에도 우리가 알츠하이머병에 관해 확실하게 아는 건 단 하나다. 이 질병이 20년까지도 소리 없이 진행된 다음에 완연한 모습을 드러낸다는 점이다. 병증이 다섯 단계로 천천히 진행되기 때문에 그렇다. 전임상 단계 ▷ 경도 인지장애 ▷ 경도 치매 ▷ 중등도 치매 ▷ 중증 치매 순서다. 각 단계를 메이요클리닉Mayo Clinic 병원의 자료를 참고해 다음과 같이 정리해보았다.[308]

전임상 단계

이 단계는 알아차리기 어렵다. 연구 상황이 아니라면 눈치채기 힘들다. 그야말로 짐작도 안 된다. 드러나는 증상이 없기에 뇌 영상을 찍지 않으면 알 수 없다. 스캔 촬영으로 아밀로이드 베타amyloid β라는 단백질을 찾는데, 이 물질이 있으면 알츠하이머병이 찾아드는 전조가 된다. 이 단계에서 곧장 다음 단계로 넘어가지 않고 수년에서 수십 년이 흐르기도 한다. 이 단계에 있는 사람들은 대부분 알츠하이머병이 시작됐다는 사실을 꿈에도 모른다.

경도 인지장애MCI

가벼운 인지장애가 뇌 기능에 소소한 영향만 끼친다. 일상생활에 지장을 받을 정도로 심각하진 않지만, 대화 내용이나 최근 일처럼 쉽게 생각나야 할 기억을 까맣게 잊곤 한다. MCI가 있으면 일을 하는 데 걸리는 시간을 가늠할 때 어려움을 겪는다. MCI는 알츠하이머병과 관련이 있지만, MCI를 겪는다고 반드시 알츠하이머병인 건 아니다.

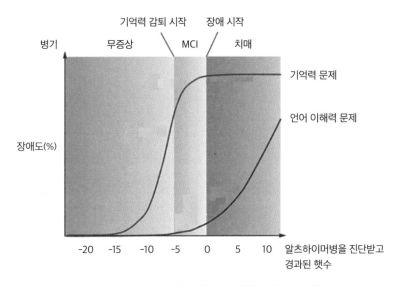

기억력 문제

언어 이해력 문제

장애도(%)

-20　-15　-10　-5　0　5　10　알츠하이머병을 진단받고
경과된 햇수

알츠하이머병은 수십 년간 증상이 없을 수도 있음을 보여주는 그래프

경도 치매

경도 인지장애가 경도 치매로 진행하면 알츠하이머병 진단이 내려진다. 새로 습득한 정보는 빠르게 잊힌다. 가족 행사를 계획하거나 장부를 작성하는 일 같은 복잡한 문제를 처리하기가 어려워진다. 대화를 나눌 때 적절한 단어를 떠올리기가 힘들어지고, 익숙한 장소에서 길을 잃는다. 일상생활이 힘겨워진다.

중등도 치매

기억력 쇠퇴가 더 심해진다. 이 단계에 있는 환자는 자신이 어디에 있는지, 오늘이 무슨 요일인지, 심지어 지금 누구와 이야기하는지조차 잊는다. 여기저기 헤매다니곤 해서, 사람이 옆에서 계속 지켜보아야 한다. 개인사와 개인 정보를 꾸준히 더 심하게 잊어간다.

무언가를 기억하는 일이 무척 힘들어지므로 옷을 고르거나 목욕을 하거나 화장실에 갈 때 도움이 필요할 수 있다. 대소변을 가리지 못하기도 한다.

이 단계에 있는 환자는 자신의 기억에 공백이 생기기 때문에 타인에게 화를 내거나 남을 괜히 의심한다. 심지어 환각이 나타날 수도 있다.

중증 치매

중증 치매가 되면 대화도 힘들다. 기껏해야 단어 몇 개나 몇 마디가 전부다. 자기 자신을 전혀 돌보지 못한다. 식사를 하고 옷을 입고 화장실을 이용할 때 오롯이 도움을 받아야 한다. 걷기나 삼키기 같은 간단한 동작도 불가능하다. 소변과 대변을 모두 참지 못하고 그 자리에서 배설한다.

알츠하이머병 환자가 이 단계를 모두 거치는 데는 3년에서 20년이 걸린다. 알츠하이머병 환자가 사망하는 직접 원인은 종종 폐렴(올바로 삼키지 못해서), 탈수, 영양실조, 낙상, 감염 등이기도 한데, 이는 모두 스스로를 챙길 수 없어서 생긴 결과다.

알츠하이머병이 지금껏 다룬 어떤 병보다도 무서운 까닭은 뇌 깊숙이 이런 영향을 미치기 때문이다. 병증이 워낙 파괴적이어서 수행된 연구가 많았다. 그렇게 해서 병증이 작용하는 기전을 둘러싸고 합의된 이론 중 하나가 아밀로이드 베타 이론이다.

알츠하이머병의 원인? 아밀로이드 베타 이론

건강한 뇌에는 신경세포가 수십억 개 있다. 이들 신경세포가 모두 협력해서 정보를 전달하고 생리적 행동을 조율한다. 우리 몸의 에너지 중 20%를 뇌에서 쓴다. 다른 어떤 장기보다도 많은 수치다. 뇌는 혈관으로 빽빽하다 보니, 이런 뇌를 안전하게 지키려고 우리 몸이 상당히 애쓴다.

알츠하이머병이 공격하는 곳이 뇌다. 신경세포가 죽고 연결이 끊기면서 정신적 기능을 여럿 상실하는데, 이 병의 특징이 그렇다.

기억을 저장한 신경세포가 가장 먼저 사라지므로 기억력부터 감퇴한다. 뇌에서 언어, 추론, 사회적 행동 등을 담당하는 부분까지 병이 먹어들어가면 치매가 된다. 그러다 마침내 뇌의 더 많은 부분이 파괴되면 환자는 자신을 어떤 방식으로도 돌보지 못한다. 퇴행은 환자가 죽을 때까지 이어진다.

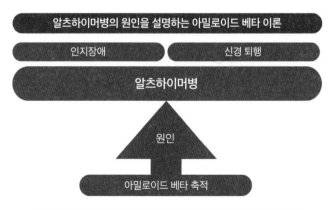

일반적인 이론에 따르면 아밀로이드 베타가 알츠하이머병의 원인이다.

뇌를 육체 측면에서 망가트리는 원인이 뭘까? 아밀로이드 베타반이라는 것이 통설이다.

아밀로이드 베타반amyloid β plaque은 전구단백질에서 만들어져 신경세포들 사이에 응집한다. 아밀로이드 베타42라는 독성 변이체가 비정상적인 수준으로 뭉쳐서 신경 기능을 방해한다. 이런 측면만 위험한 것이 아니다. 타우tau라는 단백질이 신경세포 내부에 모여 화학물질과 영양소를 전달하는 길을 막는다. 이렇게 엉긴 단백질을 신경섬유다발이라고 하는데, 이 역시 뇌 기능을 떨어트린다. 아밀로이드 베타반과 신경섬유다발 때문에 이중고를 겪은 결과 뇌가 손상을 입었다는 설명이다. 가장 그럴듯하게 알츠하이머병을 설명했다고 여겨지는 가설이다.[309]

정말로 그럴까? 아니라고 의심할 만한 이유가 몇 가지 있다.

아밀로이드 베타반이 정말로 알츠하이머병을 일으킨다면 반의 숫자와 증상의 정도가 맞아떨어져야 한다. 미국 국립보건원이 치매나 인지장애가 없는 97명의 뇌를 조사했더니, 환자 중 40%에서 아밀로이드 반이 발견됐다. 더욱이 그중 20%는 아밀로이드반만 놓고 보면 알츠하이머병 진단 기준에도 맞았다. 하지만 그들은 알츠하이머병 환자가 보이는 일반적인 기억력 감퇴를 겪지 않았다.[310] 상황을 더욱 복잡하게 만드는 연구가 또 있다. 알츠하이머병의 전형인 뇌 변성이 아밀로이드 반이 없어도 일어날 수 있다는 사실이 밝혀졌다.[311]

아밀로이드 베타반이 알츠하이머병의 원인이라는 모형에 따라 치료제 개발에 성공한 사례는 없다. 아밀로이드 베타 표적 약물이 알츠하이머병을 늦추거나 다스리진 못했다.[312]

더 확실한 반론은 아밀로이드 베타반이 없더라도 신경 손상을 입으면 알츠하이머병에 걸릴 수 있다는 사실이다.[313]

마지막으로, 아밀로이드 연구에 사기 행각이 있었다는 최근 보도도 꼭 짚고 넘어가야겠다. 연구 결과를 보고한 여러 논문에서 조작한 정황이 확실해 보이는 이미지가 나왔다. 2006년 《네이처》에 실린 기념비적 논문도 그중 하나다. 아밀로이드 베타$A\beta$ 단백질인 $A\beta*56$을 알츠하이머병 치매증과 연관 지은 논문이었다.[314]

아밀로이드반과 타우 다발이 알츠하이머병의 한 부분인 건 맞다. 하지만 이제까지 논의를 보면 알츠하이머병의 원인은 아니다. 그저 상관관계가 있을 뿐이다. 아밀로이드와 타우가 아니라면, 대체 무엇이 원인일까?

대안 이론과 가혹한 현실

아밀로이드 베타반 가설은 치료법을 내놓지 못했다. 그렇다고 성과가 없었던 건 아니다. 그중 하나가 기억과 인식이라는 뇌의 아주 역동적인 작용을 무너뜨리는 원인을 찾는 일이었다. 하지만 이 부분을 둘러싸고 명확하게 공통된 의견은 없다.

알츠하이머병은 아밀로이드 베타의 침착이라는 한 가지 이유가 아니라 다양한 원인으로 나타난다는 점이 점점 더 분명해지고 있다. 원인이 다르면 치료법도 바뀌어야 한다.

알츠하이머병으로 보이는 인지 문제와 뇌의 변화를 일으킬 수 있는 요인은 다양하다. 뜻밖의 원인 중 하나가 해산물 섭취로 생기는 수은 중독이다. 수은은 인지장애를 일으킨다고 알려진 물질이다. 수은 중독을 치료하면 대개는 장애가 사라진다. 수은이 든 치과 충전재도 일부 있는데, 이것도 기억력 문제를 일으킬 수 있다.

인지장애를 일으킨다고 알려진 원인 또 한 가지는 납이다. 뉴질랜드에서 펼친 한 연구에서는 어린 시절 납에 노출되면 30대 후반에 들어 정신 기능이 약해지는 경향을 보이는데, 여기서 드러나는 상관관계가 크다고 밝혔다.[315] 납에 노출되는 상황은 환경적 이유로 점점 흔해지고 있다.

납과 수은 중독은 모두 일반적인 혈액검사로는 진단하기 힘들기로 악명 높다.

곰팡이 독성으로도 기억력 문제가 발생할 수 있다. 2004년 한 연구에 따르면, 독성 곰팡이에 노출된 31명이 인지력 저하를 보였다.[316] 곰팡이 독성은 치료하기가 쉽지 않다. 특별한 전문 지식이 필요하다. 하지만 제대로 치료하면 대개는 기억력 문제도 회복된다.

살충제도 뇌에 나쁜 영향을 끼칠 수 있다. 채소와 과일을 꼼꼼하게 씻어 먹길 바라지만, 그렇게 해도 살충제 성분이 일부 남는다. 살충제를 피하는 유일한 방법은 무농약이나 유기농 식품을 선택하는 것이다. 가격이 비싸지만 치매 요양병원에 들어가는 비용보다는 저렴하지 않을까.

감염과 염증도 문제의 원인일 가능성이 있다. 염증이 올바로 작용하면 해로운 자극을 몸에서 없애주지만, 때로는 주변 조직을 손상시킨다. 1형 단순헤르페스바이러스, 2형 단순헤르페스바이러스, 거대세포바이러스cytomegalovirus 같은 헤르페스바이러스와 C형 간염바이러스가 치매와 관련이 있다. 치아와 잇몸에 침입하는 포르피로모나스 진지발리스Porphyromonas gingivalis 같은 세균도 알츠하이머병과 연결된다.[317] 라임병의 증상은 여럿인데, 그중 하나가 기억력 장애다.

감염을 치료해서 알츠하이머병 위험을 줄일 수 있다는 충분한 증거가 현재로서는 없다. 하지만 알츠하이머병 환자는 종종 뇌 조직이 감염된 경향을 보인다. 왜냐하면 알츠하이머병에 걸리면 병원균과 유해 물질이 뇌로 들어오지 못하게 막아내는 혈액뇌장벽이 손상되어 유해물이 침입하게 되는데, 이것이 뇌 손상을 더욱 키우기 때문이다.[318] 아직 이 분야의 치료법은 없지만, 연구는 활발히 진행되고 있다.

알츠하이머병의 또 다른 원인은 가장 단순한 것일 수 있다. 바로, 머리 외상이다. 외상성 뇌손상Traumatic brain injury, TBI은 미식축구나 권투 같은 접촉 스포츠를 하는 선수에게 흔하다. 의식을 잃지 않는 수준의 뇌진탕(경도 TBI)이건 심각한 TBI건 모두 알츠하이머병 위험을 높인다고 현재 알려져 있다. 나이가 들수록 육체는 쇠약해지기 때문에 머리 부상은 노년층에게 특히 위험하다.[319] TBI가 잦으면 상대적으로 어린 나이에도 치매가 올 수 있다는 증거가 있다.[320] 머리 부상을 당할 위험을 줄이는 노력이 치매 위험 역시 낮추는 한 가지 방법이라는 건 분명하다. 물론, 이런 노력은 정말 최소한의 조치다. 일부 전문가는 아이에게 미식축구처럼 격렬하게 몸을 부딪치는 운동을 시키기 전에 APOE4 대립유전자 DNA 검사를 해보라고 권한다. APOE4 대립유전자는 알츠하이머병 위험을 높인다.

마지막으로, 나쁜 공기 질이 인지 기능에 영향을 미칠 수 있다. 2016년 캐나다에서 진행된 한 연구는 통행량이 많은 도로 가까이에 사는 것과 치매 사이에 연관성이 있다고 보고했다.[321] 또한 오염된 지역에 사는 쥐와 개를 관찰한 연구는 나쁜 공기가 인지장애를 일으킬 수 있으며, 이런 결과는 인간에게도 적용된다고 밝혔다. 물론 해당되는 사람이 전부 치매에 걸린다는 뜻은 아니다.[322] 그렇긴 해도 아산화질소, 일산화탄소, 오존 등을 자주 들이마시면 치매 위험이 증가할 수 있고, 공기 질 문제가 길게 가면 인지 저하로 이어질 수 있음을 시사한다.[323]

알츠하이머의 이런 다양한 원인이 흥미롭기는 하나, 그 무엇도 대사질환만큼 눈에 띄진 않는다.

숨어 있는 대사질환 연관성

이 책에서 다루는 많은 질병과 마찬가지로 알츠하이머병도 대사 문제와 강력한 상관관계가 있는데, 잘 알려지진 않았다. 알츠하이머병 환자의 뇌에 나타나는 포도당 조절 장애가 뇌의 반이나 다발, 또는 알츠하이머병의 다른 임상 증상과 종종 연관성을 보인다.[324] 앞서 언급했듯, 알츠하이머병을 3형 당뇨병이라고도 부르는 이유다.

의사인 메리 뉴포트Mary Newport 박사의 남편이 알츠하이머병에 걸렸다. 뉴포트는 남편을 위해 병마와 싸울 방법을 찾다가, 케톤 식이요법(저탄수화물)을 선택했다. 더불어, 남편에게 코코넛 기름을 많이 먹게 했다. 뉴포트 박사에 따르면 상당한 차도가 있었다고 한다. 남편은 예전 정신 기능 중 일부를 회복할 수 있었다. 뉴포트는 남편의 두뇌가 손상된 가장 큰 원인이 단 음식을 원체 많이 먹어서였다고 탓한다. 그러

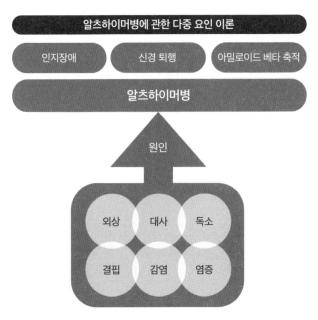

알츠하이머병을 일으키는 요인은 다양하다는 이론에 따르면 아밀로이드 베타가 침착되는 현상은 원인이 아닌 결과에 해당한다.

면서 2형 당뇨가 있는 사람 중 70%에 알츠하이머병이 생긴다고 지적했다.[325] 뉴포트는 이런 결과에 매료되어《알츠하이머병: 케톤 치료 성공기*Alzheimer's Disease: What If There Was a Cure? The Story of Ketones*》라는 책을 한 권 썼다.

매슈 필립스Matthew Phillips 박사는 한발 더 나아갔다. 그는 수정형 케톤 식단이 알츠하이머병 환자의 인지력을 개선하는지 살펴보려고 12주짜리 소규모 임상시험을 진행했다. 환자를 무작위로 배정한 전향적 연구였다. 그 결과, 케톤 식단을 제공받은 환자는 일상적인 기능과 삶의 질이 향상되었다. 뉴포트가 주장한 케톤 식단의 유익함에 더 무게가 실렸다.[326]

완전히 밝혀진 알츠하이머병 기전은 거의 없어도, 미토콘드리아 이상이 결정적 요인으로는 보인다.[327] 또 우울증, 비만, 심혈관계 질환, 운동 부족, 수면 문제 등도 요인이다.

앞서 우리는 과당 대사의 연쇄 작용으로 혈관뿐만 아니라 뇌까지 망가지는 과정을 살펴보았다. 과당의 대사 작용으로 요산이 생기고, 요산은 산화질소 효소의 작용을 억누른다. 그 바람에 혈관과 뇌가 산화질소를 충분히 쓰지 못한다.[328, 329]

요산은 산화질소를 사용하는 세 영역인 혈관, 면역계, 뇌를 모두 망가트린다. 혈관은 심장질환과, 면역계는 암과 연관성이 있고, 뇌는 치매와 관련이 있다.

대사증후군으로 요산이 드러난다는 점을 기억하자. 2017년 《연세의학저널Yonsei Medical Journal》에 실린 한 연구에 따르면 알츠하이머병 발병률은 당뇨와 상당한 연관이 있다. 당뇨병 환자의 뇌도 다른 신체 부위와 똑같은 인슐린 저항을 보인다.[330] 2007년 한 연구도 비슷하게 대사증후군과 알츠하이머병의 높은 상관관계를 짚었다.[331] 이런 연구는 대사 문제와 인지장애가 어깨를 걸고 함께 간다는 걸 보여준다.

고려해야 할 또 다른 요소는 2장에서 다룬 우리 친구 TOR mTOR다. TOR는 효모에서 인간에 이르기까지 세포 대사를 통제하는 '컨트롤 타워'다. mTOR가 활성화되면 아밀로이드 베타 단백질을 생산하도록 유도하고, 그러면 다시 더 많은 mTOR가 활성화된다.[332]

mTOR는 대사에 매우 중요하기 때문에 mTOR를 차단하면 알츠하이머병에도 일정한 영향을 끼칠 수밖에 없다. 실제로 그렇다는 사실을 2010년 한 연구에서 밝혀냈다. 쥐의 mTOR를 약물로 차단했더니 알츠하이머병 유사 증상이 멈추었고, 아밀로이드 베타 수치도 낮아져서 발병이 늦춰졌다.[333] 다른 연구에서도 이 약물이 쥐의 mTOR 활성을 억제하여, 전임상 단계에서 발병을 예방하거나 늦추는 데 모두 이 약물을 사용할 수 있었다.[334]

텍사스대학은 연구비 2백만 달러를 지원받아서 경도 인지장애가 있거나 알츠하이머병 초기인 40명을 대상으로 이중맹검 방식의 위약 대조군 임상시험을 진행했다. 피험자들은 mTOR 감소제를 매일 먹으며 정기적으로 뇌 건강 상태를 검진받았다. 환자 절반에게는 진짜 약이 아닌 위약을 주었다.

이런 연구의 혜택이 설치류에게만 돌아간 건 아니다. UCLA의 과학자 데일 브레드슨Dale Bredesen이 알츠하이머병을 효과적으로 치료하기 위한 첫걸음을 내디뎠다. 그는 알츠하이머병의 다양한 원인을 아우르며 이 질병을 예방하고 치료하는 프로그램을 만들었다. 말하자면 포괄적인 첫 시도다.

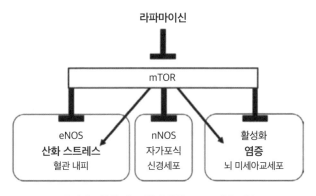

두뇌의 노화와 기능이상에 관한 mTOR 기반 모형

실험적 치료법

브레드슨이 쓴 책《알츠하이머병 종식을 위한 프로그램*The End of Alzheimer's Program: The First Protocol to Enhance Cognition and Reverse Decline at Any Age*》은 2022년《뉴욕타임스》베스트셀러에 올랐다. 그는 알츠하이머병을 치료하기 어려운 이유가 인지 기능이 떨어지기 시작한 다음에 알츠하이머병으로 진단하는 경우가 많거니와, 기존 접근법은 약물로 아밀로이드 베타반을 차단하는 데에만 초점을 맞추기 때문이라고 지적한다. 그는 알츠하이머병이 단일 질병은 아니고 다양한 상해가 거듭 일어난 끝에 치매와 신경 변성이 생긴 결과라고 말한다.

그리고 이 병증을 치료할 프로그램을 개발했다. 독소를 제거하고, 결핍을 교정하고, 생활습관을 개선하자는 지침이 주요 내용이다. 탄수화물 섭취를 중단하고, 유기농 육류와 코코넛 기름을 선택하고, 강도 높게 운동하고, 멜라토닌melatonin을 복용하자는 등의 세부사항을 포함한다. 사례 연구를 보면, 이 치료 계획은 인지 기능이 떨어지는 속도를 단지 늦추는 데 그치지 않고 상태를 되돌렸다.[335] 프로그램 내용은 다이어트를 원하는 사람이나 당뇨병 환자에게 건네는 조언과 닮았다. 알츠하이머병이 대사증후군과 상관관계가 있음을 확인해주는 대목이다. 그렇긴 해도 이런 치료법을 모든 환자에게 적용하기는 힘들다. 여하튼 브레드슨의 연구 결과도 더해지며 우리의 지식은 계속 진화한다.

이 치료 프로그램은 '브레드슨 프로토콜'이라는 멋진 별명을 얻었다. 물론 모두가 좋아한 건 아니다. 2021년 영국의 저명한 의학 학술지《랜싯*Lancet*》에 기고한 글에서 조애너 헬무스Joanna Hellmuth 박사는 브

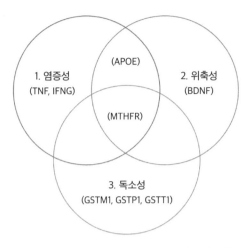

알츠하이머병에서 가능한 세 가지 아형(해당 유전 표지)

레드슨의 연구법을 비판했다.[336] 그런데도 다요인 접근법을 채택하는 알츠하이머병 전문 병원이 늘기 시작했다. 치료 과정에서 독소를 제거하고, 결핍을 교정하고, 케톤 식단을 따르며 대사 건강을 챙긴다.

알츠하이머병이 아밀로이드 베타가 쌓이는 요인 한 가지 때문은 아닌 듯싶다는 점에 다시 주목할 필요가 있다. 알츠하이머병도 심장병처럼 신체에 생기는 여러 문제를 함께 다루며 다각도로 치료해야 한다. 환자를 쇠약하게 만드는 독소, 염증, 두부 외상, 기타 합병증과 더불어 알츠하이머병의 대사 특성을 파악하고 병증의 뿌리인 대사 문제를 다스려야만 비로소 효과적인 치료가 가능할 터다.

치료법이 개발될 날은 여전히 까마득해 보인다. 꽂아야 할 깃발도 많고 메워야 할 간극도 넓다. 우리는 진실을 조금씩 드러내며 진보할 것이다. 지금도 환자와 그 가족에게 소중한 기억을 조금은 지켜줄 수 있을지도 모른다.

10장

정신건강 거짓말
"신진대사는 정신건강에 별다른 영향을 끼치지 않는다."

강한 영혼은 고통을 헤치고 드러나기에,
중량감 있는 인물은 상흔으로 얼룩져 있기 마련.
- 칼릴 지브란Kahlil Gibran

1835년이었다. 영국의 박물학자 찰스 다윈은 남아메리카에 도착했다. 오늘날 칠레 앞바다다. 그는 자신이 발견한 것과 수집한 것을 바탕으로 훗날 인류의 계보를 포함한 종의 기원을 다시 쓴다.

역시 영국인인 헨리 폭스 탤벗Henry Fox Talbot은 사진 음화 원판을 세계 최초로 만들었다. 새로운 산업이 태동했다. 이백 년쯤 시간이 흐르니 사진이 매일 약 50억 장씩 찍히는 세상이 되었다.[337]

1835년에 놀라운 일이 또 하나 벌어졌다. 비록 관심은 받지 못했지만 말이다. 4월 1일에 《내외과 의학회보Medico-Chirurgical Journal and Review》 창간호가 발간됐다. 의료계 주류에서 처음으로 육체와 정신의 건강을 결합해서 다룬 문헌이었다.[338] '건강 철학: 인간 육체와 정신의 체질 해설The Philosophy of Health; or, an Exposition of the Physical and Mental Constitution

정신건강 분야 간행물의 증감 추이

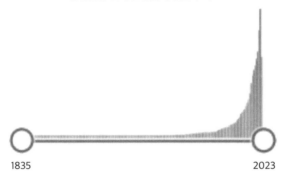

1835   2023

그래프는 정신건강 분야 간행물이 그동안 얼마나 드물었는지 보여준다.
21세기에 들어서면서 분위기가 싹 달라졌다.

of Man'은 미국 국립보건원이 운영하는 온라인 의학도서관 퍼브메드
PubMed에 있는 가장 오래된 정신건강 관련 학술지에 실린 글이다.

오늘날에는 정신건강이 건강한 삶에 중요하다고 여긴다. 반세기도
더 전에 의대를 졸업한 선생님들도 고개를 끄덕이신다. 정신건강이 최
근까지도 큰 문제로 떠오르지 않았다는 말을 하려는 것이 아니다. 나
는 악화하는 정신건강이 나쁜 식단과 생활습관을 선택하는 문제와 관
련이 있다고 생각한다.

상황은 계속 나빠지고 있다. 우울증은 2005년에서 2015년 사이에
18% 증가해 전 세계에 있는 3억 2200만 명에게 영향을 미친다. 같은
기간에 불안장애는 15% 증가해 2억 6400만 명이 이런저런 장애를 겪
는다. 양극성 장애(조울증)는 6000만 명이 진단받았다. 조현병(정신분열
증)은 2100만 명이 앓는다.

정신질환도 다른 만성병과 마찬가지로 세계적인 증가세를 보인다.
기성 의료계는 그 원인이 불분명하다고 목소리를 낸다. 그들을 잠깐

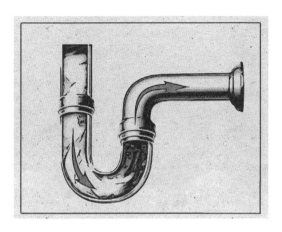

심혈관계 질환은 막힌 배관 그림으로 이해할 수 있다.

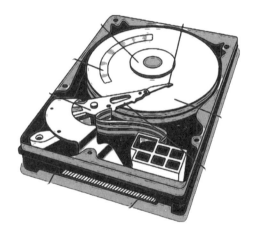

알츠하이머병의 특징인 기억 소실을 은유로 보여주는 예: 망가진 하드디스크[339]

옹호하자면, 이 책에서 다루는 다른 질병에 비해 정신건강은 이해하기
가 무척 까다롭다.

 심혈관계 질환 같으면야 염증이나 다른 요인으로 수도 배관에 찌꺼
기가 껴서 막혔다고 하면 직관적으로 이해할 수 있다.

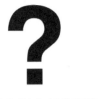

조현병을 대체 무엇에 비유해 설명할까?

암도 마찬가지다. 우리는 세포가 무한히 발육하는 병이 암이라는 걸 안다. 비만도 그렇다. 체지방이 증가하는 현상임을 안다. 혈중 인슐린과 포도당 수치가 이상을 보이면 으레 당뇨병을 떠올린다.

알츠하이머병은 조금 다르다. 사람의 기억이 실제로 어떻게 작동하는지 우리는 모르기에 기억이 사라지는 기전도 이해하지 못한다. 하지만 적어도 데이터를 저장하는 컴퓨터 하드디스크 같은 은유를 활용해 생각해볼 수 있다.

이렇게 억지스런 비유조차도 이번 장에서 다룰 정신질환의 유형 대부분에는 통하지 않는다. 우울증, 강박장애, 불안, 조현정동장애, 조현병, 외상 후 스트레스 장애PTSD를 무엇과 비교하겠나?

우리는 정신건강을 묘사할 지식도 은유도 없다. 우리에게 있는 건 모형 하나뿐이다.

정신건강의 현재 모형

우리는 적어도 정신질환에 책임이 있는 생물학적, 심리적, 사회적 요인을 안다. 정신건강의학과라는 담당 진료과도 있다. 정신건강을 설명할 꽤 튼튼한 모형도 들고 있다.

정신건강의 화학적 불균형 이론이라고 들어보았을 것이다. 정신질환이 뇌의 화학적 불균형에서 시작된다는 내용이다. 제약회사가 좋아하는 가설이다. 불균형을 개선해줄 약을 팔 수 있기 때문이다. 하지만 이 이론은 비판이 거세다. 보편적으로 받아들이지 않는다. 세부 내용도 빈약하다.[340]

오늘날 정신질환에 관한 화학적 불균형 이론은 과학적이지 않다. 그런 건 존재할 수도 없었다. 이런 이론은 상호 연결된 일련의 가설이 있어야 하는데, 모든 가설은 엄밀한 연구가 뒷받침되어야 하고, 이치에 맞게 통합되어야 한다. 하지만 가설을 뒷받침할 임상 연구는 제한적이고, 연구 결론은 딱 맞아떨어지지 않는다. 가설의 정신질환 기전을 유효하게 설명할 수 없다면 그 가설은 이론으로 성립하지 않는다.[341]

여러 반정신의학 단체가 화학적 불균형 이론을 비판했다. 그들은 옳은 결론을 내렸으나 그 이유는 잘못 들었다. 일단, 과학적으로 유효하지 않은 주장에 '이론'이라는 단어를 붙여서는 안 되었다. 제약회사들이 선택적 세로토닌 재흡수 억제제SSRIs 같은 약품을 그런 말로 홍보했을지는 몰라도, 정신의학계가 화학적 불균형만을 근거로 설계된 정신질환 이론을 띄우려는 시도에 한목소리로 동조한 적은 없다.[342]

우울증, 조울증, 조현병을 포함한 정신질환에서 생물학적 요인은 분명히 중요한 역할을 한다. 하지만 이런 질병의 유일한 요인은 아니다.

정신건강 문제에 접근하는 강력한 도구 중 하나가 바로 생물심리사회 모형biopsychosocial model이다. 1977년 조지 엥겔George Engel이 처음 개념을 세웠다. 정신질환을 이해하려면 유전적 특질과 호르몬 문제 같은 생체적 요인 말고도 빈곤과 범죄 같은 심리적, 사회적 요인을 함께 고려해야 한다는 내용이다. 다음 그림은 생물심리사회 모형에서 이런 요

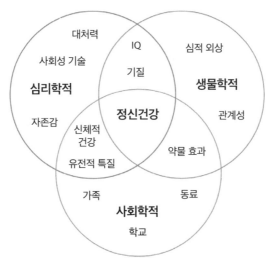

대처력

IQ

심적 외상

사회성 기술

기질

심리학적

생물학적

정신건강

관계성

자존감

신체적
건강

약물 효과

유전적 특질

가족

동료

사회학적

학교

정신건강의 생물심리사회 모형

인이 서로 어떻게 연결되는지 보여준다.

정신의학 학계는 이 모형을 30년 넘게 유지해왔다. 새로운 연구 결과도 여기에 꼭 들어맞았다.

한 예로 주요우울장애MDD는 염증과 관련이 있고, 그래서 항염제가 우울증을 개선할 수 있다는 일부 예비 증거가 있다. 염증은 조울증과도 엮인다. 산후 우울증의 위험 요인에는 잘못된 결혼, 스트레스를 준 사건, 임신을 바라보는 부정적 인식, 사회적 지지 결여 등이 포함된다.

비유를 들어 정신질환을 설명하기는 어렵다. 우리가 그 기전을 제대로 이해하고 있지도 않다. 하지만 적어도 기능하는 모형은 하나 있다. 누군가는 이 모형을 토대로 치료 성과가 나오기를 기대할 법하다.

그러나 안타깝게도 그렇지는 않다.

정신건강 치료의 슬픈 현실

오늘날 정신건강을 치료하는 방법에는 약물, 뇌 자극, 대화 상담, 그리고 간혹 외과적 수술 등이 있다. 성과는 어떨까?

좋지 않다. 조현병이 미국 인구의 1%에 영향을 미치는데, 조현병 환자 6642명을 대상으로 진행한 연구에 따르면 의미 있게 회복한 환자는 단 4%뿐이었다.[343]

주요우울장애나 2주 이상 이어지는 심각한 우울증을 앓는 미국인이 1700만 명을 넘는다. 그중 3분의 1은 치료 저항성 우울증이다. 약물, 정신요법, 전기경련요법 등을 시도했지만 여전히 회복되지 않았다.

2019년 미국 식품의약국FDA은 치료 저항성 우울증을 위한 '혁신 치료법'으로 실로시빈psilocybin 요법을 개발했다. 실로시빈은 환각 버섯에서 추출한 향정신성 성분이다. 버닝맨 같은 축제를 이야기할 때 종종 등장하는 바로 그 이름이 맞다. 이 실로시빈 요법은 현재 임상시험 중이다.

FDA는 새로운 치료법이 예비 임상 증거에서 기존 치료법보다 상당

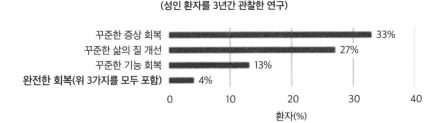

조현병 치료 결과(환자 수: 6642명)
(성인 환자를 3년간 관찰한 연구)

꾸준한 증상 회복 33%
꾸준한 삶의 질 개선 27%
꾸준한 기능 회복 13%
완전한 회복(위 3가지를 모두 포함) 4%

0 10 20 30 40
환자(%)

도표의 조현병 회복률은 4%다.

한 개선을 보일 때 '혁신 치료법'으로 분류한다. 그러면 약물 개발 및 심사의 더딘 과정이 빠른 속도로 앞당겨진다. 실로시빈 요법이 혁신 치료법으로 지정됐다는 사실은 그 자체로 기존 치료법의 효과가 제한적이라는 증거다.

PTSD는 인구의 1~6%에 영향을 미친다. FDA는 이 장애를 치료하려고 환각을 유발하는 또 다른 향정신성 약물을 '혁신 치료법'으로 지정하며 밀어주고 있다. MDMA라는 약물인데, 길바닥에서 '엑스터시'나 '몰리'로 불리는 바로 그 마약이다.

이런 치료법이 가능성을 보여주는 듯도 하지만, 결국에는 정신질환을 포괄적으로 이해하지 못한 채 개발된 조치다.

미국 국립정신건강연구소NIMH 소장을 지낸 톰 인셀Tom Insel 박사는 《와이어드》와 인터뷰를 하며 그간의 경험을 이렇게 정리했다.

NIMH에서 13년간 일하면서 신경과학과 신체형 유전 장애를 정말 열심히 들여다봤습니다. 이름난 과학자들이 그 많은 멋진 논문을 발표할 수 있도록 돕기도 했고요. 자금이 많이 들었습니다. 한 200억 달러쯤 될 거예요. 그런데 돌이켜보면 그런다고 자살을 낮추고, 입원 환자를 줄이고, 정신질환이 있는 수천만 명의 회복을 돕는 데 무슨 소용이 있었나 싶습니다.[344]

이런 방식이 효과적인 치료법을 개발하는 데 효과적일까? 그렇지 않다. 여태 조금도 알지 못하는 병을 어떻게 치료한단 말인가.

정신과 의사인 케일럽 가드너Caleb Gardner와 아서 클라인먼Arthur Kleinman은 이렇게 꼬집는다. "정신질환의 원인이나 치료를 생물학적 측면에서 전혀 고려하지 않은 채 정신과에서 내리는 진단과 투약이 과학 의료의 기치 아래 만연한 상황이다."[345]

정신질환의 원인이나 치료를 둘러싼 이해가 없으니, 기존 치료법이 통하지 않는 것도 당연하다. 혁신 치료법을 사용한다 해도 이런 결점을 인정하고 현행 방식의 대안을 모색해야 할 것이다.

그런데 실험적 약물에 의존하지 않고도 정신질환을 치료할 수 있다면, 어떨까?

대사질환이 정신질환을 불러올까?

대사에 문제가 있으면 어떻게 비만부터 알츠하이머병에 이르는 다양한 질병이 생기는지 하나하나 알아보았다. 과연 정신질환도 그럴까? 증거는 있나? 다른 대사질환과는 어떤 상관관계를 보일까?

정신과 의사로서 이와 관련된 일련의 문제를 심도 있게 연구한 크리스토퍼 팔머Christopher Palmer를 주목해주기 바란다. 이번 장의 나머지 내용은 그의 연구에서 큰 영향을 받았다. 이 주제를 더 깊고 상세하게 파고들고 싶은 독자는 그가 2022년에 펴낸 책 《브레인 에너지》를 읽어보기 바란다. 그는 여러 정신질환이 뇌 대사장애라고 주장한다.

우리는 이제 대사질환과 정신질환 사이의 연관성을 다루는 논문을 여러 편 살펴볼 것이다. 이때 염두에 두어야 할 점이 있다. 상관관계가 곧 원인은 아니다. 둘 사이의 어떤 연관성이 드러나겠지만, 그렇더라도 양쪽 변수가 공교롭게도 함께 움직인다는 얘기일 뿐이다. 어느 하나가 다른 하나의 원인이라는 뜻은 아니다.

앞서 예로 들었던 폐암과 누런 손가락의 관계를 떠올려보자. 수많은 폐암 환자의 손가락이 담뱃진 때문에 누렇다. 물론 누런 손가락이 폐암을 일으킨 건 아니다. 폐암으로 환자의 손가락이 누렇게 변하는 것도 아니다. 하지만 이렇게 드러나는 연관성이 없다면 인과관계도 없을 성싶다.

이 점을 염두에 두고 이 책이 다루는 대사질환의 다양한 발현과 정신건강의 관계를 살펴보자.

비만과 정신질환

주요우울장애, 조울증, 조현병이 모두 비만율 증가와 관련이 있다. 기분장애는 건강한 체중을 유지하는 사람보다 비만한 사람에게 더 쉽게 찾아온다.[346] 조현병 환자의 3분의 2와 조울증 환자의 절반 이상이 정신증으로 첫 입원을 한 뒤 20년 안에 비만이 된다.[347]

비만은 1형 양극성장애의 경과를 악화시키고, 인지 능력을 해친다.[348] 비만인 사람은 기분장애나 불안장애가 올 가능성이 25% 더 높다.[349] 정크푸드를 많이 먹으면 비만과 우울증 비율이 함께 높아진다.[350]

왜 그럴까? 아무래도 이런 연구 결과가 설명해주지 않을까 싶다. BMI 지수가 높으면 뇌 회로 연결성이 바뀌어 기분과 인지 능력에 장애를 일으킨다.[351]

당뇨병, 우울증, 조울증

세계 인구의 약 5%가 우울증 진단을 받는다. 그런데 당뇨병 환자의 우울증 발병률은 25%나 된다.

조현병 환자는 일반 인구에 비해 당뇨병 발병률이 세 배나 높다.[352] 우울증 진단을 받은 환자는 일반 인구보다 당뇨병에 걸릴 확률이 60% 더 높다.[353] 조현병이 새로 나타나면 혈당 조절에도 종종 문제가 생긴다. 당뇨병까지 이어지진 않더라도 말이다.[354]

조울증은 복잡한 질환인데, 이 병을 바라보는 우리의 이해는 빈약하다. 조울증만 특별히 겨냥해서 개발된 새로운 치료법은 지난 수십 년간 없었다. 하지만 조울증 환자는 건강한 대조군에 비해 뇌 젖산염 수치가 높다는 증거가 쌓이는 추세이고, 조울증의 생체지표로도 쓰인다.[355]

젖산염 수치는 미토콘드리아의 기능에 이상이 생기면 함께 증가한다. 그 원인은 앞서 소개한 바르부르크 박사의 설명대로 미토콘드리아 산화 인산화, 곧 세포 호흡에서 세포질 당분해로 전환되는 데 있다.

조울증 환자의 50%가 포도당 대사장애를 보인다. 뇌 영상으로 조울증과 알츠하이머병 환자의 뇌에서 포도당을 사용하는 추이를 살펴보면 유사한 감소가 확인된다(조울증 환자가 조금 덜하다).[356, 357]

심각한 정신질환이 있는 사람에게는 비만보다 당뇨가 종종 먼저 찾아온다.[358]

심혈관계 질환, 조현병, 조울증

조현병과 조울증을 앓는 사람은 심혈관계 질환에 걸릴 확률이 정상인보다 훨씬 높다.[359] 우울증도 심혈관계 질환의 주요 위험 요인이다. 건강한 사람이 우울증에 걸리면 심혈관계 질환 위험이 50~100% 상승한다. 또한 심혈관계 질환을 앓고 있는 사람에게 우울증이 찾아오면

또 다른 심혈관계 질환이 생길 위험이 50~150% 증가한다.[360]

관상동맥 질환 환자의 20%, 울혈성 심부전 환자의 33%도 우울증을 안고 있다.

수명 문제

정신질환은 사망률 증가와 관련이 있으므로, 정신건강은 장수에도 영향을 미친다. 조현병은 기대수명을 10~30년 줄인다. 조울증은 9~25년, 주요우울장애는 7~18년 줄인다.[361] 전반적인 평균 감소치는 남성이 10년, 여성은 7년이다.

정신질환이 있는 인구는 자살률이 더 높지만, 그들의 주요 사망 원인은 당뇨병, 심혈관계 질환, 암이다.[362] 앞서 살펴본 대로, 당뇨와 심혈관계 질환은 대사질환과 관련된 정신장애다. 암도 그럴 가능성이 있다.

정신건강을 위한 대사요법

정신질환에 관한 대사 이론도 이제 막 첫걸음을 뗀 수준인데, 정신건강을 위한 대사요법이란 그야말로 첫울음을 운 단계다.

이 시점까지도 자료는 적고 체계적이지 않다. 대사요법으로 표준 치료법을 완전히 대체해도 된다고 말하는 사람은 아무도 없다. 하지만 상황에 따라서는 대사요법으로 기존 치료법의 투약용량을 줄이거나 약을 끊게 할 수도 있을 것이다.

이 점을 염두에 두고, 정신건강 병증을 위한 대사요법을 살펴보자.

대사요법은 단식하거나 케톤 식단을 적용해서 몸을 케톤증 상태로 만드는 것이 주된 방식이다. 이런 접근법을 옹호해준 팔머에게 다시 한번 감사한 마음을 전한다.

이번 장에서는 정신장애를 위한 대사요법으로 케톤 식단을 활용하는 방식에 대해 알아본다.

케톤과 뇌전증

대사요법이 최초로 적용된 사례 중 하나가 뇌전증(간질) 같은 뇌질환을 치료하는 자리였다. 단식은 히포크라테스 시대부터 발작을 멈추는 효과적인 수단으로 알려져왔다. 하지만 단식은 할 때뿐이다.

1921년에는 단식을 흉내 낸 식단이 개발됐다. 저탄수화물 고지방으로 TOR를 약하게 만드는 케톤 식단이었다. 단식할 때와 비슷한 효과를 냈고, 상당 기간 발작을 진정시켰다.

하지만 (부작용이 적지 않은) 약물이 개발되자 케톤 식단은 관심에서 멀어졌다. 항경련제가 나오자 발작을 굳이 대사요법으로 다스리지 않게 되었다. 당뇨병도 한때는 비슷한 식사요법으로 관리했는데, 인슐린 주사가 나오면서 식단을 대체해버렸다.

뇌전증 치료제 중 다수가 정신질환 치료에도 효과적이며, 그 반대도 마찬가지라는 점은 흥미롭다. 이런 약물로는 발륨Valium, 리브륨Librium, 발프로산나트륨sodium valproate 등을 들 수 있다. 실제로 조현병, 조울증, 우울증 등에서 미토콘드리아의 기능이상과 비정상 대사를 관찰했다는 기록이 있다. 조현병을 치료하지 않으면 포도당 대사이상이 종종 나타난다.

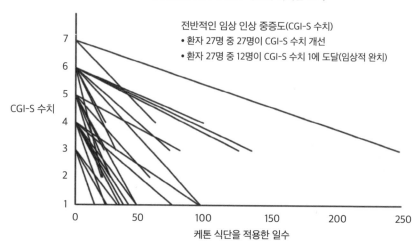

정신질환 증상에 케톤 식단이 미치는 효과

전반적인 임상 인상 중증도(CGI-S 수치)
• 환자 27명 중 27명이 CGI-S 수치 개선
• 환자 27명 중 12명이 CGI-S 수치 1에 도달(임상적 완치)

CGI-S 수치

케톤 식단을 적용한 일수

다양한 정신건강 환자가 케톤 식단을 시작한 후에 보인 임상 중증도 변화를 시간에 따라 나타낸 도표

결국 이 분야에서 또 한 명의 선구자인 조지아 이드Georgia Ede를 중심
으로 모인 첨단 정신의학 연구팀이 정신건강을 치료하기 위해 케톤 식
단을 활용하는 방식을 검토해보기로 했다. 그 결과, 연구에서 얻은 증
거를 보면 케톤 식단이 대사 측면에서 정신질환에 간섭할 가능성이 있
는 주된 방식은 TOR를 줄이는 것이었다.

연구팀은 프랑스에 있는 정신병원 클리니크 뒤 카스텔비엘clinique du
Castelviel에 입원한 환자 31명을 대상으로 후향적 분석을 진행했다. 치
료에 집중했지만, 증상에는 별 차도가 없었다.

환자들은 엄격한 케톤 식단에 따라 식사했다. 다량영양소 구성은 지
방이 75~80%, 단백질이 15~20%, 탄수화물은 단지 5%였다. 탄수화
물 섭취는 하루 최대 20g으로 제한했다. 이렇게 식이요법으로 개입하는
조치는 환자 상태에 따라 6일에서 248일간 지속했다.

31명 환자 중 28명이 케톤 식단을 유지했다. 이 중 12명은 조울증, 6명은 주요우울장애, 10명은 조현병을 앓았다. 환자 28명 중 27명의 경과를 추후 평가했다.

개입을 종료하는 시점에 모든 환자가 증상이 호전됐다고 보고했다. 거의 모두(96%)가 몸무게를 줄였다. 12명(44%)은 임상적 완치에 이르렀다. 절반 이상(64%)이 약물 치료를 줄이고 퇴원했다.[363]

안타깝게도 대규모 임상시험은 없었다. 하지만 초기 증거만으로도 케톤 식단이 뇌전증과 다른 신경 병증을 치료하는 데 유익하다는 사실을 뒷받침한다. 대사에 동일하게 접근하는 방법이 정신건강 병증에도 이로우리라는 점을 시사한다. 대사 관리형 케톤 식단으로 발작을 치료하는 시설이 현재 전 세계에 500여 곳 있다.

케톤과 우울증

우울증으로 무력감을 호소하는 현대인이 넘쳐난다. 앞서 살펴보았듯, 비만은 정신질환과 상관관계가 있다. 그리고 세계적으로 증가하는 추세다. 좋은 소식은 체중 감량 하나만도 우울증 개선과 연관성이 있다는 사실이다.[364]

케톤 식단을 뇌전증 치료에 활용한 수많은 연구가 기분, 에너지, 수면, 거기에 머릿속 맑기까지 나아졌다고 보고한다. 우울증 치료에 적용할 가능성이 있어 보인다. 쥐 실험에서 케톤 식이를 한 쥐는 우울증 표준 검사에서 항우울 효과를 보였다.[365]

또 다른 임상에서는 케톤 식단 시험군과 저지방 식단 대조군을 24주간 비교했다. 그리고 건강 관련 삶의 질 지표를 4주 간격으로 추적 조사했다. 그 결과 저지방식 그룹은 신체 통증이 덜하다고 보고했는데, 케톤식 그룹은 그렇지 않았다. 신체 항목의 다른 점수는 차이가 없었다. 케톤식 그룹은 활력과 정신건강에서 개선을 보였다.[366]

현재 주요한 우울증을 대사요법으로 치료하려는 임상시험이 진행 중이다.

케톤과 알코올 사용 장애

알코올 사용 장애AUD는 뇌 포도당 대사저하증과 관련이 있다. (알코올에 든) 에탄올은 뇌가 의존성을 보이는 케톤을 만들어낸다. 이때 대사요법이 쓰이는 원리는 환자가 케톤 식단을 유지해서 케톤은 유지하고 알코올 사용은 중단하게끔 돕는 것이다.

알코올 사용 장애로 입원한 환자를 대상으로 3주간 임상시험을 하며, 케톤 식단을 채택한 환자와 표준 고탄수화물 식단을 따르는 환자의 건강 상태가 변화하는 추이를 비교했다. 그 결과 케톤 식단이 알코올 금단증상을 줄이고, 뇌 대사를 바꾸는 것으로 드러났다. 케톤 식단 그룹이 미국식 표준 식단 그룹보다 중독 해소를 위한 벤조디아제핀benzodiazepine계 신경안정제를 덜 요구했다.[367]

케톤 식단이 알코올 사용 장애에 미치는 영향을 측정하려는 수백만 달러짜리 대규모 연구가 현재 진행 중이다.

특별 주제: 탄산음료 섭취가 부르는 폭력성 증가

대사이상이 만성질환과 정신질환을 부추길뿐더러 일상 행동에서도 분노와 폭력을 쉽게 표출하도록 만든다면 어떨까? 게다가 탄산음료가 그 원인일 수 있다면?

폭력성은 진정한 정신질환이 아니라 기능장애 행동이다. 여기서 드러나는 연관성은 지금까지 살펴본 것보다 훨씬 더 추정 성격이 짙다. 그렇더라도 만일 연관성이 있다면 현대사회에 던지는 시사점이 만만치 않다.

이렇게 말해보자. TOR를 두들겨 깨워서 대사장애를 최대한 빨리 최대로 일으키고 싶거든 포도당과 과당을 동시에 함께 섭취하면 된다. 위장 흡수까지 촉진하고 싶으면 액체 형태로 마시면 된다. 이것이 바로 다디단 탄산음료다.

버몬트대학 경제학과 교수인 세라 J. 솔닉Sara J. Solnick과 하버드 공중보건대학의 데이비드 헤먼웨이David Hemenway는 탄산음료 소비와 폭력 사이에 있을 수 있는 관련을 탐구했다. 그들은 통제된 연구를 하지 않고, 인과관계가 아닌 상관관계만 보여주었다. 그래서 숨거나 혼란스러운 변수가 많을 수 있다. 그들은 다음과 같은 내용에 주목했다.

탄산음료를 일주일에 5캔 이상 마신 청소년(표본의 30% 가까이)은 흉기를 소지하고 또래, 가족, 데이트 상대에게 폭력을 행사했을 가능성이 의미 있게 컸다(흉기 소지의 유의확률은 $p < 0.01$이고, 세 가지 폭력을 측정한 항목의 유의확률은 $p < 0.001$이다. 통계에서는 P값이 낮을수록 신뢰도가 높다.) 탄산음료를 자주 섭취하면 공격적 행동을 드러낼 확률이 9~15% 높아졌다. 심지어 이 수치는 성별, 나이, 인종, 체질량 지수, 평소 수면 방식, 흡연, 음주, 가족과 함께하는 저녁 식사 같은 변수까지도 배제한 결과다.[368]

다시 말해, 탄산음료를 많이 마시는 습관은 폭력성과 공격성이 증가하는 현상과 상관관계가 있다. 이런 상관관계는 몸이 엄청난 양의 포도당과 과당을 받아들여서 생긴 대사장애 때문일까? 그렇다면 탄산음료가 들어 있지 않은 케톤 식단이 정신적 균형의 회복을 돕고 공격성과 폭력성을 줄이지 않을까.

정신이 건강한 미래라는 희망

약물과 기존 치료법이 실패한 곳에서 대사요법이 성공을 거둘 수도 있다. 고대 그리스인은 단식으로 뇌전증을 치료할 수 있다는 사실을 알았다. 잊힌 지혜를 되살릴 때가 온 건지도 모르겠다.

단, 정신질환 환자가 의사의 감독 없이 케톤 식단을 시작해선 안 된다. 정신의학과 약품은 포도당 대사를 방해할 수 있다. 본인 판단만으로 케톤 식단을 시도했다가는 이득보다 손실이 더 클 수 있다. 케톤 식단으로 정신질환을 치료해보고 싶다면 먼저 의료 전문가에게 허락을 받아야 한다.

케톤 식단 형태의 대사요법은 미래를 향한 희망을 준다. 적절한 안전 통제만 지킨다면 치료 저항성 정신질환의 증상을 다스리거나 질병을 치료하는 데 유용할 듯싶다. 심지어 초기 증상이 악화하기 전에 병증을 뒤집는 일차적 개입에도 쓰일 수 있다. 신진대사가 정신건강에 별다른 영향을 끼치지 않는다는 소리는 거짓말이다. 이런 사실을 알면 더 행복하고 건강하고 안전한 사회를 만들 수 있다.

11장

수명 거짓말

"노화는 마모와 파손이 차곡차곡 쌓인 결과로 피할 수 없다."

인생의 비극은 우리가 너무 빨리 나이 들고 너무 늦게 현명해진다는 것이다.

- 벤저민 프랭클린Benjamin Franklin

나도 만성질환이 누구나 마침내 겪게 되는 노화의 자연스러운 결과라고 믿었다. 수많은 의사가 여전히 그렇게 믿지만, 나는 이제 다르게 생각한다.

노화와 수명에 관한 이야기를 왜 심각한 만성질환과 병증을 모두 아우르는 이 책에 끼워넣었을까? 비만, 당뇨병, 고혈압, 심장질환, 암, 알츠하이머병에 공통으로 해당되는 위험 요인이 딱 하나 있다. 다른 어떤 인자보다도 중요해 보이는 요인이다.

바로 노화다.

사람이 병에 걸리고 죽게 되는 대부분의 원인에서 단 하나의 최대 위험 요인은 다름 아닌 나 자신이다. 예컨대 폐암의 가장 큰 위험 요인은 담배가 아닌 노화다. 평생을 비흡연자로 살더라도 나이를 먹으면

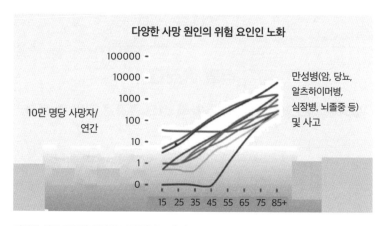

다양한 사망 원인의 연령별 사망률(자료 출처: *The Millbank Quarterly*, vol.80, no.1 2002)

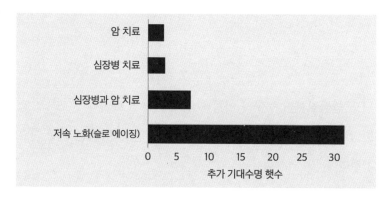

암과 심장병 치료 대비 노화 둔화로 기대수명이 늘어난 햇수(자료 출처: *M. Kaeberlein, Public Policy and Aging Report*, 2019)

어쨌거나 폐암 위험이 증가한다.

위 도표는 나이와 관련된 질병 사망률과 노화의 상관관계를 보여준다.

이제 수명을 연장하는 궁극의 실마리를 따져보자. 노화 과정을 늦추면 된다! 이 방법이 현대 의학의 여러 분야가 열심히 좇아온 대안들과 비교해도 명확하고 압도적으로 뛰어난 해결책이다.

암이나 심장병 중 하나를 치료했을 때 늘어나는 기대수명은 5년을 밑돈다. 두 가지를 다 치료해도 기대수명에 10년 미만을 보탤 뿐이다. 하지만 노화를 늦출 수 있다면 기대수명에 30년 이상을 더할 수 있다.

노화를 이해해서 속도를 늦추면 지금껏 살펴본 여러 질병과 병증의 영향을 누그러트릴 수 있다.

수명 배당

건강을 관리하는데 왜 장수 문제에 주목할까?

목표는 장수 자체가 아니다. 단순히 오래 사는 것이 아니라 건강수명을 길게 늘리는 것이 중요하다. 건강수명은 내버려두고 수명만 연장하면 의미가 없다. 그렇게 하기를 원하는 사람도 없을 터다. 건강수명은 그대로인데 오래 살기만 하면 만성질환으로 몸이 다 망가진 채 요양병원에서 간병인에게 의존해 십 년 더 목숨만 부지하다 세상을 떠나야 한다는 뜻이니 말이다.

건강수명을 늘리는 노력을 가리켜 "건강-사망 그래프를 곡선에서 직선으로 바꾸는 일"이라고도 이야기한다. 건강 상태가 곡선을 그리며 나빠지다가 죽음에 이르는 상황을 바꿔서 건강 상태를 줄곧 좋게 유지하며 수평 그래프를 그리다가 죽을 때 가서야 뚝 떨어지게 만든다는 뜻이다. 이런 개념을 다음 그림처럼 표현할 수도 있다.

수명 연장의 목표는 '가벼운 노쇠negligible senescence'에 있다. 나이 든

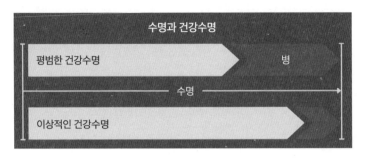

수명과 건강수명
평범한 건강수명 / 병
수명
이상적인 건강수명

건강하게 오래 살려면 건강수명이 길어야 한다[369]

것에 비해 생존력이 상대적으로 유지되고, 사망률은 높아지지 않고, 생식능력은 감퇴하지 않는다는 뜻이다. 대다수 동물은 나이가 들면 사망 위험이 기하급수적으로 증가한다. 하지만 벌거숭이두더지쥐는 그렇지 않다. 사망률 곡선이 평평하다. 성체가 된 뒤로는 늙지 않는다.[370]

특정 질병의 경과를 바꾸면 기대수명을 늘릴 수 있다. 모두 신진대사와 연결된다. 그러니까 쉰 살 여성이라면 할머니가 되어 손주들 자라는 모습을 지켜볼 수 있다는 뜻이다. 이 책에서 다루는 여러 질병을 일으키는 대사 요인이 노화도 부추길까?

수명 거짓말을 본격적으로 파고들기 전에 먼저 노화의 현재 모형을 살펴보자.

마모-파손 가설

2021년판 《노화 생물학 핸드북Handbook of the Biology of Aging》은 노화를 이렇게 정리한다.

규칙은 간단하다. 무생물 및 생물학상 개체는 모두 시간이 흐를수록 차근차근 진행되는 악화를 겪는다. …… 생물학적으로 특별한 법칙은 없다. 다만, 무생물과 물질처럼 물리학과 화학의 기본 법칙을 계승한다.[371]

노화란 신체에 마모와 파손이 쌓여서 생긴 필연적 결과라는 것이 현재 노화를 설명하는 일반 모형이다. 무작위로 손상된 분자가 쌓이면 노화의 주된 원인이 된다는 이론 역시 오랜 세월 노화를 설명해온 인기 있는 가설이었다.[372, 373, 374]

분자가 손상되는 원인은 DNA 복제에 일어나는 오류부터 단백질 당화까지 다양한데, 특히 산화적 대사의 부산물로 생기는 유리기인 과산화물(O_2-) 같은 활성산소ROS가 입히는 손상이 주목을 받았다.[375, 376, 377]

분자가 손상되어 노화가 나타나기 시작한다면, 손상이 쌓이는 현상을 예방하는 세포의 보전력이 노화율의 중요한 결정인자라 할 수 있다. 그렇다면 세포가 자신을 보전하는 방식도 수명을 결정하는 유전정보에 들어 있어야 할 듯싶다.[378, 379] 간단히 말하면, 노화는 무작위 손상이 쌓이는 수준과 통상적으로 유지되는 수준 사이의 균형을 반영한다(손상 대 유지 모형).

우리는 마치 자동차를 오래 몰면 고장이 난다는 식으로 노화를 생각한다. 하지만 사람은 생물이기에 무생물인 자동차와 다르다. 생물은 이런 식으로 닳지 않는다. 미리 프로그램되어 있다는 말이 진실이다.

세포예정사

다세포생물이 생기고 세포가 전문화되면서 모든 세포가 다 무한정

성장할 수는 없게 되었다. 생물체가 계속 생존하려면 기능 분야 각각의 세포 숫자를 통제할 필요가 있다.

예를 들어, 사람은 간세포보다 피부 세포가 더 많이 필요하다. '세포예정사Programmed cell death'는 이런 과정을 관리하기 위해 진화된 '세포 죽음 프로그램'이다. 다세포생물의 세포 분열 횟수가 제한되는 현상은 헤이플릭 분열 한계Hayflick limit 같은 이론으로도 정리됐다. 해부학자 레너드 헤이플릭Leonard Hayflick의 이름을 따서 그렇게 부른다.

다세포생물의 세포주는 흔히 일정 시간이 지나면 죽도록 프로그램되어 있다. 선충인 예쁜꼬마선충Caenorhabditis elegans이 이 과정을 잘 보여준다. 성충으로 성장하는 동안 세포가 총 1090개 생기고, 131개는 죽는다. 선충의 성장 단계에 맞춰 세포들이 죽는다. 세포예정사가 무작위로 일어나지 않고 통제된다는 얘기다. 사멸하는 세포 131개는 발달 과정 중 특정 단계에서 죽는데, 이런 현상은 다른 개체에서도 모두 일관되게 나타난다. 세포예정사가 아주 정확하게 통제된다는 사실을 보여주는 대목이다.[380]

이렇게 단순한 벌레의 세포 자멸사Apoptosis가 더 큰 동물, 예컨대 사람의 노화하고는 어떤 관련이 있을까?

프로그램된 유기체 죽음

세포예정사를 거쳐 개별 세포가 자멸하는 건 자신이 속한 유기체의 이익을 위해서다. 그렇다면 아마도 종의 이익을 위해 유기체 전체의 수명을 조절하는 '죽음 프로그램'도 있을까?

예쁜꼬마선충의 유전자는 약 2만 개다. 인간과 같은 수치다. 쌀보다는 적다. 선충의 노화 과정을 연구한 과학자들은 세포가 무작위가 아닌 세포 유형에 따라 자멸한다는 사실을 알아냈다. 1090개 세포 모두에 공통된 노화 시그니처(분자 고유의 특성)는 에너지 대사를 하향 조절하는 프로그램이었다. 미토콘드리아 호흡도 여기에 포함된다.[381]

이런 발견은 세포가 죽도록 프로그램되어 있으며, 이 프로그램이 생명체의 수명을 조절한다는 점을 시사한다.

세포 죽음을 다시 프로그램한다?

수명이 프로그램된 체계라면 유전자를 바꿔서 수명을 늘릴 수 있지 않을까?

기념비적인 논문 한 편이 그럴 가능성을 보여준다. 예쁜꼬마선충 얘기로 돌아가자. daf-2라는 유전자 변이가 기능성 daf-16 유전자와 짝을 이루면 해당 선충의 수명을 두 배로 늘린다.[382] 이 두 배는 당시 기록된 최대 수치다.

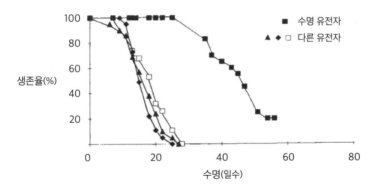

단일 유전자에서 나타나는 수명 증대 효과

생존율(%)

■ 수명 유전자
▲ ◆ □ 다른 유전자

수명(일수)

다양한 유전적 조합에 따른 예쁜꼬마선충의 기간별 생존율 도표

유전자 수명을 밝히는 연구는 세포 수명을 조절할 수 있는 프로그램이 있다는 사실을 보여준다.

이 daf-2는 대체 무슨 일을 하는 유전자일까? daf-16의 활동을 조절하는 주요 인자는 인슐린이나 IGF-1(인슐린 유사 성장인자1)의 신호 경로인데, 이것이 감소하면 벌레, 날벌레, 쥐, 사람은 수명이 연장된다.[383]

불사의 생명체?

많은 단세포생물이 사실상 죽지 않는다. 외부에서 재앙만 닥치지 않으면, 먹이만 있다면 언제까지고 생존한다. 그렇지 않다면 아메바는 세상에 있을 수 없다.(아메바는 이분법이라는 과정을 거쳐 생식한다. 세포핵이 먼저 두 개로 똑같이 쪼개지고, 그다음에 세포질이 둘로 나뉜다. 세포질이 각각 세포핵을 하나씩 받아들인다.)

일부 단세포생물은 늙는다. 시간이 흐를수록 분열이 느려지다가 결국에는 죽는다. 비대칭 분열을 하는 세균과 효모도 늙는다. 대칭으로 분열하는 세균과 효모는 성장 조건이 이상적이라면 죽지 않을 수 있다.

다세포생물은 어떨까?

쥐는 수명이 3년이다. 벌거숭이두더지쥐는 32년까지도 산다. 아시아코끼리는 최대 수명이 48년 정도인데, 아프리카코끼리는 60~70년을 산다. 연어는 생식능력을 갖추기까지 4~9년이 걸린다. 그러고 나면 자신이 태어난 개울로 돌아가 산란하고 죽는다.

북극고래는 포유류 중에서 굉장히 오래 사는 편이다. 수명이 200년을 넘기기도 한다. 밍이라는 애칭으로 불리던 어느 북대서양 대합은 507년을 살았다. 대합의 일반 수명이 225년인 점을 고려하면 두 배를

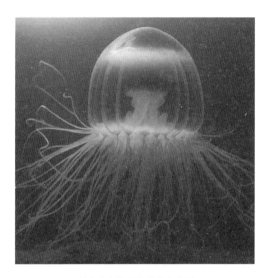

불사해파리 이미지(저자 제작)

홀쩍 넘는 시간이다. 모노라피스 쿠니*Monorhaphis chuni* 종의 심해 해면동물 하나는 1만 1000년을 살았다.[384]

히드라와 불사해파리는 늙는 방식으로는 죽을 수 없다.

불사해파리*Turritopsis dohrnii*는 홍해파리라고도 하는데, 전환분화轉換分化라는 과정을 거쳐 나이를 거꾸로 먹는다. 죽지 않는다고 여겨지는 극소수 다세포생물 중 하나다.

다세포생물의 생식세포(정자와 난자)는 무한히 생존해야 한다. 그렇지 않으면 우리는 여기에 있을 수 없다.

앞서 우리는 헨리에타 랙스의 암세포가 실험실의 이상적인 환경에서 끝없이 거듭 분열한 사례를 보았다. 헬라 세포로 불리는 이 세포주는 오늘날 의학 연구에서 아주 중요한 물질이다.

만약에 DNA가 손상되어 누적된 결과가 노화라면 클로닝(유전자 복제)과 핵 이식은 물론, 번식조차 불가능할 터다. 게다가 나이와 관련된 사망의 원인 1위가 심장병인데, 이 질환은 DNA 변이와는 직접적인 상관이 없다.

노화가 마모와 파손이 차곡차곡 쌓여서 생긴 현상이라면, 왜 일부 특정 세포는 이런 손상을 모두 피해가는 것일까? 동물의 왕국이 이렇게도 일관성 없는 세상이던가?

수명이란 단지 유전자 복권에 당첨되는 문제일까? 만약 수명이 오롯이 유전자와 프로그램만의 문제라면, 우리 수명을 부모님이 결정한다는 얘기가 된다. 유전적으로 장수하는 핏줄이 있다고들 흔히 믿지만, 수명이 유전되는 비율의 추정치는 낮은 경향을 보인다 (15~30%).[385]

2018년 알파벳(구글의 후신) 자회사인 칼리코생명과학이 앤세스트리 닷컴과 함께 수명이 유전되는 비율에 관한 눈에 띄는 논문을 한 편 발표했다. 연구팀은 19세기부터 20세기 중반까지 기간에 삶을 살아간 40만 명(!) 이상의 기록을 조사했다. 그 결과, 가족 중 수명이 비슷한 사람은 혈육보다 배우자인 것으로 드러났다. 논문은 이렇게 결론짓는다. "1800년대에서 1900년대 초반 사이에 출생한 코호트 집단을 추적해보았더니 인간 수명이 유전되는 진짜 비율은 10%에도 훨씬 못 미쳤다."[386]

라론 증후군Laron syndrome은 IGF-1 수치가 떨어지는 증상이 특징인 유전적 결함이다. 이 증후군 환자는 키가 작은 특성을 보인다. 그런데 그들은 암, 당뇨병, 심혈관계 질환을 거의 완벽하게 방어한다.[387] 실험실 쥐의 생장호르몬 수용체를 제거해 라론 증후군을 닮은 유전자 변이

가 생기게 했더니, 야생 쥐에 비해 노화가 느려지고 수명이 최대 70%
늘어났다.[388]

노화와 수명을 결정짓는 요인은 여럿인 것으로 보인다. 세포 대사와
성장의 밑바탕에 깔린 공통된 기전도 영향을 미친다.

최근 헤이플릭은 흥미로운 소견을 밝혔다. 무작위 오류, 마모와 파
손, 유사-프로그램 체계가 모두 작동하는 조합이 아마도 가능할 터라
는 얘기였다. 그가 기고한 글 제목이 모든 것을 말해준다. "노화는 엔
트로피의 문제이고 수명은 유전적 결정론의 문제인데, 이 두 가지를
잘못 이해한 건 애매한 용어 때문이다." 그는 이렇게 주장한다. "수명
은 프로그램되어 있으며" 노화는 "손상이 누적된 결과"다.[389]

여기서 더 나아가, 이렇게 이어간다.

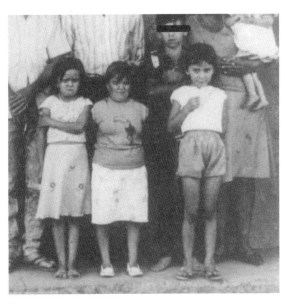

성장호르몬 수용체 결손증 환자 세 명[472]

노화의 근본 생물학(생물노년학)을 나이와 관련된 병리학(노인병학)과 구분하지 않고, 또 이 두 가지를 수명을 결정하는 인자들과 구별하지 못한 것이 노화 과정을 제대로 이해하지 못한 가장 큰 원인이었다. 이런 실패를 가장 잘 보여주는 대목이 뭐냐 하면, 이 개념을 오해한 정책 입안자들이 '노화를 연구한다'는 명목으로 연구 자금 대부분을 나이와 관련된 질병 연구에 써왔다는 점이다. 그런 판국이니 노인병학에서는 장족의 발전을 보일지언정 노화의 근본 생물학에는 손톱만큼의 지식도 쌓이지 않는다.[390]

마모-파손이 생기고, 그래서 실제로 세포가 죽을 수 있다. 그렇다고 이 과정이 수명을 결정할까?

노화가 나타나고 세포가 마모-파손되면서 허약, 흰머리, 주름처럼 나이와 관련된 표현형이 더 늘어날 수는 있다. 그렇다고 죽는 일은 거의 없다. 수명을 구체적으로 결정하는 건 특정 노화성 질병과 병증일 때가 더 많다.

실제로, 사망 원인을 기록하는 법적 문서인 사망진단서에는 직접사인을 불러온 원사인과 여러 매개 병증을 같이 적는다. 여기서 '노환'은 인정되는 사인이 아니다. 사인은 기관지폐렴, 폐색전증, 급성 심근경색 같은 질병과 병증이다.

사람은 모두 노화와 관련된 변화를 경험한다. 마모와 파손 때문에 겪는 변화다. 하지만 본질상 수명을 결정하는 건 특정한 노화질환이다. '늙어서 죽는다'니, 그런 사람은 없다. 노화가 제1의 위험 요인으로 작용하는 어떤 질병과 병증으로 죽는다. 지금까지 우리가 살펴본 질병들이 무작위로 누적된 손상이나 마모, 파손 때문에 생기는 성싶지는 않다.

도리어 이들 질병(과 많은 노화 표현형)을 일으키는 건 세포 성장이나 기능항진의 복잡하게 짜인 양상이다. 암은 세포 증식이 보이는 기능항진이다. 동맥경화성 심혈관 질환ASCVD은 혈관 수복의 기능항진이다. 알츠하이머병은 아밀로이드 베타가 축적되는 과정에서 나타나는 기능항진이다. 비만은 지방이 지나치게 많은 결과다. 2형 당뇨병은 인슐린이 넘치게 많아서 생긴다.

뇌졸중, 암, 심지어 알츠하이머병으로 죽더라도, 사망할 때 보통 다른 신체 조직은 대부분 기능한다. 이들 질병에는 전부 똑같은 대사성 및 염증성 기저 원인이 깔려 있다.

노화는 질병과 서로 분리되지 않는다. 오히려 연결된다. 노화와 질병이 함께 수명을 결정한다. 노화질환은 수명을 이해하는 기초다. 292쪽 그림은 노화와 질병의 잘못된 이분법을 보여주는 자료다. 노년의 질병은 야생형 유전자가 활동해서 생기며, 죽음에 이른다는 이론을 제시한다.[391]

만성병의 병리를 밝히는 작업은 노화를 이해할 때도 중요하다. 앞으로 설명하겠지만, 이 두 가지의 밑바탕에 깔린 기전은 같다.

수명의 기능항진 이론

환경과 유전적 특질이 마모-파손과 노화를 일으킨다면, 수명을 결정짓는 죽음은 무엇이 불러올까? 그저 노쇠해서 소진된 끝에 소멸하는 것일까?

노화를 다루는 거의 모든 논문이 노화는 분자가 입은 손상이 축적되어 나타난 기능 저하라고 언급하며 시작한다.

'세포 노쇠cellular senescence'라는 용어를 과학자들은 대부분 세포의 생애주기가 끝난다는 뜻으로 이해한다. 더 정확히 말하면, 생식능력을 영구히 상실하는 것이다. 이 단계가 세포 노쇠를 보여주는 가장 좋은 지표로 알려져 있다. 하지만 세포주기가 정지하는 단계를 노화질환과 연관 지어 설명하려는 시도는 전부 실패했다. 사람과 동물은 워낙 나이가 많더라도 세포 증식이 중단되어 생기는 골수부전骨髓不全이나 장위축으로 죽지는 않는다.

오히려 그 반대다. 노화질환은 암, 백혈병, 장기 비대(전립샘비대증 등), 죽상동맥경화반, 조직 섬유화, 비만 같은 증식 항진 병증과 연관성이 있다.

한 예로, 사람에게 찾아드는 흔한 사인인 심장 발작의 원인은 세포주기가 정지하는 현상도 DNA 손상도 아니다. 그보다는 세포가 성장하며 과도해진 기능(기능항진)이 단계를 거쳐 혈압을 높이고 혈관을 좁히다가 끝내 막아서 치명적인 심장 발작을 일으킨다.

2000년대 들어 IGF-1과 TOR 같은 성장인자를 노화와 연결 지은 실험의 증거가 모이기 시작했다. 이 이론이 바로 종양학자 미하일 블라고스클론니Mikhail Blagosklonny가 설계한 기능항진 노화론이다.

이 이론은 세포 기능이 감퇴해서가 아니라 항진된 결과가 노화질환이라고 설명한다. 기능항진이 질병을, 따라서 노화를 만든다. 노화질환의 원인은 분자가 입은 손상이 쌓여서가 아니라, mTOR 같은 신호 경로가 부적절하게 활성화된 데 있다.[392] 인생 초년에는 신호 경로가 활성화되면 성장으로 이어지므로 유익하다.

블라고스클론니는 유사-프로그램 개념을 사용해 기능항진 이론을 발전시켰다. 차를 우리기 위해 뜨거운 물이 필요하다고 가정해보자. 주전자에 물을 끓인다. 인생 초년이라면 유용한 활동이다. 하지만 노년이어서 주전자에 물이 없는데 밑에 있는 화구에서 계속 불길이 타오른다면 어떨까? 주전자가 망가질 것이다. 이 비유처럼, 물을 끓이는 목적이 오롯이 담긴 인생 초년에는 유용하던 프로그램이 나중에는 주전자를 망가뜨리는 쓸모없는 유사-프로그램이 된다.[393]

1957년에 조지 C. 윌리엄스George C. Williams는 노쇠와 노화를 진화 측면에서 설명하는 '대립적 다형질 발현antagonistic pleiotropy'이라는 개념을 제안했다. 하나의 유전자가 하나 이상의 형질을 조절할 때 대립적 다형질 발현이 일어난다. 여러 형질 중 적어도 하나는 인생 초년에 유기체의 적합성에 도움이 되지만, 또한 적어도 하나는 훗날 자연선택의 힘이나 다른 환경적 요인에 들어맞지 않으면서 유기체의 적합성에 해가 된다.[394]

대립적 다형질 발현은 노화 진화론의 길잡이 역할을 하는 관점이다. 자연선택이 조기 생식을 선호해서 그렇다. 조기 생식으로 어느 정도까지는 진화적 성공이 보장된다. 그래서 조기 생식을 위한 경쟁에서 이기는 데 최적화된 유기체를 생산하며 성공의 하한선을 향한 경주가 펼쳐진다. 그 대가는 나중에 건강으로 치른다.

조기 생식이 획득한 우선권의 균형을 잡아주는 '할머니 효과'라는 것이 있다. 다른 영장류보다 나은 우리의 문화적 역량 덕분에 조부모가 손주의 생식적 성공에 도움을 줄 수 있어, 인간의 수명은 (다른 영장류에 비해) 늘어났다. 하지만 큰 틀에서 자연선택은 조기 생식을 선호하

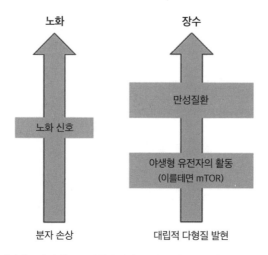

분자가 손상되면 노화의 일부 표현형이 생길 수 있다. 하지만 수명을 결정하는 건 노화성 만성질환이다. 이런 질환은 대립적 다형질 발현의 결과인 기능항진으로 생긴다.

며, 이 중차대한 시기가 끝나면 허물어지는 체계를 만든다.

J. P. 드 마갈량이스J. P. de Magalhães도 비슷하게 프로그램을 집 짓는 일에 비유한다. 카펫 시공업자가 맡은 작업을 다 끝내고도 무의미하게 일을 계속한다고 상상해보자. "카펫을 깔고 또 깔다 보면 결국 문을 여닫을 수 없게 되고, 마침내 누구도 드나들 수 없는 집이 된다."[395]

노쇠 세포는 기능항진 세포다. 계속 대사 과정의 활성 상태로 있으면서 세포예정사에 저항한다. 그리고 염증을 일으키는 사이토카인, 케모카인, 성장인자 등을 분비한다.[396]

우리가 물려받은 특정 '장수 유전자'가 수명을 결정하지 않는다. 그보다는 어려서 발달 과정에 쓰인 정상 유전자가 인생의 더 나중에도 계속 활동하거나 증대되면 환경요인과 생활습관에 따라 노화질환이 생긴다.

우리에게 있는 주요한 일반 전도로가 노년에 생활습관과 다른 요인의 영향을 받아서 해로운 성장 유사-프로그램을 돌리고, 노화성 만성 질환을 유발한다. 이 체계는 단지 세포를 조금씩 닳게 만드는 무작위 돌연변이가 아니다. 생명을 끝내는 암, 심장병, 알츠하이머병이 거의 프로그램된 대로 진행되는 과정이다.

기능항진 모형에서도 분자가 입은 손상이 누적된다고 말한다. 게다가 유기체가 기능항진성 노화로 먼저 죽지 않는다면 결국 이 손상이 유기체를 죽여 수명을 결정할 것이다. 기능항진성 노화는 분자가 손상되며 나타나는 노화와 나란히 일어나긴 하지만, 삶의 한계를 결정하는 과정으로 그 진행 속도가 더 빠르다.

기능항진성 노화는 삶을 한정하는데, 분자가 입은 손상의 축적은 그렇지 않다는 사실을 어떻게 알까?

헤이플릭은 노화와 수명의 개념이 뒤섞여버리면 노화가 죽음의 원인이라는 인식이 생긴다고 꼬집는다. 노화와 수명은 서로 관련성이 있되 구분되는 과정이다. 노화로 규정되는 과정은 구체적인 표현형이 발달하고, 일반적인 마모로 소진되며, 허약하고, 체계가 무너진다.

죽음을 부르는 특정한 만성질환이 생기면 수명이 결정된다. 노화의 표현형은 수복이나 치환 체계로 더는 현상 유지가 되지 않을 때 나타난다. 노화는 "왜 일이 잘못될까?"라는 질문에 관한 현상이다. 수명은 "왜 이만큼 살까?"라는 질문에 관한 영역이다.[397]

이화작용으로 임의적인 마모와 파손이 생기면 노화의 표현형이 드러나면서 아마도 우리를 늙게 만들 터다. 하지만 결국 우리를 죽이고 수명을 결정하는 건 동화작용이 성장의 기능항진을 일으켜서 생긴 노화질환이다.

이렇게 해서 노화의 유사-프로그램 이론과 노화의 분자 손상 이론 사이에 있었던 다툼이 적어도 일부분은 해소될 것이다.

무엇이 기능항진을 일으키나?

그렇다면 기능항진은 어떤 경로로 일어날까? 유기체 전반의 발달과 대사를 관장하는 '컨트롤 타워' 경로가 있는 걸까?

TOR를 떠올렸다면, 맞다. 개념은 이렇다. 인생 초년인 25세 무렵까지 TOR는 건강한 성장을 이끈다. 이후에도 여전히 성장을 끌고 가지만, 그때는 크는 것이 아니라 늙는 것이다.

인슐린, 성장인자, 영양소가 TOR 경로를 활성화한다. 이 경로는 생산되는 단백질과 생장하는 세포 더미를 늘리고, 지방을 저장한다. 또한 신체가 오래되고 낡은 세포를 파괴하는 자가포식을 하지 않도록 억제한다.

생명체가 초년에 발달하는 과정에서는 증식하는 세포가 세포를 분열하고 휴지기 세포가 세포주기와 TOR가 모두 차단된 상태에서 기능항진을 방지하는 방식으로 세포 더미가 생장하는 환경의 균형을 맞춘다.

하지만 나이가 더 들어 세포주기가 차단될 때 TOR가 여전히 활성화되면, 세포가 과활성(활동 항진) 상태로 되어 인슐린과 성장인자 모두를 향해 저항성을 키운다. 그러면 세포는 노쇠하고, 노화와 노화질환으로 이어진다.

신진대사가 노화의 보편된 요인이라면, TOR는 어떨까? TOR는 노

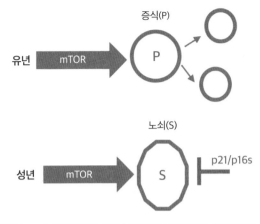

증식(P)

유년 mTOR P

노쇠(S)

성년 mTOR S ⊣ p21/p16s

발달 과정에서 TOR가 활성화되면 세포가 분열하고 증식한다. 세포주기가 멈춘 노년에 TOR가 활성화되면 노쇠가 진행된다.

화의 보편된 요인, 곧 대사 활동을 촉진한다. 약리작용으로 TOR만 특정해 차단할 방법이 있다면, 어떨까? 그런 약물이 정말로 있다.

라파마이신

눈치챘겠지만 라파마이신rapamycin은 경이로운 약물이다. 항노화 효과가 지금까지 나온 다른 무엇보다도 뛰어나다.

라파마이신을 개발하게 된 과정의 뒷이야기가 꽤 흥미롭다. 이야기는 세상과 동떨어져 외지였던 태평양의 한 섬에서 시작한다. 육지에서 수천 km 떨어져 있어, 배를 타야만 갈 수 있는 곳이었다. 그런 섬에 1964년 공항 건설 계획이 추진된다. 섬의 청정한 생태계에 돌이킬 수 없는 거대한 변화가 곧 불어닥치게 되었다. 그전에 생태계 샘플을 채취하려고 캐나다 연구팀이 달려갔다. 그들이 발견한 성과는 생물학에 혁명을 일으켰고, 거의 60년이 지난 지금도 여전히 영향력을 떨친다.[398]

라파마이신의 화학식

조르주 노그라디Georges Nógrády도 연구팀 일원이었다. 그는 섬 주민들이 맨발로 돌아다니는데도 파상풍에 걸리는 법이 없다는 사실을 알아챘다. 토양 샘플에서 파상풍균의 포자를 찾아보았지만 확실한 성과는 없었다. 그는 토양 샘플을 전부 파기하지 않고 그중 70개를 1969년 에이어스트제약 연구원들에게 보냈다. 오늘날 화이자 제약회사다.[399]

에이어스트의 수렌 세갤Suren Sehgal이 표본에서 새로운 균을 찾아냈다. 스트렙토미세스 히그로스코피쿠스Streptomyces hygroscopicus라고 불리게 된 이 균은 우수한 항진균성 항생물질을 만들었다. 이 물질에는 라파마이신이라고 이름을 붙였다. 현지어로 이스터섬을 라파 누이Rapa Nui라고 부르는 데에서 착안한 이름이다. 나중에 세갤과 연구팀은 라파마이신이 항암요법에 독특한 쓰임이 있는 면역억제제라는 사실도 밝혀냈다.[400]

1982년 에이어스트가 라파마이신 프로젝트를 마무리하면서 이 약물에 관한 연구도 전부 끝이 났다. 몬트리올 연구소는 문을 닫았고, 연구원들은 뉴저지로 이동했다.[401] 보관하던 라파마이신은 모두 폐기하라는 지시가 내려왔다. 세갤은 스트렙토미세스 히그로스코피쿠스 균을 마지막으로 한 세트 배양해서 몰래 집으로 가져갔다. 그리고 이 마지막 배양분을 드라이아이스와 함께 아이스크림 통에 넣고 '먹지 마시오'라고 써서 집 냉장고에 보관했다.

1987년 에이어스트는 와이어스에 합병되어 와이어스 제약회사가 되었다. 세갤은 새로운 상사를 어떻게든 설득해서 라파마이신 연구를 계속하고 싶었다. 여러 차례 열린 프레젠테이션은 대부분 언쟁으로 끝났다. 그는 세 번 해고당했고, 매번 회사 요청으로 복직했다. 1989년 세갤은 마침내 경영진을 설득해서 라파마이신 연구를 이어갈 수 있게 되었다.[402]

에이어스트가 라파마이신 연구를 중단한 기간에도 몇몇 과학자가 독자적으로 이 약물을 연구했다. 그들은 라파마이신이 그때껏 알려지지 않은 어떤 지배적인 감지 단백질을 억제하는 방식으로 작용한다는 사실을 밝혀냈다. 창의력이 있는 건지 상상력이 없는 건지 여하튼, 이렇게 해서 새로 밝혀진 이 중요한 단백질의 이름을 단순히 '라파마이신 표적Target Of Rapamycin'의 머리글자를 따서 TOR라고 붙여버렸다. mTOR는 라파마이신의 기계적 표적mechanistic Target Of Rapamycin의 줄임말이다.[403]

TORmTOR는 영양소 신호 전달 체계의 중심이다. 세포 속 아미노산, 포도당, 인슐린, 렙틴, 산소 등의 수치를 감지해 세포의 생장 시점을 결정한다. 이 수치는 중요한 정보다. 만약 세포가 분열을 시작했는데 그 과정에 쓰일 적당량의 영양소가 없다면 세포가 증식하기는커녕 죽을 것이다. TORmTOR는 여러 과정을 제어한다. 인슐린을

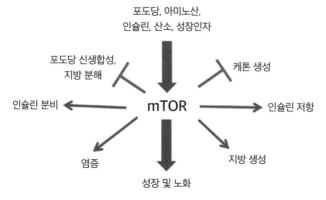

포도당, 아미노산,
인슐린, 산소, 성장인자

포도당 신생합성,
지방 분해

케톤 생성

인슐린 분비 ← mTOR → 인슐린 저항

염증

지방 생성

성장 및 노화

신진대사 신호체계에서 라파마이신이 중심 역할을 한다.

분비하고 감응하는 과정, 베타 세포가 생장하고 고갈되는 과정, 지방이 생성되는 과정, 지방세포를 형성하는 과정 등이 여기에 포함된다. TORmTOR가 성장과 노화를 통제한다는 뜻이다. 또한 포도당을 신생합성하고, 지방을 분해하고, 케톤을 생성하는 과정에는 부정적인 영향을 미친다.

mTOR를 줄이면 무슨 일이 일어날까?

노화의 기능항진 이론이 옳고 TOR가 노화를 촉진한다면 이 체계를 라파마이신으로 억제해서 노화를 늦출 수 있을 터다.

그렇다면 노화는 어떻게 측정하고 판단할까? 인간과 동물 모형에서 나타나는 노화의 몇 가지 구체적인 모습, 곧 표현형을 살펴보자. TOR가 지나치게 활성화된 상태가 노화의 근거라면, mTOR를 줄이는 약물이라면 뭐든 전체 수명만이 아닌 노화의 특정 징후에도 영향을 미칠 것이다.

치주질환

치주질환(치주염)은 나이와 관련된 주요 질환이다. 나이 든 성인의 70% 이상이 영향을 받는다. 면역 기능이 떨어지고, 구강 마이크로바이옴에 병리적 변화가 찾아오고, 잇몸 전체에 염증이 생기고, 충치가 먹고 잇몸이 무너지는 등의 증상이 뒤따른다. 병증을 되돌릴 수는 없다. 그래서 치료도 예방적 조치나 발치 등으로 제한된다. 노인이 되어 치아가 빠지는 표현형은 흔히 나타난다.

나이 든 쥐를 대상으로 라파마이신을 썼더니 구강 상태가 젊어졌다는 최근 연구 결과가 있다. 치아 주변의 뼈를 재생하고 염증을 줄였으며, 입속 유해균까지 없애주었다. 나이 든 쥐의 입속이 도로 젊어진 듯 보였다.[404] 이 치주질환 연구에서 라파마이신은 노화의 영향을 늦추었을 뿐만 아니라 역전시켰다.

이런 효과를 사람도 볼 수 있을까? 그 여부를 현재 워싱턴대학 조너

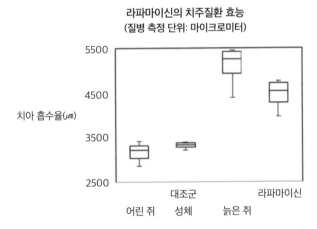

쥐 연구에서 라파마이신을 투약한 후에 나타난 치주질환 개선도[405]

선 안Jonathan An 박사 연구팀이 조사하고 있다. 연구 성과가 좋다면 라파마이신을 함유한 치약이 조만간 나올지도 모른다. 아직은 동물실험에서만 나온 이야기다. 그런데 사람에게서 라파마이신의 항노화 효과를 증명한 분야도 있다.

피부 변화

노화에서 가장 눈에 띄는 징후 중 하나가 피부 변화다. 주름, 처짐, 칙칙해지는 피부색처럼 말이다. 맹검 대조 방식으로 치른 임상 연구에서 라파마이신을 8개월 넘게 국소 적용했더니 노쇠 세포, 염증성 사이토카인, 주름 등이 감소하며 노화 작용을 효과적으로 되돌렸다.[406] 이런 결과를 논문으로 작성하는 과정에서 진행한 피부 생검이 또 극적인 성과를 보여주었다.

2022년 FDA는 안면 혈관섬유종 치료용으로 라파마이신 함량이 0.2%인 피부 크림의 국소 젤 제형을 승인했다. 피부 노화 개선용으로 승인된 건 아니지만, 그렇게도 사용한다.

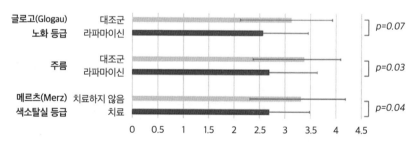

인간 피부 노화를 위한 대조군 시험에서 라파마이신을 국부 적용했을 때 나타난 효과

청력 손실

65세 이상 미국 인구 중 약 3분의 1이 노인성 난청ARHL을 겪고 있다. 나이가 75세를 넘어가면 이 비율은 절반 정도로 높아진다. 노인성 난청은 근본적 기전이 아직 밝혀지지 않아서, 현재로서는 임상에서 직접 예방하거나 완화할 치료법이 없다. 달팽이관(와우관)은 청각을 담당하는 주요 감각기관이다. 청각 기능을 상실하는 원인은 달팽이관의 외유모세포外有毛細胞 수가 감소하는 현상과 관련이 있을 수 있다.

노년에 라파마이신을 투약하면 노인성 난청이 감소하는 데 도움이 될 수 있다는 결과가 쥐 실험에서 나왔다. 여기서 감소한다는 말은 시작을 늦추고 진행을 더디게 한다는 뜻이지 완전히 예방한다는 얘기는 아니다.[407]

난소 부전(완경)

여성의 생식기관은 거의 다른 어떤 장기보다도 빨리 늙는다. 젊은 쥐와 중년 쥐를 대상으로 단기 라파마이신 요법을 시험했더니 기능적 생식수명이 늘어났다.[408]

라파마이신을 사용해 나이 든 여성의 완경을 늦추는 동시에 난소수명을 늘리는 연구가 계획에 들어갔다. 조기 폐경을 라파마이신으로 되돌릴 수 있는지 알아보는 임상시험은 진행 중이다.

노화성 만성질환

피부 주름, 완경, 치주염 같은 노화의 표현형으로 죽는 사람은 없다. 노화를 드러내는 증상이긴 하지만, 수명을 직접 결정하진 않는다.

보스턴대학 의대는 '뉴잉글랜드 슈퍼센티네리언 연구New England Super-centenarian Study'를 진행했다. 110세를 넘기며 장수하는 노인을 '슈퍼센티네리언'이라고 한다. 연구에 따르면 그들은 만성질환의 작용이 둔화되는 경험은 전혀 하지 않았다. 암이나 심장병에 걸리면 그들도 다른 노인들과 마찬가지로 영향을 받는다. 다만, 만성질환이 더디게 나타나는 경험을 했다. 이런 질병이 실제 사인이 되어 수명을 결정한다.

이제 미국인의 사망 원인 1위인 만성질환에 라파마이신이 어떤 작용을 하는지 살펴보자.

심장병

날벌레부터 인간에 이르기까지 모든 동물은 연령과 관련된 심근병증을 겪는다. 시간이 흐르면 심장 기능이 떨어진다는 얘기다. 이런 감퇴를 세계적 수준의 마라톤 선수도 보여주었다. 디미트리온 요르다니디스Dimitrion Yordanidis는 98세에 마라톤을 완주한 기록을 보유하고 있는데, 7시간 33분 걸렸다. 마라톤 최고 기록은 25~28세에 정점을 찍고 완만한 감소세를 보이다가 60세부터 뚝 떨어진다. 사람은 연령과 관련된 심근병증이 25세에 시작되고 60세에 뚜렷이 나빠진다는 뜻이다.

원인은 무엇일까?

달리기 선수가 나이 들면 이 심근병증 때문에 심장 박출률이 떨어진다. 마라톤을 뛰는 과정은 심장이 혈액을 얼마나 잘 펌프질하는지 측정하는 좋은 척도이기도 하다. 라파마이신이 쥐와 개에게 나타나는 연령과 관련된 심장 기능이상을 일부분 다스리는 것으로 밝혀졌다.[409]

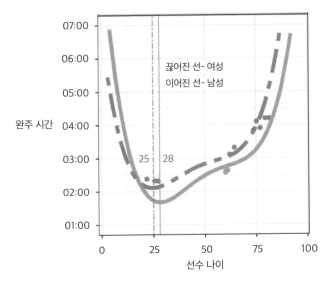

끊어진 선- 여성
이어진 선- 남성

완주 시간

선수 나이

마라톤 선수의 세계 기록을 나이대별로 정리한 도표

TOR 억제제의 역할 중 하나가 세포의 생장과 증식을 줄이는 것이다. 제1 사인인 죽상경화성 심혈관계 질환에는 어떤 영향을 미칠까?

연구진은 이렇게 결론내렸다. "mTOR 신호가 활성화되어 혈관 내피 기능장애가 생기고 거품세포가 형성된다."[410] 또한 그들은 노화된 거품세포가 동맥을 막는 반(플라크)이 된다는 사실을 확인했다. 이 노쇠한 거품세포가 동맥 안쪽에 쌓여서 커지면 결국 혈관을 막아 건강을 위협한다.[411]

2003년 FDA는 심장 관상동맥 스텐트 시술 뒤에 동맥 내막의 민무늬근이 증식해서 재발하는 협착증 또는 막힘을 방지하는 스텐트 코팅제로 라파마이신 사용을 승인했다.

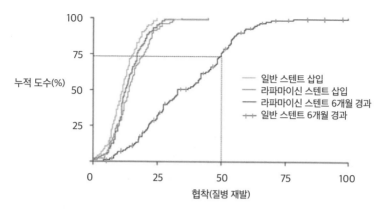

누적 도수(%)

협착(질병 재발)

일반 스텐트 삽입
라파마이신 스텐트 삽입
라파마이신 스텐트 6개월 경과
일반 스텐트 6개월 경과

관상동맥 질환 스텐트 시술에서 나타난 라파마이신 효과

암

라파마이신과 그 유사체는 독특한 항암 특성으로 잘 알려져 있다. 다른 항암 화학요법은 살아 있는 세포를 죽이는 세포 독성 방식인데, 라파마이신은 세포의 생장과 분열을 막는 세포 증식 억제제다.

1999년 FDA는 라파마이신을 장기이식 거부반응 예방용 면역억제 제로 쓸 수 있도록 처음으로 승인했다. 그다음에 FDA가 승인한 라파 마이신의 두 가지 용도는 암 치료제였다. 2007년에는 신장암 중 가장 흔한 전이성 신장세포암종에, 2021년에는 악성 혈관 주위 상피세포종 양PEComa에 사용 승인이 났다.

연구자들은 TP53 유전자의 돌연변이가 두경부암과 관련이 있다는 사 실을 알았다. 기능성 TP53은 mTOR 경로를 억제하지만, 비정상 TP53 은 mTOR가 계속 활성 상태에 머물도록 유도한다. 그래서 생존 기간 이 단축되는 결과와 연관성이 있다. mTOR 억제제인 라파마이신과 RAD001은 쥐의 종양부담을 낮췄는데, 사람에게도 적용할 수 있다.[412]

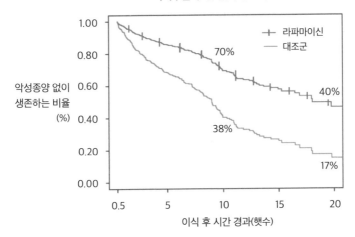

이식수술 후 암 없이 생존하는 비율

악성종양 없이
생존하는 비율
(%)

라파마이신
대조군

70%

40%

38%

17%

이식 후 시간 경과(햇수)

심장이식 환자의 라파마이신 복용 유무에 따른 악성종양 무발병 생존율 도표

심장이식 후 첫 5년이 지나면 악성종양이 가장 흔한 사망 원인이 된다. 라파마이신(시롤리무스sirolimus, SRL)을 복용한 환자는 다른 약물을 적용한 환자보다 악성종양 위험이 뚜렷이 감소했다. 또한 악성종양이 발생한 여부와 상관없이 생존 기간의 중앙값이 늘어났다.[413]

면역 기능

미국의 독감 관련 사망자 중 90%가 65세 이상 성인이다. 그들은 독감 예방접종을 받아도 항체 반응이 낮게 나타난다. 이런 부분은 코로나-19 시대에 더 중요한 의미를 지녔다.

인간의 노화로 면역력이 떨어지는 증상에 mTOR 억제제 RAD001이 어떤 작용을 하는지 연구했다. 65세 이상 중년에게 라파로그스라는 라파마이신 유래 약물을 6주 동안 투여하고, 다시 2주 후에 독감 예방

접종을 했다. 항체 반응이 20% 증가했다. 상기도 감염도 더욱 잘 예방 됐다.

T세포의 프로그램 사멸이 줄면서 면역체계가 강화됐다. T세포가 암 또한 다룬다는 점을 짚고 넘어가자. 건강한 T세포의 숫자가 많으면 암 예방에 도움이 된다.[414]

알츠하이머병

쥐를 대상으로 설계한 많은 연구에서 mTOR를 억제했더니 알츠하 이머병의 신경병리적 특징이 또렷이 줄었다. 사람의 치매를 치료하는 데에도 라파마이신을 써보자는 요구가 일었다. 쥐를 대상으로 진행된 한 연구에서는 라파마이신이 알츠하이머병의 여러 다른 모형에 유익 한 효과를 보였다. 아밀로이드 베타, 해로운 타우 단백질 축적, 신경섬 유다발 등이 줄어들었다. 모두 알츠하이머병 환자의 뇌에서 찾아볼 수 있는 증상들이다. 심지어는 뇌 혈류가 회복되었다. 병원균과 유해물이 뇌에 들어오지 못하게 막는 혈액뇌장벽도 튼튼해졌다. 신경세포 손실 을 방지하고, 뇌 기능을 개선했다. 지금까지 나온 어떤 알츠하이머병 치료법보다도 나았다.[415]

그렇지만 한 연구에서는 쥐에게 라파마이신을 경구 투여했더니 뇌 의 반(플라크)이 증가했다.[416] 따라서 라파마이신의 치료 효과를 그렇게 단언할 수만은 없다.

알츠하이머병 환자에게 라파마이신을 써보는 이중맹검 방식의 위약 군 대조 임상시험이 소규모로 현재 텍사스대학에서 진행 중이다.

장수와 관련해서는 어떨까?

수명을 줄이는 요소를 표적으로 삼아 개입하면 수명을 늘리고 더 건강한 삶을 살 수 있다. 하지만 사람을 대상으로 실험적인 치료를 해서 수명과 관련된 효과를 평가하기란 거의 불가능하다. 인간이 비교적 장수하는 동물이기 때문이다. 의미 있는 연구 결과를 얻으려면 70세 노인 500~1000명을 5~10년간 관찰해야 할 텐데,[417] 그러자면 막대한 연구비와 인내심은 물론 넓은 시야의 계획도 필요하다.

그래서 쥐를 대상으로 실험을 설계한다. 쥐는 생물학상 사람을 무척 닮았는데도 수명이 3년 남짓이어서 실험적 요법을 적용해 연구하기가 수월하다. 하지만 쥐 실험에서 나온 결과가 언제나 사람에게도 다 들어맞는 건 아니다. 쥐에게 긍정적 결과를 보인 약물이 인간 시험에서는 실패할 수 있다.[418]

이런 점을 염두에 두고, 쥐를 대상으로 진행된 수명 개입 시험을 몇 가지 살펴보자.

미국 국립노화연구소NIA에서 추진한 '개입 시험 프로그램Interventions Testing Program, ITP'은 수명 연구의 모범이자 기준이라 할 만하다. 중년 쥐를 대상으로 수십 가지 약물과 영양보조제, 음식, 식물 추출물, 호르몬, 펩타이드 등을 시험했다. 사실, 시험을 원하는 물질은 누구라도 제안할 수 있다.

수명 측면에서 의미 있는 유익성을 보여준 물질은 단 여섯 가지였다. 의미 있는 결과를 끌어내지 못한 물질 중에는 레스베라트롤 Resveratrol과 어유(생선기름), 커큐민Curcumin, 녹차 등도 있었다. 아스피린은 아주 조금 효과를 보였다. 시험에 실패했다고 해서 해당 약물의 장수 효과가 전혀 없다는 뜻은 아니다. 단지 그 특정 용량과 용법으로는 효과가 없었다는 말이다.

라파마이신은 어땠을까? (쥐 실험에서는) 모든 유망한 물질을 압도했다. 생존 기간의 중앙값이 암컷은 18%, 수컷은 10% 증가했다.

또 다른 연구 사례에서는 단 석 달간 진행한 라파마이신 치료만으로도 중년 쥐의 기대수명이 최대 60% 늘었고, 건강수명 측정치도 개선됐다.

라파마이신과 mTOR를 이해할수록 새롭고 더 강력한 노화 이론이 나올 수 있다. 생활습관을 개선하거나 라파마이신 같은 약물을 사용하거나, 또는 이 두 가지를 결합해서 mTOR를 조절하는 방식으로 노화와 노화성 만성병이 더디게 찾아오도록 유도하면 우리는 건강하게 더 많은 시간을 살아갈 수 있다.

라파마이신은 현존하는 가장 효과적인 항노화제다. mTOR를 억제해 모든 유기체 모형의 수명을 늘리고 기능을 개선하며, 쥐의 거의 모든 조직과 기관의 병리적 문제를 줄인다. 라파마이신이 사람의 장수에

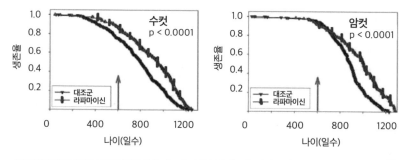

라파마이신을 투여한 쥐와 그렇지 않은 대조군의 일수별 생존율. 성별에 따라 두 그룹으로 나누었다.[419]

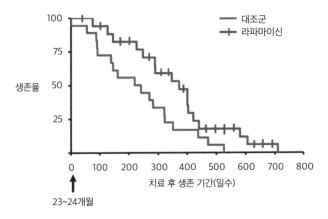

수컷 쥐가 대상인 라파마이신 치료군과 그렇지 않은 대조군의 이후 생존율 도표[420]

는 어떤 영향을 미치는지 알려지지 않았지만, 수명 연장이 아닌 다른 의학적 용도로는 20년 넘게 안전하게 사용되어왔다.[421]

라파마이신은 여러 종의 쥐 수명을 10~60% 늘린다. 동물 시험에서는 나이와 관련된 질병이나 기능 저하를 거의 다 늦추고 심지어는 개선한다. 라파마이신은 이 책에서 다루는 만성질환 말고도 황반변성, 미토콘드리아 질환, 근육 감소, 줄기세포 기능, 환경 등에도 치료 효과가 있다.[422, 423]

장수 효과를 가장 쉽고 일관되게 얻고 싶다면 섭취 열량을 제한하면 된다. 동물계 전반에 통용되는 원리다. 라파마이신이 이런 열량 제한을 모방하고 자가포식을 자극하는 듯 보인다. 그래서 노화 과정을 늦추고 심지어는 되돌릴 수 있다.

라파마이신과 다른 약물

만성질환의 주원인은 mTOR와 기능항진이다. 영양소 대사에 영향을 미치는 전략이 수명에도 영향을 줄 터다. 라파마이신 같은 mTOR 억제제와 함께 당뇨약인 아카보즈, 메트포르민 등이 수명 연장을 이끌어야 한다.

메트포르민은 2형 당뇨병을 치료하는 1차 약물이다. 독자적으로는 사망률에 거의 영향을 미치지 않는다(ITP 시험 결과). 그런데 라파마이신과 함께 쥐에게 투여했더니 수명 중앙값을 23% 끌어 올렸다.[424] 메트포르민은 신경 퇴행성 질환에도 쓰일 가능성이 있다.[425]

아카보즈는 FDA 승인을 받은 2형 당뇨병 치료제다. 녹말이 장에서 당으로 분해되는 과정을 가로막아, 식후 혈당치가 치솟지 않도록 억누른다.

생후 4개월 된 쥐를 대상으로 아카보즈를 시험했더니 최대 수명을 수컷은 11%, 암컷은 10% 늘렸다. 수명 중앙값은 수컷에게서 22%나 증가했지만, 암컷은 5% 상승하는 데 그쳤다. 나이 든 쥐에게 아카보즈를 적용한 후속 연구에서는 약물의 효과가 약 절반으로 줄었다.[426]

라파마이신, 아카보즈, 페닐부티레이트phenylbutyrate를 섞어서 쥐에게 투여했더니 "체지방이 줄었고, 인지력이 개선됐으며, 힘과 지구력이 향상됐고, 심장과 폐, 간, 신장에서 노화와 연관된 병변 중증도가 감소했다." 어떤 단일 약물보다도 뚜렷하게 개선된 결과다.[427]

아직 발표되지 않은 한 시험에서는 아카보즈와 라파마이신을 함께 먹인 수컷의 수명 중앙값이 29% 올라갔다. 암컷에게선 비슷한 효과가 없었다.[428]

또 다른 당뇨병 약물인 카나글리플로진canagliflozin은 신장에서 발견되는 포도당 수송체인 SGLT2를 차단한다. 수컷 쥐의 최대 수명은 9%

늘렸는데, 암컷에게는 효과가 없었다. 사람의 경우에는 심부전 및 심혈관계 사망률이 31% 감소한 것과 관련이 있다.[429]

17-α 에스트라디올17-α estradiol은 원래 용도가 사람에게 쓰는 탈모약이다. 이 약물도 대사 기능을 개선하고, 인슐린 감수성을 강화하고, 지방과 염증을 줄인다. 10개월 된 쥐에게 시험했더니 수컷은 최대 수명이 12%, 수명 중앙값은 19% 증가했다. 암컷은 별다른 영향이 없었다. 16개월 된 쥐는 수명 중앙값이 19%, 최대 수명은 7% 상승했다.[430] 다른 시험 약물은 수컷보다 암컷에게서 더 큰 효과를 보였다. 효과에 성별 균형이 잡힌 다른 약물도 많다.

약물 대 생활습관

"악마의 가장 교활한 속임수는 악마가 없다고 세상이 믿게 한 거예요."
— 영화 〈유주얼 서스펙트〉, 프랑스 시인 샤를 보들레르 외 여러 출처

의학계는 노화가 질병이 아니고 일반적인 건강한 상태라고 주장했다. 그렇게 세상이 믿도록 하려고 노력했다. 노화와 싸우는 첫 단계는 그 헛소문을 떨쳐내는 것이다.

노화가 건강한 상태일 수 없는 까닭은 우리가 노화를 앞에 두고 아무것도 하지 않으면 모두 에누리 없이 죽게 되기 때문이다. 노화는 그 자체로 사망의 원인이 되지는 않지만, 결국엔 목숨을 앗아가는 온갖 다양한 만성질환으로 이어진다. 노화성 만성질환인 비만, 고혈압, 2형

당뇨병, 비알코올성 지방간 질환, 암, 심혈관계 질환은 같은 대사질환의 다른 병증으로 보일 때가 많다.

라파마이신은 항노화 효과가 강력한 처방 약이다. 노화와 뒤따르는 모든 만성질환을 손쉽게 치료하거나 예방할 수 있는 해결책인 듯 보인다. 그냥 이 약을 먹어야 할까?

문제가 그렇게 쉽지만은 않다.

무엇보다도 우리는 라파마이신과 유사 약물이 작용하는 기전을 제대로 알지 못한다. 이스터섬의 흙을 퍼서 가져오기 전까지는 TOR의 존재조차 몰랐다. 이 토양균을 쓸 만한 약물로 만들기까지 다시 30년 넘게 걸렸다. 이제 상황이 돌아가는 속도는 더 빨라졌다지만, 아직은 시작 단계다. 신진대사와 만성질환이 어떻게 서로 작용하며 노화와 수명에 영향을 미치는지 이제 겨우 조금 이해하고 있다.

모든 약물에는 부작용과 위험성이 있다. 라파마이신 같은 장수 약도 마찬가지다. FDA가 라파마이신에 첫 승인을 내줬을 때 이 약물의 용도는 장기이식의 거부반응을 방지하기 위해 면역체계를 억누르는 것이었다는 점을 기억하자. 이 정도면 대부분의 의사는 이 약물을 다룰 일이 없다. 현재 미국에서 라파마이신은 처방전이 필요한 전문의약품이다.

암을 치료하고 장기이식의 거부반응을 방지하기 위해 라파마이신을 종종 고용량 투여한다. 이때 구내염, 백내장, 고혈압, 빈혈, 당뇨병 등이 생길 수 있다. 또한 감염과 출혈의 위험을 높이거나 피부암 같은 일부 유형의 암을 키울 수 있다. 하지만 라파마이신을 저용량 투여하는 일반적인 노화 방지 시험에서는 드물게 입안에 혓바늘이 돋는 것 말고 다른 부작용은 거의 없었다.[431]

이 책에서 지금껏 mTOR를 억제하면 유익한 효과를 얻는다고 이야기했지만, 그래도 그 스위치를 완전히 끄려고 서둘러선 안 된다. mTOR가 활성화되면 단백질 합성이 늘어나 근육이 비대해진다. 운동을 해서 근육을 키우는 바로 그 과정이다. 그러므로 mTOR 활동이 확 줄어들면 근육이 위축될 수 있다.[432] 이런 문제가 라파마이신을 사용한다고 해서 생기는 것 같지는 않지만, 관련해서 mTOR와 라파마이신을 이해하려면 아직은 갈 길이 멀다. 또한 성인이라도 25세 미만은 아직 성장이 다 끝나지 않았으므로 mTOR가 켜져 있어야 한다. 이런 모든 얘기는 우리가 얼마나 이 분야를 모르는지 잘 보여준다.

장수는 단지 라파마이신을 복용하거나 이런저런 약물을 조합한다고 손에 넣을 수 있는 단순한 문제가 아니다. 대사 병증은 대부분 약만 먹는다고 해결되지 않는다. 이 점을 이제는 충분히 이해했으리라고 믿는다. 노화 문제도 그렇다. 수명을 늘리고자 할 때 생활습관을 개선하는 일만큼 중요한 건 없다. 그 증거도 명백하다. 운동이 나쁜 식습관을 바로잡지 않듯, 라파마이신이 나쁜 생활습관을 교정하진 않는다.

의료체계가 실패하는 것도 당연하다. 대사 건강은 간단한 약물이나 수술로 해결할 수 없다. 이런 진실 앞에서 제약회사는 입을 굳게 다문다. 약을 팔아야 하니까. 수명을 늘리려거든 무엇보다도 자신의 생활습관을 돌아봐야 한다.

머뭇거릴 시간이 없다. 마케팅 전문가이자 인기 작가인 세스 고딘 Seth Godin의 말을 빌리자면, 당신이 준비될 때까지 기다렸다가 시작하면 틀림없이 너무 늦는다. 하루라도 빨리 행동할수록 하루라도 더 오래, 그리고 더 잘 살 수 있게 된다.

처방전 없이 mTOR를 줄이는 일이 우리의 숙제다. 만성질환 위험을 줄이고, 그렇게 해서 수명을 아마도 늘리려면 또 어떤 일을 해야 할까? 다음 장에서 알아보자.

12장

건강 설계

"단순히 생활습관을 바꾸기만 해도 병원에서 얻는 질병을 예방하고 개선할 수 있다."

계획 없는 목표는 한낱 꿈에 불과하다.

- 앙투안 드 생텍쥐페리Antoine de Saint-Exupery

만성질환과 병증이 만연한 상황에 현대 의학이 힘들게 대처하고 있다는 이야기를 내내 했다. 기성 의료계의 기존 접근법은 내가 이제껏 밝힌 여러 생각과 어긋난다.

그렇다고 새롭게 형성된 대립 관계는 아니다. 이런 충돌의 기원을 따지자면 현대 의학 교육체계가 틀을 잡아가던 시기로 거슬러 올라간다. 그때도 이론 전투가 벌어졌다. 이른바 씨앗이론과 토양이론 사이에 있었던 논쟁이다.

종자냐 밭이냐

씨앗이론은 질병을 중심에 놓는다. 세균과 바이러스 같은 병원체를 질병의 씨앗으로 보고 강조해서 세균이론이라고도 한다. 병원체를 표적으로 삼아 제거하는 것을 질병을 치료하는 길로 여겼다. 단순하고 효과적인 방식이다. 그래서 많은 호응을 얻었다. 처음에는 공중보건 측면에서 조치하다가, 나중에는 표적 약물을 개발했다.[433]

이 이론은 감염병에 적용하면 잘 통한다. 소아마비의 원인은 무엇인가? 소아마비바이러스다. 결핵의 원인은? 결핵균MTB이다.

하지만 오늘날 우리를 괴롭히는 만성병에 적용하면 이 이론은 실패한다.

심장질환은 원인이 무엇인가? LDL 콜레스테롤? 애매하다. 앞서 살펴보았듯, 무엇 하나를 콕 집어 단정할 수 없다.

그렇다면 알츠하이머병은? 뇌에 아밀로이드 베타가 쌓여서 생기나? 이 가설에 비추어 치료법을 개발하는 상황이 어떤지는 앞서 짚어보았다.

이런 만성질환은 오히려 몸속 상호작용이 복잡하게 맞물리는 과정에서 생긴다. 발병 요인으로는 염증, 인슐린 저항, 대사질환, 그리고 물론 mTOR의 지나친 활성화 등을 꼽을 수 있다. 몇몇 다른 요인은 젊을 때는 유익해도 늙으면 반대로 몹시 해롭다.

여기에서 또 다른 질병 가설인 토양이론이 나온다.

이 이론은 건강을 중심에 놓는다. 병원체가 대개 약해진 몸에만 질병을 일으켜 숙주를 괴롭힐 수 있다고 보기에 숙주이론이나 지세(땅 모양)

이론이라고도 한다. 토양이론은 질병의 기원으로 신체 자체의 조직과 세포에서 나타나는 기능장애를 강조한다. 이 문제를 해결하면 몸 건강이 좋아지고 감염 저항력이 향상된다.[434]

이 두 가지 접근법은 어떻게 발전했으며, 왜 그중 하나가 용인된 질병 이론이 되었을까?

19세기에 화학자이자 미생물학자인 루이 파스퇴르와 유기화학자 앙투안 베샹Antoine Béchamp이 감염병 발생 원인을 놓고 기나긴 논쟁을 벌였다. 파스퇴르는 세균이론을 옹호했고, 베샹은 지세이론 편에 섰다.[435]

결국 파스퇴르의 이론이 이겼다. 토양이론이 관심에서 멀어지는 동안 씨앗이론이 질병을 설명하는 모범 답안을 채웠다. 오늘날에도 질병 대부분에 씨앗이론을 적용한다. 서방 세계에서 주된 사망 원인이 된 비감염성 생활습관병에도 씨앗이론을 들이댄다. 그래서 벌어진 일을 우리는 앞서 살펴보았다.

질병 중심 이론은 병원체를 질병의 원인으로 바라본다. 그래서 병원체를 억제하고 제거하는 방식으로 치료하는데, 이때 주로 약물을 쓴다. 혈중 LDL 콜레스테롤 수치가 높으면 죽상동맥경화증이 생기므로 LDL을 줄이는 약물을 투여한다. 세포핵 돌연변이는 암을 일으키므로 유전자 치료는 이런 변이를 표적으로 삼는다.

여기에 쓰이는 약품들을 수십 년이 걸리는 연구 기간에 수십억 달러 개발비를 들여 만들어냈다. 그런데도 씨앗이론은 만성병 유행을 가라앉히지 못했다.[436]

한편, 건강 중심 개념 틀에서는 이상 증세를 한 가지 요인인 생활습관에서 비롯된 질환에 따라다니는 대사 및 염증 반응으로 본다. 그래서 건강을 회복하는 열쇠는 신진대사를 바로잡고 염증 같은 모든 후속 작용을 다스리는 데 있다고 여긴다.

건강 중심 관점에서 보면 약물의 목표는 대개 반응을 억누르고 없애는 것이지, 실제 질병을 다루는 일은 잘 없다. 대신 신체 기능을 회복하고 최적화하는 데 목표를 두는 대사 전략을 쓴다. 여기에는 단식과 탄수화물 제한 식단 같은 방법이 있는데, 모두 생활습관성 질환의 뿌리를 치료하려는 노력이다.[437]

신진대사, 염증, 독소 등의 원인은 토양 요인인데, 기성 의료계는 씨앗을 치료할 약물을 찾는 방식으로 접근한다.

설탕을 과도하게 많이 먹는다고 죄다 2형 당뇨병에 걸리지는 않는다. 담배를 피운다고 모두 폐암 환자가 되지도 않는다. 이런 질병들은 어느 한 가지 물질만 들어서 설명할 수 없을 만큼 복잡하게 얽혀 있다.

현대 의학 전체를 비판하려는 심사가 아니다. 어떤 질병은 표적 치료제를 쓰거나 수술하는 것이 가장 효과적이다. 코로나-19는 내 몸에 이 바이러스가 있느냐 없느냐의 문제이므로, 언뜻 생각하면 씨앗 질병의 궁극적인 예 같다.

하지만 그것이 전부가 아니다. 완전히 똑같은 코로나-19 바이러스가 몸에 들어오는데 왜 누구는 감기 증상으로 끝나고 누구는 사망에 이르는 걸까? 씨앗이 아니라 밭 때문에 그렇다. 감염될 당시 환자의 건강 상태에 달렸다.

코로나-19로 사망하는 가장 큰 위험 요인은 이 책에서 다룬 다른 만성병들과 같다. 바로 환자 나이다.

기성 의료계는 씨앗 접근법을 최대한 활용했다. 이 방식은 적확한 상황에서는 아주 강력하게 효과를 발휘할 수 있다. 하지만 이 책에서 다루는 대다수 만성병처럼 다른 상황이라면 토양 접근법이 필요하다. 성공적인 의료체계는 씨앗과 토양을 모두 아우르기 마련이다.

이른바 '장수 약'으로 불리는 혁신적인 약물도 생활습관이 올바를 때 제 효과를 낸다. 증거로 입증된 사실이다. 늘어난 수명을 누리는 건 단순히 알약을 한 알 먹고 마는 문제가 아니다.

이제부터 건강을 향해 총체적으로 접근할 것이다. 씨앗이론과 토양 이론을 모두 아우를 생각이다. 나쁜 씨앗은 골라내어 버리고, 좋은 밭을 마련하려고 한다. 이번 장의 제목이 '장수 약'이 아닌 '건강 설계'인 까닭이다.

건강 설계란?

병원에 갔는데 의사에게 이런 말을 들었다고 상상해보자.

"약을 써보기 전에 먼저 환자분 스스로 설탕, 곡물, 씨앗기름은 드시지 마세요. 결핍된 영양을 바로잡고 독소를 제거하면서 근력 운동과 수면 개선 훈련도 조금씩 해나가 보죠. 그렇게 했는데도 안 되면 그때 약을 드리겠습니다."

제약회사는 나에게 뒷돈을 찔러주고 효과도 없는 알츠하이머병 약물에 대해 환자 앞에서 떠들게 만들 수 있다. 그 약품을 처방하면 이번에는 또 보험회사가 나에게 보상해줄 터다. 하지만 환자에게 생활습관을 바꿔서 증세를 개선할 수 있다고 조언한다면 진료비 말고 내게 돌아오는 건 없다.

의사가 여러분의 건강을 챙기지는 않는다. 영양사가 내 몸매를 날씬하게 가꾸지도 않는다. 헬스 트레이너가 탄탄한 몸을 책임지는 일도 없다. 결국 자신에게 달린 문제다.

설탕과 가공식품 중독에서 벗어나기는 어렵다. 그러나 중독된 결과로 생긴 비만, 당뇨병, 심장병, 암, 알츠하이머병 등과 싸우기는 더 어렵다.

증상이 나타날 때까지 기다리지 말고 미리 건강을 관리하자. 당뇨병, 고혈압, 이상지질혈증, 심장 발작, 뇌졸중, 알츠하이머병, 암 같은 많은 질병은 상당히 진행될 때까지 증상이 없을 수 있다.

지금 시작하자. 계획을 세우고 시작하자.

건강 설계는 세 부분으로 나뉜다. 인류의 가장 오래된 치유 전략의 문부터 두드려보자. 바로 영양 선택이다.

건강 설계 계획 1: 영양

영양은 일반인도 쓸 수 있는 아주 강력한 의료 도구다. 무얼 먹느냐는 우리가 매일 마주치는 선택이다. 만약 생활습관에서 단 하나만 바꿀 수 있다면, 그건 영양이어야 한다.

언제, 무얼, 얼마나 먹느냐가 건강과 수명에 엄청난 영향을 끼친다. 사람들은 "건강하게 먹으라"거나 "식단을 개선하라"는 조언을 듣고도 실패한다. '건강'이 무얼 의미하는지를 두고 혼란스럽고 상충하는 말들이 세상에 난무하기 때문이다.

나는 영양 계획을 이렇게 제안한다. 내가 생각하는 건강한 식단은 이렇다.

농·이·자: 농경 이전 자연식

농·이·자 계획의 본질은 수렵채집인 방식으로 돌아가서 영양을 섭취하는 것이다. 그렇다고 매머드를 사냥해 먹으라는 말은 아니고, 오늘날 정상 식단을 구성하는 가공식품, 정제 탄수화물, 공장에서 만든 씨앗기름, 곡물을 끝없이 섭취하는 습관을 버리자는 얘기다.

모든 것은 언제, 무얼, 얼마나 먹느냐의 세 가지 문제로 귀결된다.

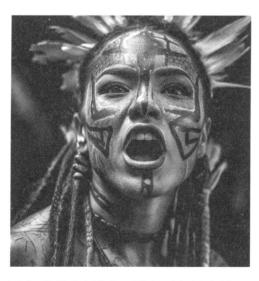

우리의 농경 이전 조상님은 무언가를 알고 계셨던 듯싶다(이미지 제작: Jack Kolodny).

언제 먹을까

우리 계획에서 제안하는 첫 번째 영양 설계에서는 음식의 종류와 양은 묻지도 따지지도 않는다.(이 부분은 잠시 뒤에 알아보자.) 무엇을 얼마나 먹느냐와 상관없이 언제 먹느냐만 신경 써도 더 건강해질 수 있다. 그저 먹는 시간만 바꾸면 된다. 그렇다. 하루 중 음식을 섭취할 수 있는 시간대를 좁히기만 해도 더 건강해진다.(들판의 소처럼 종일 우물거리지 않는다.)

밥이 보약이라는 말은 맞다. 하지만 이따금 진짜 보약은 밥을 굶는 것이다.

농업혁명이 일어나 사방에서 농사를 짓고부터 식품을 저장하고 하루 중 언제라도 먹을 수 있게 되었다. 하지만 이전에 살던 수렵채집인 조상은 간헐적 섭식 방식으로 생존했을 것이다. 음식을 먹는 사이사이의 시간 간격이 상당히 길었을 법하다는 얘기다. 그렇게 해서 우리 몸은 케톤증 상태에서 지방을 연료로 태우고 TOR를 줄이는 등의 유익한 대사 효과를 얻었다.

먹는 시간을 제한하면 과학적으로 좋다. 언제 먹느냐가 무얼 먹느냐만큼 중요할 수 있다. 한 무작위 임상시험에서 음식 섭취 가능 시간대를 12시간 이상에서 8시간으로 단순히 좁히기만 했는데도 대사 건강이 좋아졌다. 여기서 다시 체중이 감소하고 이완기 혈압(최저혈압)이 개선됐다.[438]

무엇을 먹든 종일 우물거리지 않고 하루에 두 끼나 한 끼만 먹는 편이 좋다. 같은 음식이라도 한두 차례 많이 먹으면 조금씩 자주 먹을 때보다 더 건강하다. 더 날씬하고 건강한 몸이 만들어진다.

음식 섭취 가능 시간대를 줄이면 몸무게에 나타나는 영향

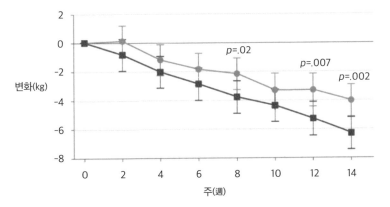

이 연구는 음식 섭취 가능 시간대를 8시간으로 제한하면(eTRE+ER) 지속해서 섭식할 때(CON)보다 더 건강하다는 사실을 보여준다.

또한 연구진은 개에게 하루 한 끼만 먹여보았다. 그랬더니 인지 기능장애가 줄고, 내장과 치아, 뼈, 신장, 간 등의 질환 발생률이 감소하는 등 건강 전반이 개선됐다.[439] 이런 결과가 개뿐만이 아니라 사람도 성인이면 해당할 거라고 믿는다.

20년 전에 한 영양사, 곧 우리 어머니는 하루에 조금씩 6~8끼를 먹으라고 말씀하셨다. 그래서 나는 과체중, 당뇨병 전단계, 고혈압을 얻었다. 항상 배가 고픈 상태로 지낸 건 덤이었다. 지금은 반대로 일주일에 6~8끼를 배부르게 먹는다. 일일 일식이 기본이다. 건강하고 배고프지 않다.

음식물 내용과 관계없이 음식 섭취 자체가 건강에 좋지 않은 걸까? 그렇진 않지만, 어떤 식사든 염증과 인슐린 저항, 내장 투과성을 늘리는 작용을 한다.

염증은 음식 섭취에 대처하는 자연스러운 보호 반응이다. 이물질이 몸에 들어오면 mTOR가 염증을 일으킨다. 아침부터 밤까지 식사를 하고 간식을 먹는다는 건 종일 mTOR를 켜놓는다는 뜻이다. 그러면 성견이나 성인이나 건강에 좋지 않다.

하루 몇 시간씩 우리 몸을 쉬게 해주자. 음식 섭취 가능 시간대를 좁히는 건 좋은 전략이다.

12시간 안에 한 끼나 두 끼 이상은 먹지 않는다. 음식 섭취 가능 시간대는 하루 4~6시간 정도가 가장 좋다. 나머지 시간에는 아무것도 먹지 않는다. 간식도 금물이다. 물, 블랙커피, 무가당 차를 마시는 건 괜찮다.

더 오랜 시간 굶으면서 간헐적 단식을 감행해봐도 좋다. 식사 시간을 다른 일에 쓰고 싶은가? 식비를 아껴서 다른 걸 사고 싶은가? 그러면서 건강까지 챙기고 싶다면? 아침밥을 거르면 된다. 여분의 시간과 돈이 더 필요하다면 점심도 건너뛰자.

물론 현재 건강 상태가 좋지 않다면 간헐적 금식을 시작하기 전에 의사와 상담하는 것이 바람직하다.

무얼 먹을까

먹는 시간을 알아보았으니, 이제 내용물 이야기를 해보자.

고기를 좋아해서 많이 먹는 사람들(육식주의자)과 고기를 입에도 대지 않으려는 이들(비건을 포함한 채식주의자)은 정치적으로 뭉쳐서 서로 대립한다.

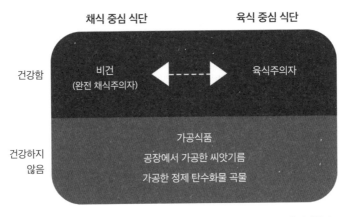

나는 육식주의나 채식주의에 반대하지 않는다. 가공식품과 정크푸드에 반대한다.

나는 비건처럼 오롯이 채식을 하든 정반대로 매끼 고기만 먹든 다 문제없다고 본다. 밥상에 가공식품만 없다면 어떤 식단이든 괜찮다는 뜻이다. 가공식품을 포함한 식단은 뭐든 건강하지 않다. 육류는 영양 밀도가 높다. 반대로, 비건이나 채식 식단은 영양 밀도가 낮아서 고기가 든 식단보다 건강을 챙기기가 쉽지 않다. 하지만 미량영양소에 주의를 기울인다면 건강한 채식 식단을 꾸릴 수 있다. 물론 심각한 기저 질환이 있다면 식단을 바꾸기에 앞서 의사와 상담해야 한다.

내가 요즘 무엇을 먹고 있는지 생각해보자. 이것이 건강하게 먹는 첫 단계다. 음식을 만들 때 사용한 재료를 따져보자. 혹시 내 건강을 해치는 성분일까?

유해 식품은 피하고, 몸을 치유하는 음식을 먹으면 된다. 간단하다.

그렇다면 무엇이 유해 식품일까? 좋게 표현해서 가공식품이지, 그냥 불량식품(정크푸드)이다. 거대 제약회사처럼 거대 식품회사가 존재한다. 두 산업 모두 소비자 건강은 기업의 우선순위가 아니다.

거대 식품회사는 소비자에게 선택할 수 있다는 환상을 준다. 고를 수 있는 브랜드가 수백 가지인 것 같지만, 실은 모두 몇몇 대기업 집단 손아귀에 있다. 그중에서 당신의 건강을 정말로 챙겨줄 회사는 없다.

1980년대에 담배 제조업체들이 가공 불량식품 산업을 대거 인수해서, 가공식품에 (담배처럼) 중독 비즈니스 모델을 짜 맞추었다. 중독성 물질을 늘리고 가격은 낮추면서 광고비를 쏟아부었다. 그들이 겨냥한 상대는 아이들이었다.[440]

효과가 있었다고 생각한다. 나는 그들이 과연 자기네 자녀에게도 이런 유해 불량식품을 먹였을까 싶다.

지난 2세기 동안 설탕, 흰 밀가루, 백미, 식물성기름, 즉석 음식 같은 가공식품 소비가 급증한 현상과 비전염성 질병의 발생률이 증가하는 추세는 같이 움직였다. 반면 동물성 지방 소비는 이때 감소했다.[441]

가공식품은 무엇이 문제일까? 가공식품에는 정제 탄수화물, PUFA (고도불포화지방산), 곡물, 글루텐이 많이 들었다. 제조 과정에서도 흔히 씨앗기름을 사용하는데, 여기에는 염증을 일으키는 리놀레산(오메가-6 지방산)이 듬뿍 들었다.

정크푸드에서 몸에 가장 나쁜 내용물은 다음 세 가지다. 먹지 않는 것이 좋다. 하나씩 자세히 알아보자.

1. 설탕과 정제 탄수화물

2. 씨앗기름과 식물성기름

3. 곡물과 글루텐

설탕과 정제 탄수화물

이 물질이 대사 건강과 수명에 얼마나 해로운지 또다시 말할 필요가 있을까? 앞서 그 악영향을 충분히 알아보았다. 그 내용을 다 읽고도 여전히 당과 정제 탄수화물을 거리낌 없이 먹을 수 있다면, 아마도 건강에 무심하거나 독해력에 문제가 있을 것이다.

그래도 다시 요약한다. 정제 탄수화물은 인슐린 저항을 만들고 mTOR를 켜는데, 그러면 염증과 주요 만성병 대부분이 생기고 몸이 전반적으로 늙는다.

씨앗기름과 식물성기름

때는 1901년이었다. 독일군은 U보트 잠수함에 쓸 더 나은 윤활제가 필요했다. 독일 과학자들이 액체인 식물성기름에 수소를 첨가해 부분적으로 굳힌 고체 유지를 만드는 법을 궁리해냈다. 이 제조법은 나중에 프록터앤드갬블에 팔렸고, 이 미국 회사는 그 기름을 제빵과 튀김에 쓰는 식용유로 팔기로 결정한다. 바로 크리스코라는 쇼트닝 제품이다.

이렇게 트랜스지방이라는 것이 생겨나 심장질환이 폭증했으니 그저 안타까울 뿐이다. 크리스코는 이후 제조법을 조금 바꾸어 1회 섭취분당 트랜스지방을 0.5g 이하로 줄였다. 제품의 영양 성분표에 트랜스지방 함량을 0g으로 표기할 수 있게 해준 편법이었다.

이어서 프록터앤드갬블은 미국심장협회에 170만 달러를 지불하고 신제품 크리스코를 홍보하면서, 이 기름으로 요리하면 동물성 지방을 쓰는 것보다 건강하다는 거짓말을 퍼트렸다.[442]

나는 씨앗기름과 식물성기름을 되도록 먹지 않으려고 노력한다. 여기에는 염증을 일으키는 오메가6 지방산(리놀레산)이 가득 들었다. 다음과 같은 여덟 가지 기름이 대표적이다. 나는 이 기름을 요즘 말로 '극혐'한다.

1. 카놀라유

2. 옥수수유

3. 면실유

4. 콩기름

5. 해바라기유

6. 홍화유

7. 미강유

8. 포도씨유

이 여덟 가지 기름은 종종 '건강한 식물성' 기름으로 홍보된다. 사실이 아니다. 버터와 우지牛脂, 기ghee라는 인도식 버터기름. 코코넛 기름, 야자유, 올리브유, 아보카도 기름 등이 건강한 기름이다.

곡물과 글루텐 제한하기

농업혁명은 인류 역사에서 가장 큰 실수였다.

빙하기 말기 수렵채집인의 평균 신장은 남성이 175cm, 여성은 165cm였다. 농업을 시작하고 인류의 평균 신장은 크게 줄었다. 기원전 3000년경 신장은 남성이 160cm, 여성은 152cm로까지 작아졌다. 그 뒤로 다시 키가 조금씩 커지긴 했지만, 오늘날 그리스인과 튀르키예인

은 여전히 수렵채집인 조상보다 키가 작다.[443]

이뿐만이 아니다. 수렵채집인에 비해 농부의 치아 법랑질 결손은 거의 50%나 더 심해졌다. 철분결핍빈혈은 네 배, 전염병 감염은 세 배 더 늘었다. 척추의 퇴행성 병증도 많아졌다. 게다가 기대수명이 농부는 기껏해야 19년인데, 수렵채집인은 약 26년이었다.[444]

나는 빵을 좋아한다. 하지만 건강을 고려해서 곡물은 최대한 섭취하지 않으려고 한다. 통곡물이건 아니건 상관없이 말이다. 곡물을 먹은 농부가 그러지 않았던 수렵채집인보다 형편이 더 나빴다.

곡물은 무엇이 문제일까?

첫째, 곡물에는 글리포세이트glyphosate라는 성분이 있을 수 있다. 제초제이자 건조제로 쓰인다. 미국 환경보호청EPA과 유럽연합 집행위원회는 글리포세이트가 인간에게 위험한 증거는 없다고 말하지만, 다른 연구 결과를 보면 글리포세이트가 발암물질일 가능성이 있다.[445] 군이 위험을 감수할 까닭이 없다. 곡물의 다른 작용까지 고려하면 더욱이 그렇다.

또한 곡물은 염증을 유발한다. 어떤 밥을 먹든 소화 과정에서 염증은 생기기 마련이다. 하지만 곡물은 다른 음식에 비해 그 작용이 커진다. 곡물은 세균 독소가 장벽을 통과해 혈류로 곧장 들어가게도 한다. 장누수증후군이라고 알려진 바로 그 증상이다.

이 증후군을 일으키는 원인 중 하나가 글루텐이다. 나에게 (글루텐을 소화하지 못하는) 셀리악병이 있는 건 아니지만, 그래도 글루텐은 어쨌거나 피하고 싶다. 그 까닭은 이렇다.

글루텐이란?

글루텐은 밀, 보리, 호밀, 그리고 밀과 호밀의 교잡종인 트리티케일 triticale에 든 여러 유형의 단백질을 통칭하는 말이다.[446] 이런 단백질을 프롤라민prolamin이라고 한다. 다양한 프롤라민이 존재하지만, 모두 연관성이 있고 구조와 성질이 비슷하다.[447]

글루텐은 탄성이 좋아서 과자와 빵을 구울 때 글루텐이 든 곡물을 쓴다. 이런 음식이 오늘날 식단에서 큰 비중을 차지하는데, 서구에서는 하루 섭취량이 약 5~20g으로 추정된다.[448]

이런 단백질을 소화관에 있는 효소들이 분해하는 데 어려움을 겪는다. 단백질이 불완전하게 소화되면 단백질을 구성하는 커다란 아미노산 덩어리인 펩타이드가 소장 벽을 통과해 신체의 다른 곳으로 들어갈 수 있다. 그러면 셀리악병처럼 글루텐과 관련된 여러 질환에서 나타나는 면역 반응을 일으킨다.[449]

저탄수화물 식단은 당연히 곡물과 거기에 든 글루텐을 대부분 제외한다. 이론상 완벽한 저탄수화물 식단은 없겠지만, 밥이 정말로 보약이 되게끔 애쓴다면 놀라운 일이 벌어질 수 있다. 약이 필요 없게 될지도 모른다!

내가 이번 장을 쓰는 사이, 의학 학술지인 《내분비, 당뇨, 비만의 현재 견해Current Opinion in Endocrinology, Diabetes and Obesity》에 놀라운 검토 논문이 한 편 실렸다. 탄수화물 섭취와 심장병 위험, 그리고 스타틴에 관한 내용이었다.

제목이 논문의 요점을 말해준다. "LDL 콜레스테롤 수치가 높은 사람을 스타틴 약물 대신 저탄수화물 식단으로 치료할 수 있다."[450]

케톤증

이 책에서 제안하는 건강 설계를 충실히 따르면 대개 케톤증이 생기는데, 그건 좋은 일이다. 건강 성과급을 받았다고 생각하면 된다. 케토시스(케톤증)는 잠시 부는 건강 열풍이 아니다. 약 1만 2000년 전에 농업혁명이 일어나기 전까지 250만 년 동안 인류가 누린 건강한 기본 영양 상태였다. 그렇게 믿을 이유는 많다.[451]

우리의 수렵채집인 조상은 여러 면에서 형편이 좋지 않았지만 식생활만큼은 그렇지 않았다. 농업으로 전환한 대가를 현대의 우리도 대사 질환과 염증, 건강 악화 등으로 치르고 있다.

그렇다면 케톤증이란 무엇일까? 쉽게 설명하면, 우리 몸이 케톤을 연료로 쓰는 상태를 말한다.

탄수화물은 신체의 주된 에너지원이다. 탄수화물 섭취량이 하루에 50g을 밑돌면 인슐린 분비가 줄어들고 저장해둔 글리코겐이 바닥난다. 그러면 신체는 대사 변화를 겪는다. 이때 두 가지 과정이 일어나는데, 바로 포도당이 신생합성을 거치고 케톤이 생성된다.[452]

포도당 신생합성은 몸속, 특히 간에서 포도당을 새로 만드는 경로다. 우리 몸에 포도당이 부족하면 포도당 신생합성만으로는 에너지 수요를 따라잡지 못해서, 포도당을 대신할 주요 에너지원으로 케톤체를 생성하기 시작한다.

저혈당으로 인슐린 분비가 감소하면 저장되는 지방과 포도당이 확 줄어든다. 이때 다른 호르몬이 변화를 겪으며 지방 분해가 증가해서 지방산이 더 늘어날 수 있다.[453]

지방산은 대사를 거쳐 아세톤 같은 기본 케톤체가 된다. 케톤 식단을 유지하면 케톤이 쌓이는데, 이런 대사 상태를 영양적 케톤증이라고 한다. 신체에 다시 탄수화물이 많아지지 않는 한, 신진대사는 줄곧 케톤 상태를 유지한다.

영양적 케톤증 상태에서는 케톤체가 혈중 pH에 아무런 변화도 일으키지 않고 작은 집단으로 생성되므로 상당히 안전하다고 여겨진다. 생명을 위협하는 병증인 케톤산증과는 완전히 다르다. 이때는 케톤체가 훨씬 더 커다란 집단으로 생성되어 혈중 pH가 산성으로 바뀐다.[454]

케톤체는 심장, 근육 조직, 신장 등에서 수월하게 동력원으로 쓰인다. 혈액뇌장벽을 통과해서 뇌의 대체 에너지원이 될 수도 있다.

게다가 케톤체는 '슈퍼 연료'라 불리는 아데노신3인산ATP을 포도당보다 더 많이 만든다. 그러면 신체는 열량이 부족한 상태에서도 꾸준히 효율적으로 연료를 생산할 수 있다. 또한 케톤체는 활성산소의 손상을 줄이고 항산화력도 강화한다.[455]

케톤 식단이 선사하는 건강의 유익성은 엄청나다. 케톤 생성 식단 연구에 자원한 그룹에게 사흘간 케톤식을 먹게 했다. 그 짧은 기간에도 체중과 염증이 줄고, 인슐린 감응성이 개선됐다.[456]

나처럼 당뇨나 당뇨병 전단계 환자라면 당연히 케톤 식단으로 바꿔야 한다. 당뇨병의 생체표지자 중 하나가 헤모글로빈 A1C(HbA1c)인데, 이것으로 지난 2~3개월 혈당치를 측정할 수 있다. HbA1c 수치가 높으면 2형 당뇨병 환자라는 뜻이다.

그렇다면 어떻게 해야 HbA1c 수치를 낮출 수 있을까?

정제 탄수화물을 되도록 피해야 한다.

2형 당뇨병 환자는 탄수화물만 먹지 않아도 심혈관계 대사의 위험

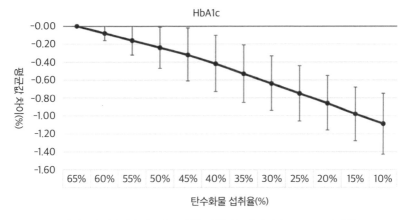

HbA1c

평균값 차이(%)

65% 60% 55% 50% 45% 40% 35% 30% 25% 20% 15% 10%

탄수화물 섭취율(%)

2형 당뇨병 환자에게 탄수화물 섭취를 제한했을 때 나타난 HbA1c 수치 변화

인자가 크게 준다. 선형성 감소가 일어난다. 위 도표는 2형 당뇨병 환자군에게 탄수화물 섭취를 제한할 때 나타나는 효과를 보여준다.[457]

케톤 식단은 인슐린 주사보다 편리한데 건강에는 더 좋다. 비용도 적게 든다.

사람의 신진대사는 케톤증 상태일 때 두루 좋도록 진화했다. 케톤은 포도당보다 더 많은 에너지를 선사하면서도 이런저런 만성병을 끌고 오지 않는다. 그런데도 지금 왜 많은 사람이 케톤증을 무서워할까?

흔한 반대 논리는 이렇다. "케톤 식단은 꾸준히 할 수 있는 식이요법이 아니다."

내가 경험해보니 그렇지 않았다. 나는 케톤 생성 식단을 4년 넘게 실천했는데, 이제는 특별한 식이요법이라는 생각이 들지 않는다. 그저 내 식습관으로 자리 잡았을 뿐이고, 이 방식이 점점 더 마음에 든다.

이렇게 케톤 생성 접근법은 식단을 넘어 생활습관으로 확장해 나아간다. 긴 안목으로 건강한 삶이 보장된 '수명 배당'을 주리라 확신한다.

얼마나 먹을까?

간단히 말하면 "먹고 싶은 만큼"이다. 바꾸어야 할 건 얼마나 먹고 싶은지다.

가공식품과 정크푸드에 가득 든 정제 탄수화물, 씨앗기름, 곡물을 섭취하지 않고 피해야 한다. 더불어 음식 섭취 가능 시간대를 좁히고 이 책에서 제안하는 다른 조언도 잘 따른다면 여러분 몸은 아마도 케톤증 상태로 바뀔 것이다. 이때 식욕이 함께 조절되는 흥미로운 효과가 찾아든다. 정제 탄수화물로 과도하게 식욕을 자극하지 않아서 식욕이 정상으로 돌아간다는 뜻이다. 한 끼 식사를 마치면 그걸로 만족하게 된다. 감자칩(정제 탄수화물)과 치즈(지방)를 한 조각씩 먹었을 때 느껴지는 배고픔의 차이를 떠올려보기 바란다.

빨리 시작할수록 좋다. (성인이라면) 언제 시작해도 이르지 않다. 마찬가지로, 생활습관을 교정해서 건강을 개선하고 수명을 늘리기에 너무 늦은 시점도 없다.

생활습관을 바꾸기는 어렵다. 약 한 알 삼키는 일에 비하면 훨씬 어렵다. 하지만 효과는 대체로 훨씬 좋다.

먹기 싫은 다이어트 식단을 먹으면서 살을 빼지는 말자. 오늘 차린 밥상을 평생 그대로 이어가는 것이다! 이것이 농·이·자(농경 이전의 자연식) 계획을 유지하는 비결이다.

영양에 관한 이야기를 끝내기 전에 몇 가지 덧붙일 말이 있다.

열량은 마시지 않고 먹는 것

영양 관리를 시작하는 가장 좋은 방법을 한 가지 꼽자면 바로 칼로리를 마시지 않는 것이다.

오렌지와 사과 같은 과일을 통째로 알맞게 먹으면 몸에 좋다는 건 누구나 아는 사실이다. 이런 오렌지나 사과를 건강하지 않게 만드는 방법을 혹시 아는가? 믹서에 넣고 갈면 된다.

생과일에는 두 종류의 섬유질이 있다. 물에 잘 녹는(가용성) 섬유질과 그렇지 않은 불용성 섬유질이다. 이 두 가지 섬유질이 소장에서 함께 보호 장벽을 형성해 몸이 당을 포함한 영양소를 흡수하는 비율을 낮춘다. 그렇게 해서 엄청나게 많은 당이 간에 밀어닥쳐 지방으로 바뀌는 일이 없게 한다.[458]

과일을 믹서에 넣고 퓌레로 갈면 불용성 섬유질이 칼날에 갈가리 잘린다. 불용성 섬유질 없이 가용성 섬유질만으로는 당 흡수를 늦추는 장벽을 형성할 수 없다.[459] 과일을 주스로 마시면 통째로 먹을 때보다 인슐린 반응이 대단히 커지기 때문에 올라간 혈당 수치가 뚝 떨어질 수도 있다.[460]

다음 도표는 오렌지를 주스로 마실 때와 통째로 먹었을 때 혈당과 인슐린 수치에 미치는 영향을 보여준다.

소장 융합막融合膜은 장 건강에 중요한 요소인데,[461] 과당이 이 융합막을 교란해 마이크로바이옴(장내 미생물)에 변화를 가져오고, 장 누수, 염증 등을 일으킨다.[462] 과일을 그대로 먹지 않고 주스로 마시면 많은 양의 과당을 한 번에 섭취하게 되는데, 이 과당이 전부 소장에서 흡수되어 곧장 간으로 간다.

그렇다면 다이어트 음료는 어떨지 궁금할 만하다. '저당'이라느니 '저칼로리'라느니 광고해도 여전히 인슐린을 자극한다. 체내에 많은

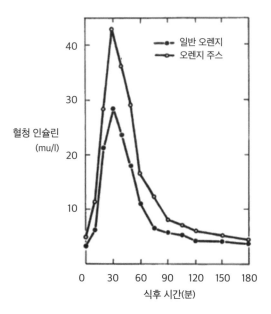

오렌지를 주스로 마셨을 때와 통째로 먹었을 때 나타나는 인슐린 수치의 변화

지방을 저장해 비만이 되는 원인은 열량 자체보다 인슐린 자극에 있다. 다이어트 음료는 체중 조절에 도움을 주지 않는다. 건강한 선택이 아니다. 마시지 않는 것이 정답이다.

다이어트 음료는 그저 많은 가공식품과 정크푸드 중 하나일 뿐이다. 그야말로 건강의 적이다.

원재료명, 영양 정보 읽기

오늘날 슈퍼마켓에서 파는 식품 중 90%가 백 년 전에는 있지도 않았다. 현대 질병 중 90%도 그때는 생겨나지 않았다.

우연일까?

가공식품이나 정크푸드를 어떻게 생각하는가? 이런 식품은 대부분

포장지에서 스스로 정체를 밝힌다. 식품 포장지에 적힌 원재료 이름과 영양 정보를 들여다보자.

이런 영양 성분 표기가 없는 비가공 식품은 괜찮을까? 전부는 아니어도 대다수가 건강한 식품이다.

식품 라벨을 살피는 습관을 들이자. 아니면 라벨이 없는 비가공 식품을 구입하자.

다음은 건강한 사람이 구매하는 식품 목록이다.

□ 달걀

□ 붉은색 고기

□ 닭고기

□ 생선

□ 채소

□ 치즈

건강은 결국 입으로 들어온다. 현명한 선택을 하자.

먹는 순서를 지킨다

냉장고를 농업 이전의 자연식 식품으로 채웠다. 건강한 기름을 사용해서 식사를 준비했다. 이렇게 오늘의 첫 끼, 아니 하루 한 끼를 챙기면 되는 건가?

잠깐만.

한 가지만 더 신경 쓰자. 다량영양소를 먹는 순서다.

음식을 먹는 순서도 중요하다. 먼저 지방과 단백질로 시작한다. 탄수화물은 마지막에 먹는다. 그렇게 해서 인슐린과 포도당의 반응을 줄인다. 탄수화물을 먼저 먹으면 인슐린과 포도당의 수치가 치솟은 뒤에 순식간에 뚝 떨어진다.[463]

건강 설계 계획 2: 기타 요소

지금까지 몇 가지 식품 독소를 없애는 방법을 알아보았다. 아무리 좋은 의료서비스라도 바람직하지 않은 식단과 생활습관을 보완해줄 수는 없다. 그렇다고 식단만으로는 최적의 건강을 바라기에 부족하다. 다른 요소도 함께 다루어야 한다.

스트레스

앞서 살펴보았듯, 스트레스는 강력한 독소다. 만성이라면 특히 그렇다. 만성 스트레스는 코르티솔 수치, 염증, 인슐린 저항과 상관관계가 있다. 만성 스트레스 수준이 높을수록 쉽게 살이 찌고, 우리가 살펴본 여러 만성질환으로 가는 길도 쉽게 열린다.

개와 고양이 같은 동물을 키우면 만성 스트레스를 줄이기에 좋다. 정말 그럴까 싶겠지만, 동물과 서로 보듬고 살다 보면 스트레스가 줄어 건강이 좋아지고 수명이 늘어난다. 나를 사랑해서 내 곁에 있으려는 동물은 건강의 이점을 따지기 전에 이미 삶의 중요한 한 부분이다. 우리 가족도 얼마 전에 처음으로 개를 입양했다. 이 친구를 집에 들이

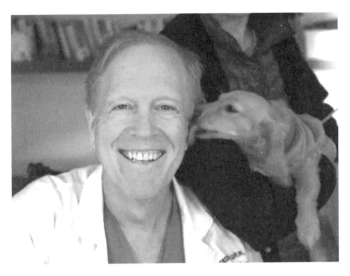

버터와 나는 서로 긴장을 풀어준다.

고 나서 삶이 얼마나 달라졌는지 모른다! 동물은 스트레스를 줄여줄뿐더러 감정적으로 우리를 지탱해준다. 삶을 향한 감사와 무조건적인 사랑을 또 다른 어디서 느낄 수 있을까.

건강한 식습관과 생활습관은 단지 사람에게만 바람직할까? 그럴 리가! 개와 고양이는 생물학적으로 사람과 퍽 다르지만, 이 책에서 다루는 여러 원리가 똑같이 적용된다. 예를 들어 시중에서 판매하는 애견용과 애묘용 정크푸드를 동물에게 먹이면 좋지 않다. 개와 고양이도 다양한 형태의 당뇨병과 여러 만성질환을 앓을 수 있다.

나는 우리 개 버터에게 당, 곡물, 곡식, 씨앗기름이 든 음식은 되도록 먹이지 않는다. 이 친구들도 천수를 누리게 하고 싶다면 에이지리스 포즈Ageless Paws라는 신생 업체의 사료와 간식을 추천한다. 이 회사는 사람의 장수를 위한 접근법을 개와 고양이에게도 똑같이 적용한다.

그렇다. mTOR는 사람뿐만 아니라 개와 고양이의 대사도 좌우한다. 자세한 내용은 내 홈페이지robertlufkinmd.com/recommended를 참조하기 바란다.

수면

엉망이 된 수면 또한 해롭다. 식단, 독소, 결핍을 바로잡아도 수면의 질이 떨어지면 신진대사가 계속 흐트러진다.

지난 수십 년간 나는 일주일 24시간 내내 병원 호출기를 몸에서 멀리 떼어놓지 않고 살아왔다. 한밤중에도 응급 요청이 오면 달려가는 현장 의사여서 자랑스러웠다. 그런데 그 점이 다른 한편으로는 나를 골병들게 했다는 사실을 이제는 깨닫는다. 하물며 바로 그래서 환자를 위험에 빠트릴 수도 있었다.

2011년 미국 의학대학원교육평가원Accreditation Council for Graduate Medical Education은 레지던트 1년 차 의사의 업무 시간이 교대 근무 한 번당 연속해서 16시간을 넘길 수 없도록 제한했다. 연구 결과에 따르면 이런 제한 조치가 시행되는 동안 유해 사례와 레지던트가 보고한 의료 과실이 3분의 1 넘게 줄었다. 환자의 사망으로 이어진 의료 사고는 3분의 2 가까이 감소했다.

이런 제한이 2017년에 사라지는 바람에 레지던트가 다시 연속으로 최대 24시간까지 근무할 수도 있게 되었다.[464]

잠이 보약이다. 적절한 수면은 업무 실수를 줄이는 효과 말고도 대사 건강을 개선한다.

잠은 허기와 포만감을 조절하는 호르몬에도 영향을 미친다. 수면이 부족하면 식욕을 자극하는 호르몬인 그렐린 수치가 높아진다. 이때 식욕을 억누르고 포만감을 주는 호르몬인 렙틴은 감소한다. 또한 지방을 에너지로 바꾸는 능력도 떨어져서 저장되는 지방이 늘어난다. 매일 밤 7~8시간 충분히 잠을 자면 식욕과 체중 조절에 큰 도움이 된다.[465]

수면의 질도 중요하다. 수면의 질이 나쁘면 신체의 지방 연소율이 내려간다. 또한 하루 주기 생체리듬과 맞지 않는 잠을 자도 포도당 대사 능력이 떨어지고 코르티솔 수치가 증가하며, 인슐린을 과도하게 생산하도록 자극해서 혈당과 인슐린 저항을 높인다.[466]

다음은 꿀잠을 잘 수 있는 방법이다.

- 수면 시간을 규칙적으로 지킨다.
- 햇빛을 쬔다.
- 휴대폰과 태블릿을 들고 침대에 눕지 않는다.
- 침실에서 전자 제품을 없애고 WiFi도 끈다.
- 내일 해야 할 일 목록을 만들어 마음을 비운다.
- 자기 전에 가벼운 스트레칭이나 요가를 한다.
- 명상이나 심호흡으로 긴장을 푼다.
- 매일 밤 잠들기 전에 긴장을 푸는 습관을 들인다.

더 일찍 일어나거나 더 늦게 자야 할 이런저런 일은 항상 있기 마련이다. 그런 상태가 습관이 되지 않도록 다잡는 것이 중요하다. 수면이 방해를 받는 상황은 최대한 피하자.

만약 일 때문에 밤에 깨어 있어야 한다면, 업무가 끝난 밤 시간까지

괜스레 버티지 않도록 유의한다. 일이 없다면 얼른 침대로 가서 조금이라도 더 숙면을 취하자.

신체 운동

운동을 마치 약물처럼 생각하며 복용량을 조절하듯 운동량을 조절해야 한다. 운동이 지나치면 모자라는 것만큼 해로울 수 있다. 몸에 딱 좋을 만큼만 운동하기 바란다. 지나친 운동은 염증만 일으킨다.

꾸준히 운동할 동기를 계속 이어가려면 내 운동 목표를 주변 사람들에게 말해두는 것이 좋다. 보통은 창피함이 귀찮음을 이긴다.

나는 소셜미디어 모금 사이트 한 곳에서 실내 자전거 페달을 밟은 거리로 자선기금을 마련하는 캠페인을 시작했다. 처음 설정한 목표는 미국을 동서로 가로지르는 거리에 맞먹는 3000마일(4828km) 자전거 타기였다. 모금 자체보다는 이런 목표를 친구들에게 알린다는 사실이 내 동기를 더 자극했다. 덕분에 목표를 달성할 수 있었다고 생각한다.

나는 매일 아침 아내나 아이들이 일어나기 전에 실내 자전거를 16km씩 탔다. 일단 운동부터 하고 나서 건강과 수명에 관한 과학적인 글을 읽거나 동영상을 보았다.

결과는 어땠을까? 운동을 시작한 이듬해에 3000마일 목표를 달성했다. 새로운 목표는 두 배로 올려서 잡았다. 미국을 동서로 왕복하는 6000마일 거리였다! 이 캠페인도 얼마 전에 성공적으로 마쳤다. 세 번째 목표는 지구를 한 바퀴 도는 거리인 2만 4000마일이다.

운동 목표와 보상을 설정하고 성과를 측정할 수 있는 무료 사이트가 많다. 내 캠페인 링크 justgiving.com/fundraising/robert-lufkin도 한번 찾아봐주기 바란다.

여러분도 이렇게 운동하면서 목표 달성 캠페인을 함께해보면 좋겠다. 진행 경과를 나에게도 알려달라. 나는 소셜미디어 모금 사이트인 저스트기빙JustGiving에 자전거 타기 기록 어플인 스트라바Strava를 연동하고, 피트비트Fitbit 스마트밴드를 찬 다음 운동량이 자동으로 측정되게끔 했다. 기금이 모이면 어디로 보낼지 결정하고, 그 사실을 친구들에게 떠벌리면 준비 끝이다.

두뇌 운동

외국어나 악기 연주를 배우면 두뇌가 계속 활동하게 된다. 외국어를 배울 방법은 많다. 학원에 등록하거나 개인 교습을 받는 건 전통적인 방식이다. 듀오링고Duolingo 같은 무료 이러닝 사이트에 가입해도 좋겠다. 나는 요즘 중국어를 배우고 있다. 1300일 연속으로 공부했다. 내 듀오링고 사용자명은 rob225625이다. 내 학습 진척 상태를 팔로하고, 여러분 학습 상황도 알려주길 바란다.

외국어 공부를 시작하면 시리, 아마존 알렉사, 구글 어시스턴트같은 인공지능 스마트 비서의 언어 설정을 지금 배우는 언어로 바꾸어놓자. 내 아이폰의 시리도 중국어로 말을 걸어야만 반응한다. 발음이 엉망일 때는 대답도 하지 않는다. 헌 하오很好!

건강 설계 계획 3: 내 몸 심화 이해와 바이오 해킹

건강을 설계하는 우리 계획에서 이 세 번째는 선택 사항이다. 말하자면, 자동차 보닛을 열고 엔진룸을 들여다볼 독자를 위한 조언이다. 이 부분만 따로 떼어내어 책 한 권도 쓸 수 있다. 관심 있는 출판사는 연락을 주기 바란다(그렇지 않아도 요즘 다음 책 주제를 고민하고 있다).

우리 의료체계는 몹시 단순하게 세워져 있다. 편의를 따른 결과다. 단순화가 지나친 측면도 있는데, 대체로 이항식이다. 이를테면 환자에게 당뇨병이 있거나 없거나다. 보험을 청구하거나 조사 연구를 실행하는 측면에서는 그러는 편이 계산하기 쉽다.

하지만 이 책에서 다루는 여러 만성질환은 홀짝 문제가 아니다. 비만, 당뇨, 심혈관계 질환, 알츠하이머병 등은 느닷없이 걸리는 질병이 아니다. 까맣게 모르는 채로 질환을 안고 살다가 마침내 의사의 진단

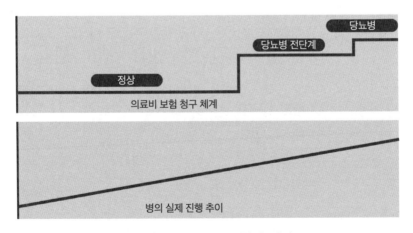

진단 기준과 실제 질병에 관한 이항 접근법 비교

을 받기까지 몇 년, 몇십 년이 걸린다. 경고 신호를 일찌감치 알아차린다면 너무 늦기 전에 병증을 개선할 수 있다.

평가

일단 기본 건강부터 점검해야 한다. 해볼 수 있는 몇 가지 기초 평가가 있다. 그 결과를 모아서 살펴보면 뜻밖의 이상이 드러날 수도 있다. 결과가 정상으로 나와도 건강상 변화를 쉽게 알아채려면 주기적으로 검사해야 한다. 주변 환경의 독성이나 조기 인지 저하가 딱히 의심되지 않더라도 꾸준히 검사하는 것이 좋다는 얘기다.

우리 목표는 보통 수치가 아닌 최적치다. 미국인 중 최대 88%가 대사 건강에 문제를 보이는 상황에서 '보통'은 바람직한 기준이 아니다.

임상병리실 검사

혈액 등의 검사는 언제라도 병원에 가면 받을 수 있다. 하지만 미국 대부분 주에서는 직접 검사를 진행해보는 것도 가능하다. 검사 비용도 보험을 적용했을 때 자기부담금만 놓고 보면 병원에서 받는 검사보다 대체로 비싸지 않다. 게다가 병원에서 보통 진행하는 항목보다 더 많은 검사를 해볼 수 있다.

나는 정기 혈액검사로 어떤 항목을 알아보느냐는 질문을 많이 받는다. 내가 꾸준히 확인하는 생체지표가 몇 가지 있다. 나는 집에서 간단히 손가락 끝을 찔러 채혈한 다음 우편으로 보낸다. 22개 항목으로 된 검사 패키지를 이용하는데, 이만한 서비스를 아직 보지 못했다. 내가 평소 잘 검사하지 않는 항목이 두어 가지 포함되어 있긴 하지만, 그래도 패키지로 신청하면 가격이 한 항목당 15달러 아래로 싸고 결과도 빨리 받아볼 수 있다. 비정상 수치를 관리하는 데 필요한 조언도 들을 수 있다. 이 패키지에는 다음과 같은 검사가 들어 있다.

- HbA1c
- 중성지방
- TG (중성지방) 대 HDL 비율
- hs-CRP
- 총콜레스테롤
- 테스토스테론 대 코르티솔 비율
- TC (총콜레스테롤) 대 HDL 비율
- ApoB
- 비타민D
- TSH
- FSH

- 인슐린
- HDL (고밀도 콜레스테롤)
- 호모시스테인
- 코르티솔
- 테스토스테론
- LDL (저밀도 콜레스테롤)
- ApoA1
- ApoA1 대 ApoB 비율
- 페리틴Ferritin
- DHEA-s
- 에스트라디올

이런 항목으로 혈액검사를 받고 싶다면 먼저 내 홈페이지 링크 robertlufkinmd.com/recommended를 확인하자. 할인쿠폰 코드BOOKLABSAVE20를 입력하면 20달러를 할인받을 수 있다. 검사해보고 피드백도 보내주기 바란다.

생체 시계

생체 시계로 우리의 실제 나이(신분증 나이) 대비 신체 나이(생물학적 나이)를 따져볼 수 있다. 생체 시계 유형은 후생유전학적인 DNA 메틸화를 사용하는 방법부터 심장이나 뇌 표지자를 살피는 방식까지 다양하다.

후성 DNA 메틸화 시계

실제 나이란 출생 신고를 한 시점부터 계산한 달력상 나이를 뜻한다. 신체 나이란 우리 몸의 여러 계통이 드러내는 실제 나이다. 후생유전학적 DNA 메틸화는 생물학적 나이를 가늠하는 무척 좋은 방법 중 하나다. 후성 유전체는 우리가 지닌 유전자의 발현 방식을 통제한다. 비록 유전체는 바꿀 수 없을지라도 후성 유전체는 생활습관을 바꿔서 다시 프로그램화할 수 있다. 후성 유전체의 여러 표지는 영양, 수면, 스트레스 같은 요인에 반응하며 바뀐다. 이런 표지를 직접 읽고 우리 몸이 실제로 얼마나 늙었는지 파악하자. 내 홈페이지 링크robertlufkinmd.com/recommended를 참조하기 바란다. 이 회사는 이런 유형의 생체 시계 분야를 선도하는 업체다.

당화 시계

만성질환과 노화를 불러들이는 주된 원인은 아마도 염증일 것이다. 글리캐너지 시계GlycanAge Clock는 만성 염증, 특히 (포도)당화를 표적으로 삼는 생체 시계다. 나는 생체 나이 전반을 특별히 여러 계통의 염증

작용에 근거해서 확인하고 싶을 때 이 방법을 사용한다. 내 홈페이지의 다음 링크robertlufkinmd.com/recommended를 확인하기 바란다.

페노에이지 후성 생체 시계

페노에이지PhenoAge는 혁명과도 같은 노화의 후성 생체표지자다. 9가지 생체표지자를 검사해서 표현형 나이를 판단하는데, 신체 나이와 실제 나이를 함께 측정한다. 모든 원인 사망률, 암, 건강수명, 신체 기능, 알츠하이머병 같은 노화의 다양한 결과를 예측하는 기존 측정 방식을 압도한다.[467]

만약 신체 나이가 실제 나이보다 어리게 나왔다면 더없이 좋은 일이다. 그 반대 결과라면 가만히 있어서는 안 된다. 내 홈페이지 링크 robertlufkinmd.com/bookguide를 참조하기 바란다.

다중 증상 독성 조사표MSQ

독소는 어디에나 있다. 현대 세계에는 납, 수은, 매연, 자동차 배기가스, 곰팡이, 살충제, 그리고 온갖 종류의 화학물질이 흔하다. 독소 증상 검사로 자신의 주변 환경에 숨은 독소가 있는지 알아볼 수 있다. 독소를 확인하면 필요한 조처를 해서 없애거나 삶에 미치는 영향을 줄여야 한다.

의학적 증상은 병증을 진단하는 핵심 열쇠다. 진단이 까다롭고 애매한 만성 병증을 진단하는 데 도움이 되는 실용적인 자가 증상 검사가 있다. 설문지에 답하는 방식인데, 다양한 독성이 원인일 때 특히 유용하다.

의학적 징후란 객관적인 관찰이 가능해서 타인도 알아볼 수 있는 현상을 가리킨다. 피부 붉어짐 같은 상태가 그런 예다.

반면 증상은 주관적인 경험이다. 나 말고는 다른 누구도 확인할 수 없는 통증 등을 말한다.

쉽게 말해, 징후는 객관적이고 증상은 주관적이다.

관찰되는 환자의 징후가 있고, 여기에 덧붙여 환자가 자신의 증상을 주관적으로 설명하면 의사는 환자의 의학적 상태를 비교적 수월하게 진단할 수 있다.

의학적 증상은 만성질환의 급성 합병증을 발견하는 데 유용한 정보다. 왼팔 아래로 퍼지는 흉통은 급성 심장 발작 때문이고, 극심한 두통은 뇌졸중의 한 유형인 것처럼 비교적 특정되어 나타난다.

그런데 만성질환은 대체로 근본 증상이 특정되지 않는다는 점이 문제다. 독소와 관련된 병증에서 특히 그렇다.

그래서 기능의학연구소Institute for Functional Medicine, IFM에서 '다중 증상 설문'을 토대로 '의학적 증상 설문MSQ'을 만들었다. 증상을 식별해서 질병의 근본 원인을 짚어내고, 꾸준히 증상을 추적할 수 있도록 돕는 설문지다. 간단한 설문 조사표이지만, 특정 범주의 건강 문제를 식별하는 데 도움을 준다. 그래서 우리가 어디에 힘과 노력을 쏟아야 하는지 알려준다.

질문지 점수를 보고 독소가 건강에 좋지 않은 영향을 준다는 사실을 확인했거나, 그저 찜찜한 느낌만 들더라도 전문가에게 조언을 구하는 것이 좋다. 이 검사에 대해 더 알고 싶으면 내 홈페이지 링크 robertlufkinmd.com/bookguide를 확인하기 바란다.

SAGE

다음은 인지 평가다. SAGE는 노인-인지 자가 검사Self-Administered Gerocognitive Exam의 머리글자를 딴 줄임말이다. 집에서 스스로 해보는 기초 평가다. 치매와 기억 혹은 인지장애, 알츠하이머병의 초기 징후를 발견할 수 있도록 도와준다.

이 검사가 의사의 진단을 대신할 수는 없다. 걸린 병을 특정해주지도 않는다. 인지장애가 있는지 없는지만 알려준다. 그래서 검사 결과가 좋지 않으면 바로 의사와 상담해야 한다. 결과지는 잘 보관해두어야 나중에 기준으로 삼을 수 있다. 이번 장의 다른 검사에도 모두 해당되는 사항이다. 이 검사에 관한 더 자세한 내용은 내 홈페이지 링크 robertlufkinmd.com/bookguide를 참조하기 바란다.

의료 영상 검사

의사 소견이 있으면 보험을 적용받을 수 있는 의료 영상 검사가 많이 있다. 여러 방사선 검사는 물론 대장내시경이 그렇다. 여기에 하나더 추천하고 싶은 검사가 있다. 미국 대부분의 주에서 보험이 적용되지는 않지만, 다행히 의사가 진료하는 과정을 거치지 않고도 검사를받을 수 있다.

바로 CT CAC라는 검사다. CT는 우리가 아는 그 컴퓨터 단층 촬영이고, CAC는 관상동맥 칼슘Coronary Artery Calcium을 뜻한다. 여타 건강검진과는 다른 검사다. 심장질환 위험을 수치로 알려주고, 실제 혈관내피가 손상된 상태와 질병 자체의 모습을 보여준다.

관상동맥 칼슘은 관상동맥 질환 위험을 판별하는 가장 정확한 인자

CT 관상동맥 석회화 수치

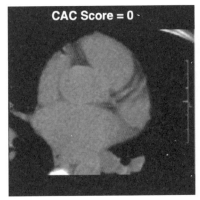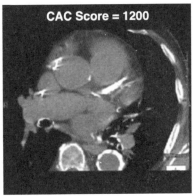

관상동맥 칼슘 수치가 왼쪽 CT 사진은 정상인데 오른쪽 사진은 1200이다.

다. 모든 만성질환의 밑바탕에는 같은 염증성 및 대사성 요인이 있기에 CT CAC 수치를 보면 치매, 뇌졸중, 당뇨병, 고혈압, 고관절 골절, 암 같은 다른 만성질환 위험도 확인할 수 있다. 심지어는 수명 연구에서 신체 나이를 측정하는 척도로도 쓰여왔다.[468]

CAC 수치를 알려면 CT를 찍어야 한다. 아마 보험이 적용되지는 않을 터다. 전액을 자비로 부담해야 한다. 비용은 미국 대부분의 지역에서 약 150달러이거나 그보다 저렴하다. 심장과 바로 이어진 혈관에 나타난 석회화 정도를 보여준다.

CAC 수치가 높을수록 심장병 위험은 커진다. 심장질환 위험성을 파악하는 데 LDL 콜레스테롤 수치보다 훨씬 더 효과적이다. LDL 콜레스테롤 수치가 높아도 CAC 수치는 0일 수 있지만, CAC 수치가 높은데도 LDL 콜레스테롤 수치는 괜찮아 보일 수 있기 때문이다.[469] CAC 검사를 한번 받아보면 건강을 위한 경각심이 새삼 솟구친다.

개입

단식의 대안

단식이 건강과 장수에 도움이 된다는 의견에는 전문가 대부분이 고개를 끄덕인다. 안타까운 점은 단식에 적합하지 않은 사람도 적지 않다는 것이다. 그래서? 음식물 섭취를 실제로 멈추지 않으면서 단식의 유익성은 챙길 수 있는 참신한 전략이 여럿 개발됐다.

단식을 모방한 식단

매일 실천하는 간헐적 단식과 함께 48시간 이상 굶는 연장 단식을 이따금 한다면 생리적 유익성을 더욱 높일 수 있다. 앞서 말했듯, 단식은 mTOR를 끄고 세포를 청소하는 기전인 자가포식을 활성화한다. 하지만 공복 상태라고 해서 자가포식이 바로 시작되지는 않는다. 스위치가 반대쪽으로 넘어가기까지 몸은 꽤 오랜 시간 공복이 필요하다고 요구하며 뜸을 들인다. 물만 마시는 단식을 2~3일 하고 나서야 비로소 자가포식의 유익성이 제대로 발휘된다. 하지만 물만으로 이틀을 넘기는 단식을 올바로 하기란 쉽지 않다. 무턱대고 했다가는 위험할 수도 있다.

발터 롱고Valter Longo 박사가 설계한 단식 모방 식단Fasting Mimicking Diet, FMD은 획기적인 해결책이다. 그는 대다수 인구가 해낼 수 있는 연장 단식 방법을 찾으려고 수십 년간 철저히 연구한 인물이다. FMD는 음식을 즐기고 영양을 섭취하면서도 단식하는 방법을 제공한다. 여기에는 30년간 치밀하게 밟아온 연구 성과가 녹아 있는데, 연구와 개발에 든 비용이 4800만 달러를 웃돈다. 미국 국립보건원과 유럽연합에서 정부 기금을 받기도 했다. FMD는 섭취할 식재료와 다량영양소의 양과 비율을 정확하게 계산한다. 영양소를 가장 알맞은 양으로 섭취하면 mTOR 같은 우리 몸의 영양소 감지 경로가 이를 알아차리지 못해 단식이 끝난 쪽으로 스위치를 옮기지 않는다.

단식 모방 식단이 펼치는 주장은 거짓말처럼 좋다. 그래서 과연 사실일까 싶지만, 여러 임상 시험이 그 놀라운 결과를 입증한다. 예컨대 2형 당뇨병 환자는 인슐린 저항이 개선됐다. 일부는 당뇨 병증이 완화됐다. 발표된 임상 연구 결과를 보면, 단식 모방 식단 프로그램을 여섯 세트 수행한 당뇨병 환자는 당뇨 약을 줄였고, 더불어 (2~3개월 평균 혈당치를 나타내는) HbA1c 수치도 1.4만큼 감소했다. 실험실 쥐도 FMD를 몇 세트 반복했더니 인슐린을 만드는 베타 세포가 재생됐고, 1형 당뇨병과 2형 당뇨병이 모두 개선됐다.

FMD의 유익성은 여기서 그치지 않는다. 과학이 든든하게 받쳐주는 이 프로그램을 따르는 사람은 근육량이 보존된 채로 체중이 빠지는 경험을 한다. 다시 말해 그들이 뺀 살은 근육량이나 뼈가 손실된 부분이라기보다는 체지방이다. 지방 감소를 목표로 체중을 감량하기에 혈압과 LDL 콜레스테롤, CRP 같은 염증성 지표가 개선되고, 그래서 심장 건강에 도움이 된다.[470] FMD를 다루는 최신 연구는 대사 너머로까지 나아간다. 알츠하이머병, 암, 우울증, 심지어 피부 건강에서도 실제로 희망찬 결과를 내고 있다. FMD 프로그램이 대사에 미치는 다채로운 영향은 생물학적 노화를 늦추는 일로도 이어진다. 예비 연구에서 단 3세트를 실천했는데 신체 나이가 2년 반 젊어졌다.

FMD와 현재 심장 건강을 대표하는 식이요법인 지중해 식단을 비교한 최신 연구가 있다. 그 결과, 4개월에 걸쳐 두 식단 모두 심혈관계 건강에 상당히 의미 있는 영향을 동등하게 미치는 것으로 밝혀졌다. 단, 근육량을 보호하는 작용에서 FMD가 지중해 식단을 압도했다는 점에 주목하자. 특히 흥미로운 사실은 이 시험이 4개월 동안 진행됐는데, FMD 참여자는 그 120일 중 단 20일만 프로그램을 따르면 됐지만, 지중해 식단 참여자는 120일 내내 성실히 식단을 실천해야 했다는 점이다. 똑같은 결과를 FMD 참여자가 6분의 1에 해당하는 노력을 들여서 얻은 셈이다.

롱고 박사는 누구나 편리하게 FMD를 경험할 수 있는 닷새짜리 프로그램을 만들었다. 제품명은 프롤론Prolon이다. 나는 모두가 1년에 적어도 3~4차례는 실천하길 바란다. 프롤론이 처음이라면 5일짜리를 3~4개월간 연이어 매달 5일씩 진행하고, 그런 다음에 분기별로, 그러니까 3~4달에 한 번씩 5일로 바꿔주는 것이 좋다. 한 해에 단 15~20일만 단식 모방 프로그램에 할애하면 전통적인 단식보다 더 안전하고 쉬운 방법으로 단식의 많은 유익성을 누릴 수 있다. 더 자세한 내용은 내 홈페이지 링크robertlufkinmd.com/recommended를 참조하기 바란다.

단식 모방을 돕는 보조제

대다수 전문가가 단식이 건강에 좋다는 의견에는 동의하지만, 실제로 단식을 하려고 보면 많은 사람이 어려워한다. 우리 몸은 단식 중에 특정 화합물을 만드는데, 이 물질이 유리될 때 건강과 수명에 유익한 것으로 밝혀졌다. 이런 원리를 토대로 미미오Mimio라는 바이오 스타트업에서 단식이 건강에 선사하는 유익함을 더욱 많은 사람이 경험할 수 있도록 돕는다.

미미오는 수년을 연구하고 최고 기량의 파트너와 협업한 끝에 매일 먹는 생체 모방 세포 관리 보조제를 출시했다. 이 보조제로 생물학적 변혁력을 끌어내 건강수명을 늘리고 삶의 질을 최고 수준으로 높일 수 있다. 현재 많은 미국인이 미미오의 제품을 먹는다. 자세한 내용은 내 홈페이지 링크robertlufkinmd.com/recommended를 참조하기 바란다.

기타 비처방 보조제

장수와 노화 방지 제품을 출시하는 많은 회사가 구식 개념과 효과 없는 성분에 의존한다. 게다가 조합과 용량도 그다지 이상적이지 못해서 좋은 결과를 내는 일이 드물었다. 노보스NOVOS는 수명 과학을 토대로 구축된 선도적인 소비자 장수 플랫폼이다. 하버드대학 의대, MIT, 소크연구소Salk Institute 등 선구적인 연구진의 도움을 받아서 과학적으로 입증된 노화의 12가지 근본 원인을 동시에 다루는 해법을 세계 최초로 설계했다.

그들의 제품은 제3자 연구에서 △DNA 보호 △세포가 노쇠하는 속도 감소 △옥시토시스oxytosis/페롭토시스ferroptosis(신경 퇴행에 관여하는 과정) 감소 같은 주목할 만한 결과를 여럿 보여주었다. 안전하고 자연적인 제품이므로 처방전 없이 살 수 있다.

이런 획기적 발전과 수명 과학을 위한 그들의 헌신을 보고 나도 노보스를 선택했다. 내 홈페이지 링크robertlufkinmd.com/recommended를 참조하기 바란다.

설탕 대용품

설탕과 다른 감미료(인공 설탕, 당알코올, 스테비아/나한과monk fruit)를 무 자르듯 끊을 수 있는 사람도 있겠지만, 누군가는 진짜로 건강한 자연 당을 찾으려고 할 터다.

우리가 제시하는 정답은 알룰로스Allulose다. 건강 측면에서 알룰로 스를 꼽을 수밖에 없는 이유가 여럿 있는 데다 맛도 좋고 기능성도 뛰 어나다. 알룰로스는 희귀한 식물성 자연당이다. 여러 회사가 알룰로스 제품을 만드는데, 나는 알엑스슈거RxSugar®를 추천한다. 알엑스슈거는 인증받은 알룰로스 슈거 제품을 다양하게 출시한다. 알룰로스 슈거 그 대로도 판매하지만, 초콜릿 바와 유기농 팬케이크 가루, 초콜릿과 커 피 시럽 등도 만든다. 이들 제품은 영양 측면에서 좋고 맛있고 깨끗하 며 인증도 받았다. 내 홈페이지 링크robertlufkinmd.com/recommended를 참조 하기 바란다.

산화질소 보조제

산화질소에 담긴 건강상 가치는 의심할 여지가 없다. 그 유익성은 혈관, 뇌세포, 면역계를 모두 아우른다. 달리 말하면, 산화질소는 본질 상 주요한 모든 만성질환을 개선하는 데다 장수 자체에 유익한 물질이 다. 식생활 방식을 바꾸고 가글액을 사용하지 않으면 산화질소 수치를 관리하는 데 도움이 된다. 더불어 보조제를 복용하면 또한 추가로 유 익성을 챙길 수 있다.

니트릭옥사이드 이노베이션스Nitric Oxide Innovations는 간편하게 먹어 서 산화질소 수치를 높이는 다양한 약물을 제공한다. 처방전은 필요

없다. 현재로선 최선의 산화질소 보조제라고 생각해 추천한다. 내 홈페이지 링크robertlufkinmd.com/recommended를 참조하기 바란다.

의약물

건강한 생활을 유지하려고 노력할 때 기본 보조제 말고도 추가 지원이 조금 더 필요할 수 있다. 이런 복합적인 요구를 해결하다 보면 중요한 진전을 보이기도 한다. 얽히고설킨 이 길에서 헤매지 않으려면 해당 분야에 해박한 전문가의 지도를 받아야 한다. 호르몬 대체제뿐만 아니라 라파마이신과 메트포르민을 비롯해 유망한 '장수 약'을 적용하는 이 중대한 치료 과정을 잘 관리할 거라고 내가 믿는 회사가 한 곳 있다. 무수한 선택지에서 나는 그들을 선택했다. 내 홈페이지 링크 robertlufkinmd.com/recommended를 참조하기 바란다.

뼈 건강

전반적인 건강과 장수 관리 계획을 따를 때 쉽게 놓치는 분야 중 하나가 바로 뼈 건강이다. 뼈 건강 문제는 골다공증 같은 골질환으로 나타날 수 있다. 뼈가 부러지면 생활이 무척 불편해지지만, 대개는 생명까지 위협하지는 않는다. 하지만 노인은 다르다. 고관절 골절을 입은 노인 중 18~33%가 1년 안에 사망한다는 보고가 있다. 여성이라면 골손실과 골다공증의 위험이 커진다.

케빈 엘리스Kevin Ellis는 '본 코치The Bone Coach™'로 알려진 뼈 건강 전문가다. 나는 골다공증 문제가 있거나 뼈를 튼튼하게 만들어야 할 사람을 만나면 그를 우선 추천한다. 그가 만든 '스트롱거 본스 솔루션

Stronger Bones Solution'은 유용하고 효과적인 프로그램으로, 골다공증 위험을 이해하고 조처할 수 있게끔 돕는다. 내 홈페이지 링크robertlufkinmd.com/recommended를 참조하기 바란다.

미주신경 자극기

자율신경계 조절 장애는 염증, 인슐린 저항, 그리고 이 책에서 다루는 여러 만성질환을 일으키는 주요 원인이다. 스트레스를 줄이는 기술이 여럿 있는데, 그중에서도 직접적인 미주신경자극VNS에 특히 관심이 쏠린다. 스트레스를 다스리는 분야가 폭발적으로 성장하고 있다. 나는 뉴로심Nurosym이라는 회사의 제품을 사용한다. 그들은 이 중요한 분야에 획기적으로 개입하는 방식을 개발하고 있다. 내 홈페이지 링크 robertlufkinmd.com/recommended를 참조하기 바란다.

슈퍼파워 마켓

건강한 생활방식으로 향하는 수많은 길을 탐험하다 보면 종종 버겁게 느껴진다. 경과와 결과를 꾸준히 살피는 과정이 특히 그렇다. 나는 그 과정을 쉽게 처리하려고 슈퍼파워Superpower라는 솔루션을 이용한다. 현존하는 장수 관리 체계 중 가장 총괄적이면서 사용하기도 편리한 프로그램이다. 해마다 포괄적인 기본 검사를 거쳐 신체에서 벌어지는 일을 꼼꼼히 확인하고, 개인에게 꼭 맞춘 플랜을 제공한다. 그들의 마켓 장터에서 평생 언제고 필요할 수 있는 예방적인 건강 검사와 제품을 손쉽게 구입할 수 있다. 자신의 건강과 관련된 모든 자료를 하나로 통합해서 관리해주는 서비스도 판매한다. 장수 분야의 전문성을 보유한 의사와 영양사도 선택할 수 있다. 슈퍼파워는 세계 최초의 평생 건강 파트너다. 내 홈페이지 링크robertlufkinmd.com/recommended를 참조하기 바란다. 이전에 없던 의료서비스다.

기능적 통합 의료

건강하게 오래 살려면 필요한 온갖 정보를 모으는 일도 중요하지만, 때로는 그 모든 정보를 종합하는 데 더 큰 도움이 필요하기도 하다.

데이비드 하스David Haase 박사의 맥스웰병원MaxWell Clinic은 미국 테네시주 내슈빌에 있는 최첨단 의료시설이다. 박사는 '건강은 무엇으로 창조되는가?'라는 복잡한 문제를 푸는 일에 전념한다. 그와 의료진은 영양, 유전체, 미토콘드리아 기능, 시스템 생물학, 성분 채집술, 줄기세포 프로그래밍, 뇌 최적화 분야에서 20년 넘도록 꾸준한 혁신을 일구는 데 성공했다. 환자 한 명 한 명을 가장 행복하고 건강한 삶으로 이끈다.

맥스웰병원은 알츠하이머병 치료와 수명 연장에 세포 서식 부위 최적화 혈장교환요법Habitat Optimizing Plasma Exchange, H.O.P.E.을 선구적으로 적용한다. 혈액을 맑게 하는 동시에 세포 재생을 촉진하는 놀라운 치료법이다. 내 홈페이지 링크robertlufkinmd.com/recommended를 참조하기 바란다.

최신 추천 목록

건강과 장수 분야에는 무수히 많은 제품과 서비스가 있다. 내가 직접 사용하고 있거나 추천하고 싶은 프로그램을 몇 가지 추려서 내 홈페이지에 정리했다. 목록은 꾸준히 수정하고 있다. 해당 업체의 링크를 붙여 두었으니, 목록을 확인하려면 인터넷 링크robertlufkinmd.com/recommended를 참조하기 바란다.

나에게 생긴 일들

나는 사탕, 빵, 가공식품을 좋아한다. 하지만 그보다 더 가족을 사랑하고, 가족과 함께 오래 살고 싶다. 나는 살짝 과체중이었다. 고혈압과 당뇨가 있었고, 혈중 지질 상태가 꽤 안 좋았으며, 통풍을 앓았다. 이렇게 계속 살다가는 머지않아 가족과 함께할 수 없으리란 걸 깨달았다.

기꺼운 마음으로 내 건강과 가족을 생각해서 설탕, 가공 탄수화물, 씨앗기름, 곡물을 피한다. 아침과 점심은 거른다.

이런 식단을 시작하고 몇 주가 흘렀는데 일어서려니 머리가 핑 돌았다. 기립성 저혈압증이었다.

정제 탄수화물을 줄인 식단을 실천하는 환자에게 이런 일은 드물지 않다. 특히 혈압강하제를 복용하면 그렇다. 이런 증상이 나타나면 대개는 혈압이 정상 범위로 돌아오고 있다는 뜻이다. 나는 주치의와 상의하고 혈압 약 복용을 중단했다. 이후로 혈압은 정상을 유지한다.

혈중 지질 상태도 나아졌다. 특히 대사질환과 심혈관계의 위험 지표가 개선됐다. 중성지방이 줄고 HDL 콜레스테롤은 늘었다. CT CAC 수치도 0으로 나왔다. 의사와 상의해 스타틴 복용도 중단했다.

인슐린 내성도 해소됐다. 최적 범위로 돌아온 결과가 공복 인슐린, 포도당, HbA1c 수치로 확인됐다. 주치의가 권해준 당뇨병 약도 끊을 수 있게 되었다. 통풍도 해결되어 이젠 소변 검사 수치가 정상 범위에 있다.

꾸준히 복용하던 약물을 끊는 이런 새로운 현상을 이른바 '탈처방 deprescribing'이라고 한다. 독자 여러분도 우리가 제시하는 건강 설계 계획을 실천해서 대사 건강을 회복한다면, 약을 처방 받으러 다시 병원에 갔을 때 이번에는 의사의 탈처방을 기대해도 좋을 것이다.

나는 생활습관을 바꾸는 비교적 손쉬운 방식으로 내가 안고 살았던 병을 물리쳤다. 그리고 나니 내 경험을 나누며 다른 사람을 돕고 싶었다.

나는 동료 검토를 거친 과학 소논문을 2백여 편 썼다. 내가 집필한 의학 교과서도 십여 권이다. 하지만 전부 한 줌밖에 안 되는 의료 전문가가 대상이었다. 전파력도 한계가 뚜렷했다. 그때까지는 정말로 대중에게 다가가본 적이 없다. 그래서 한번 시도해보기로 마음먹었다.

나는 여러 소셜미디어에 가입하고 메일링 리스트를 만들었다. 이 글을 쓰는 지금 내 팔로워는 25만 명을 넘는다. 계속 늘어나고 있다. 여러분이 이 책을 읽고 있으니 내 메시지가 적어도 한 사람에게는 더 전달된 것이다.

건강하게 오래 사는 법을 소개하는 텔레비전 다큐멘터리 시리즈도 찍고 있다. 지난 며칠간 계획된 코스타리카 촬영을 마치고 막 돌아왔다. PBS와 디스커버리 채널에서 방영할 예정이다.

하지만 솔직히 이 정도로는 어림도 없다고 느낀다. 정말로 의료의 방향을 바꾸고 이 책에서 다루는 내용이 세상의 상식으로 자리 잡게 하려면 더 움직여야 한다. 다음 단계를 고민하다가 친구 몇 명과 함께 본질상 관리 의료 플랫폼이라 할 수 있는 매체를 여기 캘리포니아에 만들었다. 직접 참여한 환자만 10만 명을 넘는다(또 다른 30만 명은 간접 참여한다). 활동하는 1차 진료 의사가 200명이고 전문가는 600명이다. 이 의사와 전문가들이 환자에게 제공하는 의료서비스를 조절한다. 환자의 모든 의료기록을 속속들이 열람할 수 있는 사람들이다. 환자들은 사회경제적 취약계층이다. 상대적으로 가난한 인구다. 그들은 안타깝게도 최상의 의료서비스는커녕 최신 의료 기술의 혜택조차 제대로 받지 못한다. 이런 상황을 바꾸려는 것이 우리의 실천 가치다.

우리는 특별한 임상 혁신 연구소를 만들고 있다. 탁월한 최신 의료 기술을 보유한 기업은 검토를 거쳐 우리 환자를 대상으로 임상해볼 수 있다. 환자에게 어떤 유익함을 주는지 우리가 즉각 확인한다. 의료 스타트업이 입주할 첨단 시설을 건립하고 우리가 찾은 신예 유망 벤처기업에 자금을 대는 펀딩 계획도 프로젝트의 한 부분이다.

우리 혁신 연구소에 등록된 환자 수를 생각하면 새로운 의료 전략을 평가하고 변화를 구현할 전례 없는 기회임이 분명해 보인다. 하지만 꾸준히 변화를 이어가려면 이 정도로도 부족하다. 솔직히 그렇게 생각한다.

그다음 단계는 미래의 의사와 보건 전문가를 양성하기 위한 의학 대학원 훈련 과정을 만드는 일이었다. 이 글을 쓰고 있는 현재, 우리는 정신의학과 가정의학, 그리고 진료과 비구분 수련의 공인 과정을 마련했다. 영상의학과 전공의 과정과 다른 훈련 프로그램은 이제 마무리 단계에 있다. 각각의 교육 과정과 훈련 단계마다 이 책의 내용과 같은 최신 의료 정보를 만날 수 있다. 물론 우리 임상 혁신 연구소에서 추진하는 첨단 개발 동향과 관리 의료 프로그램도 경험할 수 있다. 이런 훈련 과정과 철학을 의학 교육계 전반에 퍼트리기 위해 아예 새로운 의과대학을 설립하자는 논의도 오가고 있다.

마무리 생각

끝까지 읽어주어 감사하다. 아마도 생각에 많은 변화를 겪었을 것이다. 상식이 뒤바뀌어 혼란스러울 수도 있다. 틀릴 리가 없고 틀릴 수도 없는 과학이라 믿어온 기존 영양학 지식에 물음표가 붙고, 다양한 관점이 들어섰을 테니까. 어려서부터 들어온 말과 정반대되는 내용일 수도 있다. 심지어 나를 정확히 아는 의사가 건넨 조언과도 다를 수 있다.

그동안 살펴본 여러 거짓말의 자세한 내용이 지금쯤은 가물가물할 텐데, 그래도 괜찮다. 내가 이 책을 쓰기 전에 처음 알게 된 내용만 기억하자.

약 5년 전에 나는 이 책을 쓰려고 관련 조사를 하다가 충격을 받았다. 흔한 질병들의 원인이 비슷비슷했다. 서방 세계에서 가장 흔한 사망 원인들의 뿌리가 결국에는 하나였다. 당뇨병, 암, 알츠하이머병 같은 질병은 대사 건강과 수명하고도 연결된다. 여러분도 그때 나처럼 처음 듣는 얘기일 수 있다. 하지만 나는 의대 교수가 아닌가.

　의학은 마치 개별 저장탑이 여러 개 모인 곳과 같다. 영양학을 가르치는 사람은 심장병을 공부하지 않는다. 의과대학이라는 맥락에서 큰 그림을 그려보자. 노화와 관련된 질병을 다루는 수업에서는 대사나 피부 건강은 건드리지 않는다. 전문가나 심지어 교수도 하나의 분야만 꿰고 있지, 다른 분야는 보통 잘 모른다. 의대에서 하루하루 수업을 해나가는 과정에서 나는 영상의학과 전문의라는 배경의 덕을 톡톡히 보았다. 이런저런 지론이 거짓말임을 밝혀낸 지금에서야 나는 교수로서 잘못된 정보에 기댄 견해를 마주치면 적절할 때 바로잡아줄 수 있게 되었다. 내 세상 너머에서도 더 정확한 정보가 점차 주류를 형성하고 있다. 하지만 안타깝게도 아직 충분하지 않다. 한 예로, 여느 심장 전문의라면 위험한 상황에 놓인 환자에게 여전히 저지방에 다디단 음식을 먹으라고 조언할 수 있다.

　이 책을 쓰면, 나는 논란에 휩싸일 것이다. 내 주장과 연구 결과, 자료 출처에 동의하지 않는 선의의 전문가들이 있을 줄로 안다. 아무쪼록 그러길 바란다. 그것이 과학이다. 의심하지 않는다면 오히려 그것이 문제다. 나도 "모든 콜레스테롤이 섭취하면 좋지 않다"와 같은 거짓말을 무턱대고 믿었다. 시대는 변하고 있고, 앞으로도 그럴 터다. 내가 생각하기에 노화질환을 다스리는 가장 좋은 방법은 치료가 아닌 예방이다.

다행히 주류 의학이 진실을 따라잡을 때까지 기다릴 필요는 없다. 이번 장에서 소개한 건강 설계를 따르면 여러분 자신과 가족의 건강을 개선할 수 있다. 친구와 동료들에게도 여러분이 새롭게 알게 된 식단과 영양, 좋은 몸, 건강 전반에 관한 진실을 이야기해주기 바란다.

다른 건강서 작가들과 마찬가지로, 나도 책의 요점을 짚으면서 끝을 맺으려고 한다.

"이 책에서 읽은 다른 모든 내용을 잊더라도 이것만은 기억하라." 이렇게 마무리하기에는 참으로 흔하고 진부한 문장이다. 하지만 이 책을 끝내기에 더 좋은 문장을 나는 떠올리지 못하겠다. 그러니 해보자. 지금껏 읽은 모든 내용을 잊더라도 이 이야기만은 꼭 기억하자.

노화와 결국에는 죽음 자체를 포함하는 주요 만성질환의 뿌리는 대사 기능이상이다. 이 문제는 어떤 명의보다도 여러분 자신이 더 잘 해결할 수 있다. 약물이 그저 치료만 하는 질병을 당신은 예방할 수 있다. 당신은 매일 그리고 매끼 더 나은 방식으로 더 오래 사는 삶을 선택할 수 있다.

자, 무엇을 선택할 텐가?

복된 삶이 내 손에, 내 입에, 내 위장에, 내 혈류에 달렸다.

이 책의 내용을 따라서 생활습관을 바꾸는 데 도움을 받고 싶은가요? 이 책에 실린 정보보다 더 자세한 연구 내용이 궁금한가요? 그렇다면 인터넷 주소창에 아래 주소를 입력해보세요. 이 책의 독자에게 무료로 선물을 드립니다.

www.robertlufkinmd.com/bookgift

• 토론 문답으로 구성된 12개 장 내용의 전체 요약
• 한 달에 한 번 러프킨 박사와 주고받는 질의응답 시간
• 팟캐스트의 게스트 추천하기
• 게스트에게 하고 싶은 질문 제안하기
• 재택 혈액검사 20달러 할인 쿠폰
• CT CAC 검사 20달러 할인 쿠폰
• 그 밖의 다른 많은 할인 코드
• 기타 등등 더 많은 선물

자세한 내용은 링크robertlufkinmd.com/bookgift에서 확인해주세요.

추가 프로그램 안내

추가 프로그램Companion Guide을 구입하면, 건강과 장수에 유용한 더 많은 도구를 제공합니다. 이 책의 독자라면 쿠폰 코드 'READER'를 입력하세요. 20달러가 할인됩니다. 링크robertlufkinmd.com/bookguide를 참조하세요.

- 책에서 소개한 내용을 실제 건강한 생활습관으로 바꿔주는 실천법
- 건강장수 클럽Health Longevity Community 회원이 될 자격
- 인지 능력 자가 검사(안내 동영상 및 프린터로 출력할 수 있는 전자 원고)
- MSQ 의학적 증상 독소 조사표(안내 동영상 및 프린터로 출력할 수 있는 전자 원고)
- '열세 가지 거짓말' 포스터(프린터로 출력 가능)
- 씨앗기름의 유해성을 알리는 식당용 홍보판(프린터로 출력 가능)
- 수은 및 치과용 아말감 레진 분석(교육 동영상)
- 건강한 지방 목록
- 해로운 씨앗기름 목록
- 건강한 기름 목록
- 유기농을 먹어야 하는 네 가지 이유(교육 동영상)

- 페노에이지 생체 나이 계산기

- 재택 혈액검사(안내 동영상, 주문 절차, 40달러 할인 쿠폰)

- CT 관상동맥 칼슘 수치 검사 — 심장병 위험군이 아니어도 해보는 것이 좋다(안내 동영상, 주문 절차, 40달러 할인 쿠폰)

- 건강한 식품 구입 목록

- 대사 건강을 위한 식습관 조언

- 취침 전 습관과 꿀잠 자는 4-7-8 호흡법

- 그 밖의 더 많은 혜택

추천 도서

Alkon, Amy. *UNF*Ckology: A Field Guide to Living with Guts and Confidence*. New York: Saint Martin's Griffin, 2018.

Apple, Sam. *Ravenous: Otto Warburg, the Nazis, and the Search for the Cancer-Diet Connection*. Liveright, 2021.

Azadi, Ben. *Keto Flex: The 4 Secrets to Reduce Inflammation, Burn Fat & Reboot Your Metabolism*. New York: Harper, 2020.

Bikman, Benjamin. *Why We Get Sick: The Hidden Epidemic at the Root of Most Chronic Disease and How to Fight It*. Dallas: BenBella Books, 2021.

Bredesen, Dale. *The First Survivors of Alzheimer's: How Patients Recovered Life and Hope in Their Own Words*. New York: Avery, 2021.

Christofferson, Travis. *Ketones, The Fourth Fuel: Warburg to Krebs to Veech, the 250 Year Journey to Find the Fountain of Youth*. Independently published, 2020.

Feinman, Richard David. *Nutrition in Crisis: Flawed Studies, Misleading Advice, and the Real Science of Human Metabolism*. White River Junction, VT: Chelsea Green Publishing, 2019.

Fitzgerald, Kara N. *Younger You: Reduce Your Bio Age and Live Longer, Better*. New York: Hachette Go, 2022.

Fung, Jason. *The Cancer Code: A Revolutionary New Understanding of a Medical Mystery*. New York: Harper Wave, 2020.

Hurn, Michelle. *The Dietitian's Dilemma: What Would You Do If Your Health Was Restored by Doing the Opposite of Everything You Were Taught?* Independently published, 2021.

Kaufmann, Sandra Charlotte, and Jacob Cerny et al. *The Kaufmann Protocol: Why We Age and How to Stop It*. Miami Beach: Kaufmann Anti-Aging Institute, 2018

Kendrick, Malcolm. *The Clot Thickens: The Enduring Mystery of Heart Disease*. Newport, UK: Columbus Publishing Ltd., 2021.

Kraft, Joseph R. *Diabetes Epidemic & You*. Bloomington, IN: Trafford Publishing, 2008.

Malhotra, Aseem. *A Statin-Free Life: A Revolutionary Life Plan for Tackling Heart Disease — Without the Use of Statins*. London: Yellow Kite, 2021.

Ovadia, Philip. *Stay Off My Operating Table: A Heart Surgeon's Metabolic Health Guide to Lose Weight, Prevent Disease, and Feel Your Best Every Day*. Saint Petersburg, FL: Ovadia Heart Health LLC, 2021.

Perlmutter, David. *Drop Acid: The Surprising New Science of Uric Acid — The Key to Losing Weight, Controlling Blood Sugar, and Achieving Extraordinary Health*. New York: Little, Brown Spark, 2022.

Robbins, Tony, and Peter Diamandis. *Lifeforce: How New Breakthroughs in Precision Medicine Can Transform the Quality of Your Life & Those You Love*. New York: Simon and Schuster, 2022.

Trubow, Wendie, and Ed Levitan. *Dirty Girl: Ditch the Toxins, Look Great and Feel FREAKING AMAZING!* Asheville, NC: Lioncrest Publishing, 2021.

게리 타우브스, 강병철 옮김, 《설탕을 고발한다: 21세기판 담배 수사 보고서》, 알마, 2019년.

니나 타이숄스, 양준상·유현진 옮김, 《지방의 역설: 비만과 콜레스테롤의 주범 포화지방, 억울한 누명을 벗다》, 시대의창, 2016년.

니클라스 브렌보르, 배동근 옮김, 《해파리의 시간은 거꾸로 간다: 세월의 무게를 덜어주는 경이로운 노화 과학》, 북트리거, 2024년.

데이비드 A. 싱클레어·매슈 D. 러플랜트, 이한음 옮김, 《노화의 종말: 하버드 의대 수명 혁명 프로젝트》, 부키, 2020년.

데일 E. 브레드슨, 박준형 옮김, 《알츠하이머의 종말: 젊고 건강한 뇌를 만드는 36가지 솔루션》, 토네이도, 2018년.

리처드 J. 존슨, 최경은 옮김, 《자연은 우리가 살찌기를 바란다: 생존 스위치, 비만과 질병에 숨겨진 놀라운 과학》, 시프, 2022년.

마크 하이먼, 황선영 옮김, 《영 포에버: 25세의 신체로 영원히 젊고 건강하게》, 세종서적, 2023년.

모건 레빈, 이한음 옮김, 《노화의 재설계: 예일대 의대에서 밝혀낸 신체나이를 되돌리는 방법》, 위즈덤하우스, 2023년.

발터 롱고, 신유희 옮김, 《단식 모방 다이어트: 몸을 착각하게 하는 건강한 식사법》, 지식 너머, 2019년.

유발 하라리, 조현욱 옮김, 《사피엔스: 유인원에서 사이보그까지, 인간 역사의 대담하고 위대한 질문》, 김영사, 2015년.

제이슨 펑, 이문영 옮김, 《당뇨 코드: 제2형 당뇨병의 예방과 자연 치유 안내서》, 라이팅하우스, 2020년.

제이슨 펑, 제효영 옮김, 《비만 코드: 체중은 인슐린이 결정한다》, 시그마북스, 2018년.

제이슨 펑·이브 메이어·메건 라모스, 이문영 옮김, 《잠시 먹기를 멈추면: 삶을 축제로 만드는 간헐적 단식의 비밀》, 라이팅하우스, 2021년.

제임스 W. 클레멘트·크리스틴 로버그, 이문영 옮김, 《자가포식: 기적의 장수 스위치 오토파지》, 라이팅하우스, 2023년.

조셉 머콜라, 김보은 옮김, 《케톤하는 몸: Dr.머콜라의 최강의 저탄고지 교과서》, 판미동, 2019년.

켄 베리, 한소영 옮김, 《의사의 거짓말, 가짜 건강 상식: 최신 의학으로 밝혀진 건강상식의 치명적 오류에 대한 폭로》, 코리아닷컴, 2019년.

토머스 N. 사이프리드, 홍수진·이창선 옮김, 《암은 대사질환이다: 암을 보는 새로운 시각》, 한솔의학서적, 205년.

1 "FastStats: Leading Causes of Death," Centers for Disease Control and Prevention, September 6, 2022, https://www.cdc.gov/nchs/fastats/leading-causes-of-death.htm.

2 Virginia M. Freid et al., "Multiple Chronic Conditions Among Adults Aged 45 and over: Trends over the Past 10 Years," *NCHS Data Brief* no. 100 (July 2012), https://www.cdc.gov/nchs/products/databriefs/db100.htm.

3 Jessie Gerteis et al., *Multiple Chronic Conditions Chartbook: 2010 Medical Expenditure Panel Survey Data*, Agency for Health Care Research and Quality, https://www.ahrq.gov/sites/default/files/wysiwyg/professionals/prevention-chronic-care/decision/mcc/mccchartbook.pdf.

4 "Chronic Diseases in America," Centers for Disease Control and Prevention, May 6, 2022, https://www.cdc.gov/chronicdisease/resources/infographic/chronic-diseases.htm.

5 "Life Expectancy and Healthy Life Expectancy," World Health Organization, accessed September 16, 2022, https://www.who.int/data/gho/data/themes/topics/indicator-groups/indicator-group-details/GHO/life-expectancy-and-healthy-lifeexpectancy.

6 "FastStats: Overweight Prevalence," Centers for Disease Control and Prevention, September 6, 2022, https://www.cdc.gov/nchs/fastats/obesity-overweight.htm.

7 "Adult Obesity Facts," Centers for Disease Control and Prevention, May 17, 2022, https://www.cdc.gov/obesity/data/adult.html.

8 Andrea C. Buchholz and Dale A. Schoeller, "Is a Calorie a Calorie?," *The American Journal of Clinical Nutrition* 79, no. 5 (January 2004), https://doi.org/10.1093/ajcn/79.5.899S.

9 "This child was treated with insulin in 1922 by Frederick Banting and Charles Best, who a year earlier first isolated the insulin hormone for use in diabetic therapy. Only

two months separate the 'before' and 'after' pictures," Digital Collections–National Library of Medicine, US National Library of Medicine, National Institutes of Health, accessed September 15, 2022, http://resource.nlm.nih.gov/101437087.

10 같은 책.

11 Sarah Hallberg, "Losing Weight with Type 2 Diabetes: 3 Reasons People Struggle," Virta Health, February 28, 2022, https://www.virtahealth.com/blog/losing-weight with-type-2-diabetes.

12 Mélissa Mialon et al., "Conflicts of Interest for Members of the US 2020 Dietary Guidelines Advisory Committee," *Public Health Nutrition*, March 21, 2022: 1-28, https://doi.org/10.1017/S1368980022000672.

13 Mark Hyman, "What Went Wrong With the 'Food Pyramid,'" Thrive, June 12, 2017, https://thriveglobal.com/stories/what-went-wrong-with-the-food-pyramid.

14 Dariush Mozaffarian, "Perspective: Obesity—an Unexplained Epidemic," OUP Academic, Oxford University Press, April 23, 2022, https://academic.oup.com/ajcn/article/115/6/1445/6572830.

15 David S. Ludwig et al., "The Carbohydrate-Insulin Model: A Physiological Perspective on the Obesity Pandemic," *The American Journal of Clinical Nutrition* 114, no. 6 (December 1, 2021): 1873-1885, https://doi.org/10.1093/ajcn/nqab270.

16 "Prediabetes: Your Chance to Prevent Type 2 Diabetes," Centers for Disease Control and Prevention, December 21, 2021, https://www.cdc.gov/diabetes/basics/prediabetes.html.

17 "Type 2 Diabetes," Centers for Disease Control and Prevention, December 16, 2021, https://www.cdc.gov/diabetes/basics/type2.html.

18 같은 자료.

19 *Long-Term Trends in Diabetes*, CDC's Division of Diabetes Translation, United States Diabetes Surveillance System, April 2017, https://www.cdc.gov/diabetes/statistics/slides/long_term_trends.pdf.

20 John Fauber, "The Slippery Slope: A Bittersweet Diabetes Economy," MedpageToday, December 21, 2014, https://www.medpagetoday.com/cardiology/diabetes/49227.

21 "Banting Circle Supporters," American Diabetes Association, accessed September 16, 2022, https://www.diabetes.org/about-us/corporate-support/banting-circlesupporters.

22 "Nutrition Recommendations and Interventions for Diabetes: A Position Statement of the American Diabetes Association," *Diabetes Care* 31, no. Supplement_1 (January

2008), https://doi.org/10.2337/dc08-S061.

23 Igor E. Konstantinov et al., "Nikolai N. Anichkov and His Theory of Atherosclerosis," *Texas Heart Institute Journal* 33, no. 4 (2006): 417-423.

24 Ancel Keys, "Atherosclerosis: A Problem in Newer Public Health," *Journal of the Mount Sinai Hospital, New York* 20, no. 2 (August 1953): 118-139.

25 J. Yerushalmy and H. E. Hilleboe, "Fat in the Diet and Mortality from Heart Disease: A Methodologic Note," *New York State Journal of Medicine* 57, no. 14 (July 15, 1957): 2343-2354.

26 Robert B. McGandy et al., "Dietary Fats, Carbohydrates and Atherosclerotic Vascular Disease," *New England Journal of Medicine* 277, no. 5 (March 1967): 242-247, https://doi.org/10.1056/NEJM196708032770505.

27 Cristin E. Kearns et al., "Sugar Industry and Coronary Heart Disease Research: A Historical Analysis of Internal Industry Documents," *JAMA Internal Medicine*, November 1, 2016, https://www.ncbi.nlm.nih.gov/pmc/articles/PMC5099084/.

28 George A. Mensah et al., "Decline in Cardiovascular Mortality: Possible Causes and Implications," *Circulation Research*, January 20, 2017, https://www.ncbi.nlm.nih.gov/labs/pmc/articles/PMC5268076/.

29 Claire Suddath, "A Brief History of Veganism," *Time*, October 30, 2008, https://time.com/3958070/history-of-veganism/.

30 Aatish Bhatia, "Milk, Meat, and Blood: How Diet Drives Natural Selection in the Maasai," *Wired*, September 30, 2012, https://www.wired.com/2012/09/milk-meatand-blood-how-diet-drives-natural-selection-in-the-maasai/.

31 John Masson Smith Jr., "Dietary Decadence and Dynastic Decline in the Mongol Empire," *Journal of Asian History* 34, no. 1, 2000, http://afe.easia.columbia.edu/mongols/pastoral/masson_smith.pdf.

32 M. Mialon et al., "Conflicts of Interest for Members of the US 2020 Dietary Guidelines Advisory Committee," *Public Health Nutrition*, 2022: 1-28, doi:10.1017/S1368980022000672.

33 Wajeed Masood et al., "Ketogenic Diet," StatPearls-NCBI Bookshelf, 2002, https://www.ncbi.nlm.nih.gov/books/NBK499830.

34 같은 책.

35 같은 책.

36 "Embden-Meyerhof Pathway," ScienceDirect Topics, accessed September 15, 2022,

https://www.sciencedirect.com/topics/engineering/embden-meyerhof-pathway.

37 "Wilson's Disease," Mayo Clinic, March 7, 2018, https://www.mayoclinic.org/diseases-
conditions/wilsons-disease/symptoms-causes/syc-20353251.

38 "Homocystinuria: MedlinePlus Genetics," MedlinePlus, accessed September 15,
2022, https://medlineplus.gov/genetics/condition/homocystinuria/.

39 Asier González and Michael N. Hall, "Nutrient Sensing and TOR Signaling in
Yeast and Mammals," *The EMBO Journal* 36, no. 4 (2017): 397–408, https://doi.
org/10.15252/embj.201696010.

40 Beatrice T. Wang et al., "The Mammalian Target of Rapamycin Regulates Cholesterol
Biosynthetic Gene Expression and Exhibits a Rapamycin-Resistant Transcriptional
Profile," *Proceedings of the National Academy of Sciences* 108, no. 37 (2011): 15201–
15206, https://www.pnas.org/doi/full/10.1073/pnas.1103746108.

41 Brian Raught et al., "The Target of Rapamycin (TOR) Proteins," *Proceedings of the
National Academy of Sciences* 98, no. 13 (2001): 7037–7044, https://www.pnas.org/
doi/10.1073/pnas.121145898.

42 "IGF-1 (Insulin-like Growth Factor 1) Test: MedlinePlus Medical Test,"
MedlinePlus, accessed September 16, 2022, https://medlineplus.gov/lab-tests/igf-1-
insulin-likegrowth-factor-1-test/.

43 Ramon Martinez, ed., "Pancreas Hormones," Endocrine Society, January 24, 2022,
https://www.endocrine.org/patient-engagement/endocrine-library/hormones-
andendocrine-function/pancreas-hormones.

44 "The Nobel Prize in Physiology or Medicine 2016," NobelPrize.org, accessed
September 16, 2022, https://www.nobelprize.org/prizes/medicine/2016/ohsumi/
biographical/.

45 Y. Wei et al. ERβ promotes Aβ degradation via the modulation of autophagy. Cell
Death Dis 10, no. 565 (2019). https://doi.org/10.1038/s41419-019-1786-8

46 Sébastien Herzig and Reuben J. Shaw, "AMPK: Guardian of Metabolism and
Mitochondrial Homeostasis," *Nature Reviews Molecular Cell Biology*, October 4, 2017,
https://www.nature.com/articles/nrm.2017.95.

47 Wioleta Grabowska, Ewa Sikora, and Anna Bielak-Zmijewska, "Sirtuins, a Promising
Target in Slowing down the Ageing Process," *Biogerontology*, August 2017, https://
www.ncbi.nlm.nih.gov/pmc/articles/PMC5514220/.

48 Jean-Philippe Coppé et al., "The Senescence-Associated Secretory Phenotype: The

Dark Side of Tumor Suppression," *Annual Review of Pathology*, 2010, https://www. ncbi.nlm.nih.gov/pmc/articles/PMC4166495/.

49 Jared Diamond, "The Worst Mistake in the History of the Human Race," Discover, April 17, 2020, https://www.discovermagazine.com/planet-earth/the-worst-mistakein-the-history-of-the-human-race.

50 Loren Cordain et al., "Plant-Animal Subsistence Ratios and Macronutrient Energy Estimations in Worldwide Hunter-Gatherer Diets," OUP Academic, Oxford University Press, March 1, 2000, https://academic.oup.com/ajcn/article/71/3/682/4729121.

51 Yuval Noah Harari, *Sapiens: A Brief History of Humankind*. (New York: Harper Perennial, 2018).

52 Cordain et al., "Plant-Animal Subsistence Ratios and Macronutrient Energy Estimations in Worldwide Hunter-Gatherer Diets."

53 같은 책.

54 Stephanie Marciniak et al., "An Integrative Skeletal and Paleogenomic Analysis of Stature Variation Suggests Relatively Reduced Health for Early European Farmers," *Proceedings of the National Academy of Sciences* 119, no. 15 (June 2022), https://www.pnas.org/doi/pdf/10.1073/pnas.2106743119.

55 같은 책.

56 Irial Glynn, "Irish Emigration History," University College Cork, December 2012, https://www.ucc.ie/en/emigre/history/.

57 Tracie White, "Gerald Reaven, Scientist Who Coined 'Syndrome X,' Dies at 89," News Center, Stanford School of Medicine, February 20, 2018, https://med.stanford.edu/news/all-news/2018/02/gerald-reaven-stanford-scientist-who-coined-syndromex-dies-at-89.html.

58 Fredric B. Kraemer and Henry N. Ginsberg, "Gerald M. Reaven, MD: Demonstration of the Central Role of Insulin Resistance in Type 2 Diabetes and Cardiovascular Disease," Diabetes Care, American Diabetes Association, April 10, 2014, https://diabetesjournals.org/care/article/37/5/1178/38157/Gerald-M-ReavenMD-Demonstration-of-the-Central.

59 Joana Araújo et al., "Prevalence of Optimal Metabolic Health in American Adults: National Health and Nutrition Examination Survey 2009-2016," *Metabolic Syndrome and Related Disorders* 17, no. 1 (2019): 46-52, https://www.liebertpub.com/

doi/10.1089/met.2018.0105.

60 David S. Ludwig et al., "Carbohydrate-Insulin Model: A Physiological Perspective on the Obesity Pandemic," OUP Academic, Oxford University Press, September 13, 2021, https://academic.oup.com/ajcn/article/114/6/1873/6369073.

61 같은 책.

62 David S. Ludwig and Cara B. Ebbeling, "The Carbohydrate-Insulin Model of Obesity: Beyond 'Calories In, Calories Out,'" *JAMA Internal Medicine*, August 1, 2018, https://www.ncbi.nlm.nih.gov/pmc/articles/PMC6082688/.

63 Richard J. Johnson, *Nature Wants Us to Be Fat: The Surprising Science behind Why We Gain Weight and How We Can Prevent—and Reverse—It* (Dallas: BenBella Books, Inc., 2022).

64 같은 책.

65 같은 책.

66 "The Tale of Angus Barbieri Who Fasted for More than a Year—and Lost 21 Stone," The Courier, November 12, 2016, https://www.thecourier.co.uk/fp/news/dundee/2544215/tale-angus-barbieri-fasted-year-lost-21-stone/.

67 W. K. Stewart and Laura W. Fleming, "Features of a Successful Therapeutic Fast of 382 Days' Duration," *Postgraduate Medical Journal*, March 1, 1973, https://pmj.bmj.com/content/49/569/203.

68 같은 책.

69 Richard J. Johnson et al., "Upper Paleolithic Figurines Showing Women with Obesity May Represent Survival Symbols of Climatic Change," *Obesity* 29, no. 1 (2020): 11-15, https://doi.org/10.1002/oby.23028.

70 Alan F. Dixson and Barnaby J. Dixson, "Venus Figurines of the European Paleolithic: Symbols of Fertility or Attractiveness?," *Journal of Anthropology* 2011 (January 3, 2012), https://doi.org/10.1155/2011/569120.

71 Johnson et al., "Upper Paleolithic Figurines."

72 Roy Taylor and Rury R. Holman, "Normal Weight Individuals Who Develop Type 2 Diabetes: The Personal Fat Threshold," *Clinical Science* 128, no. 7 (January 2014): 405-410, https://doi.org/10.1042/CS20140553.

73 *The Surgeon General's Call to Action to Prevent and Decrease Overweight and Obesity* (Office of the Surgeon General [US], 2001), US National Library of Medicine, https://www.ncbi.nlm.nih.gov/books/NBK44206/.

74 James O. Hill et al., "Obesity and the Environment: Where Do We Go from Here?," *Science* 299, no. 5608, July 2003: 853-855, https://www.science.org/doi/10.1126/science.1079857.

75 같은 책.

76 Gary Taubes, in *Good Calories, Bad Calories: Challenging the Conventional Wisdom on Diet, Weight Control, and Disease* (New York: Alfred A. Knopf, 2008): 423.

77 Dan Rahn, "Fat-Free Fat: A Dieters Dream?," CAES Newswire, University of Georgia, February 5, 1996, https://newswire.caes.uga.edu/story/633/a-dieters-dream.html.

78 "Atkins Diet: What's Behind the Claims?," Mayo Clinic, May 12, 2022, https://www.mayoclinic.org/healthy-lifestyle/weight-loss/in-depth/atkins-diet/art-20048485.

79 Chris Gentilviso, "The 50 Worst Inventions: Olestra," *Time*, May 27, 2010, http://content.time.com/time/specials/packages/article/0,28804,1991915_1991909_1991785,00.html.

80 Gary Taubes, *Why We Get Fat and What to Do About It* (New York: Alfred A. Knopf, 2011): 3-4.

81 Jason Fung, *The Obesity Code: Unlocking the Secrets of Weight Loss (Why Intermittent Fasting Is the Key to Controlling Your Weight.*(Vancouver: Greystone Books, 2016): 42.

82 Barbara V. Howard, "Low-Fat Dietary Pattern and Weight Change over 7 Years," JAMA, January 4, 2006, https://jamanetwork.com/journals/jama/fullarticle/202138.

83 같은 책.

84 Fung, *The Obesity Code*, 13.

85 "Aim for a Healthy Weight," US Department of Health and Human Services, National Institutes of Health (August 2005), https://www.nhlbi.nih.gov/files/docs/public/heart/aim_hwt.pdf.

86 I-Min Lee et al., "Physical Activity and Weight Gain Prevention," *JAMA*, March 24, 2010, https://jamanetwork.com/journals/jama/fullarticle/185585.

87 같은 책.

88 같은 책.

89 "Insulin Resistance: Symptoms, Causes, Tests, Treatment, and Prevention," WebMD, June 2021, https://www.webmd.com/diabetes/insulin-resistance-syndrome.

90 Jian Shou et al., "Mechanism of Increased Risk of Insulin Resistance in Aging Skeletal

Muscle," *Diabetology &Amp; Metabolic Syndrome* 12, no. 1 (November 2020), https://doi.org/10.1186/s13098-020-0523-x.

91 Robert H. Lustig et al., "Obesity I: Overview and Molecular and Biochemical Mechanisms," *Biochemical Pharmacology* 199 (2022): 115012, https://doi.org/10.1016/j.bcp.2022.115012.

92 Fung, *The Obesity Code*, 172.

93 Jotham Suez et al., "Personalized Microbiome-Driven Effects of Non-Nutritive Sweeteners on Human Glucose Tolerance," *Cell* 185, no. 18 (2022), https://doi.org/10.1016/j.cell.2022.07.016.

94 같은 책.

95 "Acute versus Chronic Conditions: MedlinePlus Medical Encyclopedia Image," MedlinePlus, January 20, 2022, https://medlineplus.gov/ency/imagepages/18126.htm.

96 Stephanie Watson, "Blood Glucose (Blood Sugar): How It's Made, How It's Used, Healthy Levels," WebMD, reviewed August 3, 2022, https://www.webmd.com/diabetes/glucose-diabetes. https://www.webmd.com/diabetes/glucose-diabetes.

97 Omar Mesarwi et al., "Sleep Disorders and the Development of Insulin Resistance and Obesity," *Endocrinology and Metabolism Clinics of North America* 42, no. 3 (2013): 617-634, https://doi.org/10.1016/j.ecl.2013.05.001.

98 Rene Cortese et al., "Epigenetic Age Acceleration in Obstructive Sleep Apnoea Is Reversible with Adherent Treatment," *European Respiratory Journal* 59, no. 4 (2022), https://doi.org/10.1183/13993003.03042-2021.

99 Karine Spiegel et al., "Impact of Sleep Debt on Metabolic and Endocrine Function," *The Lancet* 354, no. 9188 (1999): 1435-1439, https://doi.org/10.1016/S0140-6736(99)01376-8.

100 Mesarwi et al.

101 Yu-Xiang Yan et al., "Investigation of the Relationship Between Chronic Stress and Insulin Resistance in a Chinese Population," *Journal of Epidemiology* 26, no. 7 (2016): 355-360, https://doi.org/10.2188/jea.je20150183.

102 같은 책.

103 Lustig et al. "Obesity I: Overview and Molecular and Biochemical Mechanisms."

104 Gang Liu et al., "Perfluoroalkyl Substances and Changes in Body Weight and Resting Metabolic Rate in Response to Weight-Loss Diets: A Prospective Study,"

PLOS Medicine 15, no. 2 (February 13, 2018), https://doi.org/10.1371/journal.
pmed.1002502.

105 Shehnaz Bano et al., "Prolonged Exposure to Insulin Causes Epigenetic Alteration
Leading to Insulin Resistance," *BioRxiv*, 2022, https://doi.org/10.1101/2022.04.
28.489884.

106 "Nutrition Recommendations and Interventions for Diabetes," *Diabetes Care* 31,
no. Supplement_1 (January 2008), https://doi.org/10.2337/dc08-s061.

107 같은 자료.

108 Gemma Sangüesa et al., "mTOR Is a Key Protein Involved in the Metabolic Effects
of Simple Sugars," *International Journal of Molecular Sciences* 20, no. 5 (May 2019):
1117, https://doi.org/10.3390/ijms20051117.

109 Adda Bjarnadottir, "The 56 Most Common Names for Sugar," Healthline, June
26, 2020, https://www.healthline.com/nutrition/56-different-names-for-
sugar#3852.-Sugars-with-glucose.

110 "Physiology, Carbohydrates-StatPearls-NCBI Bookshelf," National Library of
Medicine, July 26, 2021, https://www.ncbi.nlm.nih.gov/books/NBK459280/.

111 같은 책.

112 Center for Food Safety and Applied Nutrition, "High Fructose Corn Syrup
Questions and Answers," US Food and Drug Administration, January 4, 2018,
https://www.fda.gov/food/food-additives-petitions/high-fructose-corn-
syrupquestions-and-answers.

113 같은 책.

114 "Tooth Decay," National Institute of Dental and Craniofacial Research, US
Department of Health and Human Services, accessed September 16, 2022, https://
www.nidcr.nih.gov/health-info/tooth-decay.

115 Omar E. Cornejo et al., "Evolutionary and Population Genomics of the Cavity
Causing Bacteria Streptococcus Mutans," *Molecular Biology and Evolution* 30, no. 4
(October 2012): 881-893, https://doi.org/10.1093/molbev/mss278.

116 Christina J. Adler et al., "Sequencing Ancient Calcified Dental Plaque Shows
Changes in Oral Microbiota with Dietary Shifts of the Neolithic and Industrial
Revolutions," *Nature Genetics* 45, no. 4 (2013): 450-455, https://doi.org/10.
1038/ng.2536.

117 Andy Menke et al., "Prevalence of and Trends in Diabetes among Adults in the

United States, 1988–2012," *JAMA* 314, no. 10 (August 2015): 1021, https://doi. org/10.1001/jama.2015.10029.

118 "Tweaking T Cells to Treat Autoimmune Diseases," National Institute of Dental and Craniofacial Research, US Department of Health and Human Services, July 2019, https://www.nidcr.nih.gov/news-events/nidcr-news/2019/tweaking-t-cells-treatautoimmune-diseases.

119 Lynda De Widt, "Researchers Link Alzheimer's Gene to Type 3 Diabetes—Mayo Clinic News Network," Mayo Clinic, October 25, 2017, https://newsnetwork. mayoclinic.org/discussion/researchers-link-alzheimers-gene-to-type-iii-diabetes/.

120 Paromita King, Ian Peacock, and Richard Donnelly, "The UK Prospective Diabetes Study (UKPDS): Clinical and Therapeutic Implications for Type 2 Diabetes," *British Journal of Clinical Pharmacology* 48, no. 5 (1999): 643–648, https://doi. org/10.1046/j.1365-2125.1999.00092.x.

121 Pam Daniels, "How Diabetes Got Its Name," MSU Extension, Michigan State University, October 31, 2016, https://www.canr.msu.edu/news/how_diabetes_got_its_name.

122 같은 책.

123 "Standards of Medical Care in Diabetes—2022: Abridged for Primary Care Providers," *Clinical Diabetes* 40, no. 1 (January 2022): 10–38, https://doi. org/10.2337/cd22-as01.

124 "The A1C Test & Diabetes," National Institute of Diabetes and Digestive and Kidney Diseases, April 2018, https://www.niddk.nih.gov/health-information/diagnostictests/a1c-test.

125 Gerald M. Reaven, "Why Syndrome X? from Harold Himsworth to the Insulin Resistance Syndrome," *Cell Metabolism* 1, no. 1 (2005): 9–14, https://doi.org/10. 1016/j.cmet.2004.12.001.

126 Hubert Kolb et al., "Insulin: Too Much of a Good Thing Is Bad," *BMC Medicine* 18, no. 1 (2020), https://doi.org/10.1186/s12916-020-01688-6.

127 같은 책.

128 같은 책.

129 같은 책.

130 같은 책.

131 같은 책.

132 Christopher E. Shannon et al., "Effects of Sustained Hyperglycemia on Skeletal Muscle Lipids in Healthy Subjects," *The Journal of Clinical Endocrinology &Amp; Metabolism* 107, no. 8 (2022), https://doi.org/10.1210/clinem/dgac306.

133 "Glucose Tolerance Test," Mayo Clinic, March 24, 2022, https://www.mayoclinic.org/tests-procedures/glucose-tolerance-test/about/pac-20394296.

134 Matthew Hoffman, "Blood Sugar Levels: How Glucose Levels Affect Your Body," WebMD, December 6, 2020, https://www.webmd.com/diabetes/how-sugar-affectsdiabetes.

135 "Blood Fats Explained," Heart UK—The Cholesterol Charity, June 2018, https://www.heartuk.org.uk/downloads/health-professionals/publications/blood-fatsexplained.pdf.

136 "Hyperosmolar Hyperglycemic Syndrome," Cleveland Clinic, November 13, 2019, https://my.clevelandclinic.org/health/diseases/21147-hyperosmolar-hyperglycemi csyndrome.

137 Sarah J. Hallberg et al., "Effectiveness and Safety of a Novel Care Model for the Management of Type 2 Diabetes at 1 Year: An Open-Label, Non-Randomized, Controlled Study," *Diabetes Therapy* 9, no. 2 (July 2018): 583-612, https://doi.org/10.1007/s13300-018-0373-9.

138 "What Is the Maillard Reaction?," Science of Cooking, accessed September 16, 2022, https://www.scienceofcooking.com/maillard_reaction.htm.

139 "Polyol Pathway," Polyol Pathway—an overview, ScienceDirect Topics, accessed September 16, 2022, https://www.sciencedirect.com/topics/medicine-and-dentistry/polyol-pathway.

140 N. L. Pillinger and P. C. Kam, "Endothelial Glycocalyx: Basic Science and Clinical Implications," *Anaesthesia and Intensive Care* 45, no. 3 (2017): 295-307, https://doi.org/10.1177/0310057x1704500305.

141 "The Effect of Intensive Treatment of Diabetes on the Development and Progression of Long-Term Complications in Insulin-Dependent Diabetes Mellitus," *New England Journal of Medicine* 329, no. 14 (1993): 977-986, https://doi.org/10.1056/nejm199309303291401.

142 "Diabetic Nephropathy (Kidney Disease)," Johns Hopkins Medicine, November 19, 2019, https://www.hopkinsmedicine.org/health/conditions-and-diseases/diabetes/diabetic-nephropathy-kidney-disease.

143 "The Effect of Intensive Treatment of Diabetes," *New England Journal of Medicine*.

144 같은 책.

145 David E. Harrison et al., "Acarbose Improves Health and Lifespan in Aging Het3 Mice," *Aging Cell* 18, no. 2 (2019), https://doi.org/10.1111/acel.12898.

146 Hubert Kolb et al., "Insulin: Too Much of a Good Thing Is Bad," *BMC Medicine* 18, no. 1 (2020), https://doi.org/10.1186/s12916-020-01688-6.

147 "The Effect of Intensive Treatment of Diabetes on the Development and Progression of Long-Term Complications in Insulin-Dependent Diabetes Mellitus," *New England Journal of Medicine* 329, no. 14 (1993): 977-986, https://doi.org/10.1056/nejm199309303291401.

148 "Laser Photocoagulation—Eye: MedlinePlus Medical Encyclopedia," MedlinePlus, accessed September 16, 2022, https://medlineplus.gov/ency/article/007664.htm.

149 "Intensive Blood-Glucose Control with Sulphonylureas or Insulin Compared with Conventional Treatment and Risk of Complications in Patients with Type 2 Diabetes (UKPDS 33)," *The Lancet* 352, no. 9131 (1998): 837-853, https://doi.org/10.1016/s0140-6736(98)07019-6.

150 같은 책.

151 같은 책.

152 "Type 2 Diabetes Remission," Diabetes Australia, October 2021, https://www.diabetesaustralia.com.au/wp-content/uploads/2021_Diabetes-Australia-PositionStatement_Type-2-diabetes-remission_2.pdf.

153 Daniel Ferguson and Brian N. Finck, "Emerging Therapeutic Approaches for the Treatment of NAFLD and Type 2 Diabetes Mellitus," *Nature Reviews Endocrinology* 17, no. 8 (2021): 484-495, https://doi.org/10.1038/s41574-021-00507-z.

154 Kristina M. Utzschneider and Steven E. Kahn, "The Role of Insulin Resistance in Nonalcoholic Fatty Liver Disease," *The Journal of Clinical Endocrinology &Amp; Metabolism* 91, no. 12 (January 2006): 4753-4761, https://doi.org/10.1210/jc.2006-0587.

155 Peter M. Graffy et al., "Automated Liver Fat Quantification at Nonenhanced Abdominal CT for Population-Based Steatosis Assessment," *Radiology* 293, no. 2 (2019): 334-342, https://doi.org/10.1148/radiol.2019190512.

156 "Buying Foie Gras," GourmetFoodStore.com, accessed September 16, 2022, https://www.gourmetfoodstore.com/buying-foie-gras-15159.

157 Carrie Decker, "Confronting the Hidden Epidemic of Fatty Liver Disease," Holistic Primary Care, June 12, 2019, https://holisticprimarycare.net/topics/chronic-disease/confronting-the-hidden-epidemic-of-fatty-liver-disease/.

158 "Liver Function Tests," Mayo Clinic, August 18, 2021, https://www.mayoclinic.org/tests-procedures/liver-function-tests/about/pac-20394595.

159 같은 책.

160 "Liver Biopsy," Mayo Clinic, November 24, 2020, https://www.mayoclinic.org/testsprocedures/liver-biopsy/about/pac-20394576.

161 Peter M. Graffy et al., "Automated Liver Fat Quantification at Nonenhanced Abdominal CT for Population-Based Steatosis Assessment," *Radiology* 293, no. 2 (2019): 334-342, https://doi.org/10.1148/radiol.2019190512.

162 Tami D. DenOtter and Johanna Schubert, "'Hounsfield Unit'," StatPearls, NCBI bookshelf, National Library of Medicine, March 9, 2022, https://www.ncbi.nlm.nih.gov/books/NBK547721/.

163 Graffy et al.

164 Malcolm M. Wells et al., "Computed Tomography Measurement of Hepatic Steatosis: Prevalence of Hepatic Steatosis in a Canadian Population," *Canadian Journal of Gastroenterology and Hepatology* (2016): 1-7, https://doi.org/10.1155/2016/4930987.

165 같은 책.

166 "What Is ETOH?," Landmark Recovery, June 20, 2019, https://landmarkrecovery.com/what-is-etoh.

167 Nikos Pappan and Anis Rehman, "Dyslipidemia," StatPearls, NCBI Bookshelf, National Library of Medicine, July 11, 2022, https://www.ncbi.nlm.nih.gov/books/NBK560891.

168 Ramon Yarza et al., "C-Jun N-Terminal Kinase (JNK) Signaling as a Therapeutic Target for Alzheimer's Disease," *Frontiers in Pharmacology* 6 (December 2016), https://doi.org/10.3389/fphar.2015.00321.

169 Samir Zakhari, "Overview: How Is Alcohol Metabolized by the Body?," *Alcohol Research & Health: The Journal of the National Institute on Alcohol Abuse and Alcoholism* 29, no. 4 (2006): 245-254, https://www.ncbi.nlm.nih.gov/pmc/articles/PMC6527027/.

170 "Fois Gras in the Ancient World, and More," Roman History Books and More,

December 26, 2008, https://romanhistorybooks.typepad.com/roman_history_books_and_m/2008/12/fois-gras-in-the-ancient-world-and-more.html.

171 같은 책.

172 Declan Doyle and Simon Herrington, "Atherosclerosis and Atheroma," Pathologia, accessed September 18, 2022, https://pathologia.ed.ac.uk/topic/atherosclerosis-andatheroma.

173 Sagar J. Dholariya and Josephine A. Orrick, "Biochemistry, Fructose Metabolism," National Center for Biotechnology Information, US National Library of Medicine, October 25, 2021, https://www.ncbi.nlm.nih.gov/books/NBK576428/.

174 Robert H. Lustig, "Fructose: Metabolic, Hedonic, and Societal Parallels with Ethanol," *Journal of the American Dietetic Association* 110, no. 9 (2010): 1307–1321, https://doi.org/10.1016/j.jada.2010.06.008.

175 "Superoxide," National Center for Biotechnology Information, PubChem Compound Database, US National Library of Medicine, September 16, 2004, https://pubchem.ncbi.nlm.nih.gov/compound/Superoxide.

176 Lustig, "Fructose: Metabolic, Hedonic, and Societal Parallels with Ethanol."

177 같은 자료.

178 같은 자료.

179 Keri Wiginton, "Leptin Hormone & Supplements: Do They Work for Obesity & Weight Loss?," Nourish by WebMD, May 19, 2022, https://www.webmd.com/diet/obesity/features/the-facts-on-leptin-faq.

180 "Ghrelin Hormone: Function and Definition," Cleveland Clinic, April 21, 2022, https://my.clevelandclinic.org/health/body/22804-ghrelin#function.

181 Cholsoon Jang et al., "The Small Intestine Shields the Liver from Fructose-Induced Steatosis," *Nature Metabolism* 2, no. 7 (2020): 586–593, https://doi.org/10.1038/s42255-020-0222-9.

182 Emily E. Ventura, Jaimie N. Davis, and Michael I. Goran, "Sugar Content of Popular Sweetened Beverages Based on Objective Laboratory Analysis: Focus on Fructose Content," *Obesity* 19 (2012): 868–874, https://doi.org/10.1038/oby.2010.255.

183 Eric Lipton, "Rival Industries Sweet-Talk the Public," *New York Times*, February 12, 2014, https://www.nytimes.com/2014/02/12/business/rival-industries-sweet-talk-thepublic.html.

184 Sarah N. Heiss and Benjamin R. Bates, "When a Spoonful of Fallacies Helps the Sweetener Go Down: The Corn Refiner Association's Use of Straw-Person Arguments in Health Debates Surrounding High-Fructose Corn Syrup," *Health Communication* 31, no. 8 (December 2016): 1029-1035, https://doi.org/10.1080/10410236.2015.1027988.

185 Barry M Popkin and Corinna Hawkes, "Sweetening of the Global Diet, Particularly Beverages: Patterns, Trends, and Policy Responses," *The Lancet Diabetes &Amp; Endocrinology* 4, no. 2 (2016): 174-186, https://doi.org/10.1016/s2213-8587 (15)00419-2.

186 Miguel A. Lanaspa et al., "High Salt Intake Causes Leptin Resistance and Obesity in Mice by Stimulating Endogenous Fructose Production and Metabolism," *Proceedings of the National Academy of Sciences* 115, no. 12 (May 2018): 3138-3143, https://doi.org/10.1073/pnas.1713837115.

187 같은 책.

188 같은 책.

189 같은 책.

190 Utzschneider and Kahn, "The Role of Insulin Resistance in Nonalcoholic Fatty Liver Disease."

191 Jean-Marc Schwarz et al., "Effects of Dietary Fructose Restriction on Liver Fat, De Novo Lipogenesis, and Insulin Kinetics in Children with Obesity," *Gastroenterology* 153, no. 3 (2017): 743-752, https://doi.org/10.1053/j.gastro.2017.05.043.

192 K. G. Hollingsworth et al., "Low-Carbohydrate Diet Induced Reduction of Hepatic Lipid Content Observed with a Rapid Non-Invasive MRI Technique," *The British Journal of Radiology* 79, no. 945 (2006): 712-715, https://doi.org/10.1259/bjr/23166141.

193 Gemma Sangüesa et al., "MTOR Is a Key Protein Involved in the Metabolic Effects of Simple Sugars," *International Journal of Molecular Sciences* 20, no. 5 (May 2019): 1117, https://doi.org/10.3390/ijms20051117.

194 "How Your Heart Works," Understanding How Your Heart Functions, NHS Inform, February 13, 2020, https://www.nhsinform.scot/illnesses-and-conditions/heart-andblood-vessels/about-the-heart/understanding-how-your-heart-functions.

195 "Understanding Blood Pressure Readings," American Heart Association, September

9, 2022, https://www.heart.org/en/health-topics/high-blood-pressure/understandingblood-pressure-readings.

196 같은 책.

197 "High Blood Pressure Symptoms and Causes," Centers for Disease Control and Prevention, May 18, 2021, https://www.cdc.gov/bloodpressure/about.htm.

198 "High Blood Pressure & Kidney Disease," National Institute of Diabetes and Digestive and Kidney Diseases, March 2020, https://www.niddk.nih.gov/healthinformation/kidney-disease/high-blood-pressure.

199 "Blood Pressure and Alzheimer's Risk: What's the Connection?," Johns Hopkins Medicine, March 10, 2022, https://www.hopkinsmedicine.org/health/conditionsand-diseases/alzheimers-disease/blood-pressure-and-alzheimers-risk-whats-theconnection.

200 "Is There a Cure for Dementia?," Dementia Guide, NHS, April 8, 2021, https://www.nhs.uk/conditions/dementia/cure/.

201 Yi Guan et al. "Association of Diabetes and Hypertension with Brain Structural Integrity and Cognition in the Boston Puerto Rican Health Study Cohort," *Neurology* 98, no. 15 (April 12, 2022), https://doi.org/10.1212/WNL.0000000000200120.

202 "How Does Blood Flow Through Your Body," Heart & Blood Vessels: Blood Flow, Cleveland Clinic, April 30, 2019, https://my.clevelandclinic.org/health/articles/17059-how-does-blood-flow-through-your-body.

203 "Classification & Structure of Blood Vessels," SEER Training Module, National Cancer Institute, accessed September 18, 2022, https://training.seer.cancer.gov/anatomy/cardiovascular/blood/classification.html.

204 "18.1A: Blood Vessel Structure," LibreTexts Medicine, August 14, 2020, https://med.libretexts.org/Bookshelves/Anatomy_and_Physiology/Book:_Anatomy_and_Physiology_(Boundless)/18:_Cardiovascular_System:_Blood_Vessels/18.1:_Blood_Vessel_Structure_and_Function/18.1A:_Blood_Vessel_Structure.

205 같은 책.

206 같은 책.

207 "High Blood Pressure (Hypertension)," Mayo Clinic, September 15, 2022, https://www.mayoclinic.org/diseases-conditions/high-blood-pressure/symptoms-causes/syc20373410.

208 Juan V. Esplugues, "NO as a Signaling Molecule in the Nervous System," *British Journal of Pharmacology* 135, no. 5 (2002): 1079-1095, https://doi.org/10.1038/sj.bjp.0704569.

209 P. Tripathi, "Nitric oxide and immune response," *Indian Journal of Biochemistry and Biophysics* 44, no. 5 (October 2007).

210 Kejing Chen et al., "Nitric Oxide in the Vasculature: Where Does It Come From and Where Does It Go? A Quantitative Perspective," *Antioxidants & Redox Signaling* 10, no. 7 (2008): 1185-1198, https://doi.org/10.1089/ars.2007.1959.

211 J. E. Freedman and J. Loscalzo, "Nitric Oxide and Its Relationship to Thrombotic Disorders," *Journal of Thrombosis and Haemostasis* 1, no. 6 (2003): 1183-1188, https://doi.org/10.1046/j.1538-7836.2003.00180.x.

212 Jung-Hyun Park et al., "Uric Acid Attenuates Nitric Oxide Production by Decreasing the Interaction Between Endothelial Nitric Oxide Synthase and Calmodulin in Human Umbilical Vein Endothelial Cells: A Mechanism for Uric Acid-Induced Cardiovascular Disease Development," *Nitric Oxide* 32 (2013): 36-42, https://doi.org/10.1016/j.niox.2013.04.003.

213 Hubert Kolb et al., "Insulin: Too Much of a Good Thing Is Bad," *BMC Medicine* 18, no. 1 (2020), https://doi.org/10.1186/s12916-020-01688-6.

214 "Can the Foods You Eat Help to Control Gout?," Mayo Clinic, June 25, 2022, https://www.mayoclinic.org/healthy-lifestyle/nutrition-and-healthy-eating/in-depth/gout-diet/art-20048524.

215 Miguel A. Lanaspa et al., "High Salt Intake Causes Leptin Resistance and Obesity in Mice by Stimulating Endogenous Fructose Production and Metabolism," *Proceedings of the National Academy of Sciences* 115, no. 12 (May 2018): 3138-3143, https://www.pnas.org/doi/full/10.1073/pnas.1713837115.

216 Gary Taubes, "Salt, We Misjudged You," *New York Times*, June 2, 2012, https://www.nytimes.com/2012/06/03/opinion/sunday/we-only-think-we-know-the-truth-aboutsalt.html.

217 Shoko Horita et al., "Insulin Resistance, Obesity, Hypertension, and Renal Sodium Transport," *International Journal of Hypertension* 2011 (2011): 1-8, https://doi.org/10.4061/2011/391762.

218 Michael W. Brands and M. Marlina Manhiani, "Sodium-Retaining Effect of Insulin in Diabetes," *American Journal of Physiology-Regulatory, Integrative and*

Comparative Physiology 303, no. 11 (January 2012), https://doi.org/10.1152/ajpregu.00390.2012.

219 Paolo Giorgini et al., "Air Pollution Exposure and Blood Pressure: An Updated Review of the Literature," *Current Pharmaceutical Design* 22, no. 1 (2015): 28–51, https://doi.org/10.2174/1381612822666151109111712.

220 You-Jung Choi et al., "Short-Term Effects of Air Pollution on Blood Pressure Scientific Reports," *Nature*, December 30, 2019, https://doi.org/10.1038/s41598-019-56413-y.

221 "Pregnancy Hypertension Risk Increased by Traffic-Related Air Pollution," National Institutes of Health, December 18, 2019, https://www.nih.gov/news-events/newsreleases/pregnancy-hypertension-risk-increased-traffic-related-air-pollution.

222 Qing Wang et al., "Evidence Linking Air Pollution and Blood Pressure Mediated by Body Weight in China," *Air Quality, Atmosphere & Health* 13, no. 5 (July 2020): 585–592, https://doi.org/10.1007/s11869-020-00821-x.

223 Anne Marie Bartosch et al., "Endothelial Glycocalyx-Mediated Nitric Oxide Production in Response to Selective AFM Pulling," *Biophysical Journal* 113, no. 1 (2017): 101–108, https://doi.org/10.1016/j.bpj.2017.05.033.

224 Turab Mohammed et al., "Etiology and Management of Hypertension in Patients with Cancer," *Cardio-Oncology* 7, no. 1 (June 2021), https://doi.org/10.1186/s40959-021-00101-2.

225 Michael A. Weber, "Treatment of Patients with Hypertension and Arthritis Pain: New Concepts," *The American Journal of Medicine* 122, no. 5 (2009), https://doi.org/10.1016/j.amjmed.2009.03.004.

226 "Metabolic Syndrome," Johns Hopkins Medicine, August 8, 2021, https://www.hopkinsmedicine.org/health/conditions-and-diseases/metabolic-syndrome.

227 "Cardiovascular Diseases," World Health Organization, accessed September 18, 2022, https://www.who.int/health-topics/cardiovascular-diseases.

228 "Arteriosclerosis/Atherosclerosis," Mayo Clinic, July 1, 2022, https://www.mayoclinic.org/diseases-conditions/arteriosclerosis-atherosclerosis/symptoms-causes/syc-20350569.

229 "2021 Heart Disease and Stroke Statistics Update Fact Sheet At-a-Glance," American Heart Association, accessed September 18, 2022, https://www.heart.org/-/media/phd-files-2/science-news/2/2021-heart-and-stroke-stat-

update/2021_heart_disease_and_stroke_statistics_update_fact_sheet_at_a_glance.pdf.

230 Sally Fallon and Mary G. Enig, "The Oiling of America," The Weston A. Price Foundation, March 29, 2006, https://www.westonaprice.org/oiling-of-america-innew-york/.

231 Elaine Watson, "The AHA Defrauds Consumers by Permitting Heart-Check Logo on Foods High in Sodium, Claims Lawsuit vs. Campbell Soup, AHA," Food Navigator, August 16, 2013, https://www.foodnavigator-usa.com/Article/2013/08/16/TheAHA-defrauds-consumers-by-permitting-Heart-check-logo-on-foods-high-insodium-claims-lawsuit-vs-Campbell-Soup-AHA.

232 Rosie Squires, "The Tick That Broke Heart of Foundation," Sunday Telegraph, September 25, 2011, https://www.dailytelegraph.com.au/the-tick-that-broke-heartof-foundation/news-story/9f51739ac2646039ff7bd0d736271816.

233 "LDL and HDL: Good & Bad Cholesterol," Centers for Disease Control and Prevention, January 31, 2020, https://www.cdc.gov/cholesterol/ldl_hdl.htm.

234 같은 책.

235 "Preventing High Cholesterol," Centers for Disease Control and Prevention, September 8, 2021, https://www.cdc.gov/cholesterol/prevention.htm.

236 "Cholesterol-Lowering Medication," Centers for Disease Control and Prevention, June 24, 2021, https://www.cdc.gov/cholesterol/treating_cholesterol.htm.

237 Martin Bødtker Mortensen et al., "Association of Coronary Plaque with Low-Density Lipoprotein Cholesterol Levels and Rates of Cardiovascular Disease Events among Symptomatic Adults," *JAMA Network Open* 5, no. 2 (November 2022), doi:10.1001/jamanetworkopen.2021.48139.

238 같은 책.

239 Radiological Society of North America (RSNA) and American College of Radiology (ACR), "Cardiac CT for Calcium Scoring," RadiologyInfo.org for Patients, April 15, 2022, https://www.radiologyinfo.org/en/info/ct_calscoring.

240 Amit Sachdeva et al., "Lipid Levels in Patients Hospitalized with Coronary Artery Disease: An Analysis of 136,905 Hospitalizations in Get with the Guidelines," *American Heart Journal* 157, no. 1 (October 2008), https://doi.org/10.1016/j.ahj.2008.08.010.

241 Connie B. Newman et al., "Statin Safety and Associated Adverse Events: A Scientific Statement from the American Heart Association," *Arteriosclerosis,*

Thrombosis, and Vascular Biology 39, no. 2 (2019), https://www.ahajournals.org/doi/epdf/10.1161/ATV.0000000000000073.

242 David M. Diamond and Uffe Ravnskov, "How Statistical Deception Created the Appearance That Statins Are Safe and Effective in Primary and Secondary Prevention of Cardiovascular Disease." *Expert Review of Clinical Pharmacology* 8, no. 2 (March 4, 2015): 201-10, https://doi.org/10.1586/17512433.2015.1012494.

243 G. Gigerenzer et al., "Misleading Communication of Risk," BMJ 341 (October 12, 2010): p. c4830, https://doi.org/10.1136/bmj.c4830.

244 Diamond and Ravnskov.

245 David M. Diamond, Benjamin T. Bikman, and Paul Mason. "Statin Therapy Is Not Warranted for a Person with High LDL-Cholesterol on a Low-Carbohydrate Diet," *Current Opinion in Endocrinology, Diabetes & Obesity* 29, no. 5 (October 2022): 497-511, https://doi.org/10.1097/MED.0000000000000764.

246 같은 책.

247 같은 책.

248 Aseem Malhotra, *A Statin-Free Life: A Revolutionary Life Plan for Tackling Heart Disease—Without the Use of Statins* (London: Yellow Kite, 2021).

249 Paula Byrne et al., "Evaluating the Association between Low-Density Lipoprotein Cholesterol Reduction and Relative and Absolute Effects of Statin Treatment," *JAMA Internal Medicine* 182, no. 5 (May 1, 2022): 474, https://doi.org/10.1001/jamainternmed.2022.0134.

250 Hiroaki Ikezaki et al., "Small Dense Low-Density Lipoprotein Cholesterol Is the Most Atherogenic Lipoprotein Parameter in the Prospective Framingham Offspring Study," *Journal of the American Heart Association* 10, no. 5 (March 2, 2021), https://doi.org/10.1161/JAHA.120.019140.

251 Jae-Youn Moon et al. "Lipoprotein(a) and LDL Particle Size Are Related to the Severity of Coronary Artery Disease," *Cardiology* 108, no. 4 (2007): 282-89, https://doi.org/10.1159/000099097.

252 Anna Gries, "Lipoprotein (a) - an Overview," *Lipoproteins—Role in Health and Diseases*, March 2012, https://doi.org/10.5772/45986.

253 Byambaa Enkhmaa and Lars Berglund, "Non-Genetic Influences on Lipoprotein(a) Concentrations," *Atherosclerosis* 349 (May 2022): 53-62, https://doi.org/10.1016/j.atherosclerosis.2022.04.006.

254 Byambaa Enkhmaa and Lars Berglund, "Statins and Lp(a): The Plot Thickens," *Atherosclerosis* 289 (October 2019): 173-75. https://doi.org/10.1016/j.atherosclerosis.2019.07.021.

255 "Welcome to the QRISK®3-2018 Risk Calculator," QRISK3 (ClinRisk), accessed September 18, 2022, https://qrisk.org/three.

256 Timothy David Noakes, "Hiding Unhealthy Heart Outcomes in a Low-Fat Diet Trial: The Women's Health Initiative Randomized Controlled Dietary Modification Trial Finds That Postmenopausal Women with Established Coronary Heart Disease Were at Increased Risk of an Adverse Outcome If They Consumed a Low-Fat 'Heart-Healthy' Diet," *Open Heart* 8, no. 2 (July 2021), https://doi.org/10.1136/openhrt-2021-001680.

257 Sagar B. Dugani et al., "Association of Lipid, Inflammatory, and Metabolic Biomarkers with Age at Onset for Incident Coronary Heart Disease in Women," *JAMA Cardiology* 6, no. 4 (April 1, 2021), 437. https://doi.org/10.1001/jamacardio.2020.7073.

258 A. Malhotra, "Saturated Fat Is Not the Major Issue," *BMJ* 347, October 22, 2013, https://doi.org/10.1136/bmj.f6340.

259 Jiunn-Horng Chen et al., "Serum Uric Acid Level as an Independent Risk Factor for All-Cause, Cardiovascular, and Ischemic Stroke Mortality: A Chinese Cohort Study," *Arthritis & Rheumatism* 61, no. 2 (February 15, 2009): 225-232, https://doi.org/10.1002/art.24164.

260 "Smoking and Cardiovascular Disease," Johns Hopkins Medicine, July 20, 2020, https://www.hopkinsmedicine.org/health/conditions-and-diseases/smoking-andcardiovascular-disease

261 같은 책.

262 Center for Tobacco Products, "How Smoking Affects Heart Health," US Food and Drug Administration (FDA), accessed September 18, 2022, https://www.fda.gov/tobacco-products/health-effects-tobacco-use/how-smoking-affects-heart-health.

263 Hui Liew et al., "Endothelial Glycocalyx in Health and Kidney Disease: Rising Star or False Dawn?," *Nephrology* 22, no. 12 (2017): 940-946, https://doi.org/10.1111/nep.13161.

264 같은 책.

265 Joanna Moorhead, "Henrietta Lacks: The Mother of Modern Medicine," *Guardian*,

June 23, 2010, https://www.theguardian.com/science/2010/jun/23/henrietta-lackscells-medical-advances.

266 Sebastien Roblin, "This Top-Secret World War II Incident Killed Hundreds—and Helped Invent Chemotherapy," The National Interest, July 21, 2020), https://nationalinterest.org/blog/reboot/top-secret-world-war-ii-incident-killedhundreds%E2%80%94and-helped-invent-chemotherapy-165223.

267 "From the Field of Battle, an Early Strike at Cancer," Yale Medicine Magazine, Yale School of Medicine, July 15, 2005, https://medicine.yale.edu/news/yale-medicinemagazine/article/from-the-field-of-battle-an-early-strike/.

268 John C. Bailar and Elaine M. Smith, "Progress against Cancer?," New England Journal of Medicine 314, no. 19 (August 1986): 1226-1232, https://www.nejm.org/doi/full/10.1056/NEJM198605083141905.

269 Willem H. Koppenol et al., "Otto Warburg's Contributions to Current Concepts of Cancer Metabolism," Nature Reviews Cancer (April 14, 2011), https://www.nature.com/articles/nrc3038.

270 O. Warburg, "On the Origin of Cancer Cells," Science, 123 (1956.): 309-314.

271 J. D. Watson and F. H. Crick, "Molecular Structure of Nucleic Acids: A Structure for Deoxyribose Nucleic Acid," Nature 171, no. 4356 (1953): 737-738, https://doi.org/10.1038/171737a0.

272 "What Is Cancer?," National Cancer Institute, May 5, 2021, https://www.cancer.gov/about-cancer/understanding/what-is-cancer.

273 Zahi Mitri et al., "The HER2 Receptor in Breast Cancer: Pathophysiology, Clinical Use, and New Advances in Therapy," Chemotherapy Research and Practice 2012 (2012): 1-7, https://doi.org/10.1155/2012/743193.

274 "Trastuzumab," Cancer Research UK, April 16, 2021, https://www.cancerresearchuk.org/about-cancer/cancer-in-general/treatment/cancer-drugs/drugs/trastuzumab.

275 Casey Kraning-Rush et al., "The Herceptin® Battle Moves into the District Court," Lexology (Fish & Richardson), November 22, 2017, https://www.lexology.com/library/detail.aspx?g=a35e9490-837c-4c6f-8641-eba8b1da357f.

276 "Chronic Myelogenous Leukemia," Mayo Clinic, June 11, 2021, https://www.mayoclinic.org/diseases-conditions/chronic-myelogenous-leukemia/symptomscauses/syc-20352417.

277 "Leukemia-Chronic Myeloid-CML-Statistics," Cancer.Net, January 2022, https://www.cancer.net/cancer-types/leukemia-chronic-myeloid-cml/statistics.

278 Evan H. Baugh et al., "Why Are There Hotspot Mutations in the TP53 Gene in Human Cancers?," *Cell Death & Differentiation* 25, no. 1 (November 3, 2017): 154-160, https://doi.org/10.1038/cdd.2017.180.

279 Daniel Yetman, "Tumor Suppressor Genes: Role in Cancer and Cancer Therapy," Healthline, April 28, 2022, https://www.healthline.com/health/cancer/tumorsuppressor-genes.

280 Catherine Joyce et al., "Tumor-Suppressor Genes," National Center for Biotechnology Information, US National Library of Medicine, September 6, 2021, https://pubmed.ncbi.nlm.nih.gov/30335276/.

281 Mozaffarian, "Perspective—Obesity

282 Andrei Seluanov et al., "Mechanisms of Cancer Resistance in Long-Lived Mammals," *Nature Reviews Cancer* 18, no. 7 (May 2018): 433-441, https://doi.org/10.1038/s41568-018-0004-9.

283 Orsolya Vincze et al., "Cancer Risk across Mammals," *Nature* 601, no. 7892 (2021): 263-267, https://doi.org/10.1038/s41586-021-04224-5.

284 Aleah F. Caulin and Carlo C. Maley, "Peto's Paradox: Evolution's Prescription for Cancer Prevention," *Trends in Ecology & Evolution* 26, no. 4 (2011): 175-182, https://doi.org/10.1016/j.tree.2011.01.002.

285 Leonard Nunney, "The Real War on Cancer: The Evolutionary Dynamics of Cancer Suppression," *Evolutionary Applications* 6, no. 1 (October 2012): 11-19, https://doi.org/10.1111/eva.12018.

286 "The Importance of Aging in Cancer Research," *Nature Aging* 2, no. 5 (2022): 365-366, https://doi.org/10.1038/s43587-022-00231-x.

287 John Easton, "'Zombie' Gene Protects Elephants against Cancer," University of Chicago News, August 14, 2018, https://news.uchicago.edu/story/zombie-geneprotects-elephants-against-cancer.

288 Isabella Fernandes-Santinho, "Science for Everyone: Understanding Peto's Paradox," LMS Digital News, December 23, 2020, https://lmsdigitalnews.com/780/science/science-for-everyone-understanding-petos-paradox/.

289 Michael Sulak et al., "TP53 Copy Number Expansion Is Associated with the Evolution of Increased Body Size and an Enhanced DNA Damage Response in

Elephants," ELife 5 (2016), https://doi.org/10.7554/elife.11994.

290 Lisa M. Abegglen et al., "Potential Mechanisms for Cancer Resistance in Elephants and Comparative Cellular Response to DNA Damage in Humans," *JAMA* 314, no. 17 (March 2015): 1850, https://doi.org/10.1001/jama.2015.13134.

291 Michael Keane et al., "Insights into the Evolution of Longevity from the Bowhead Whale Genome," *Cell Reports* 10, no. 1 (2015): 112–122, https://doi.org/10.1016/j.celrep.2014.12.008.

292 "The Human Genome Project," National Human Genome Research Institute, September 2, 2022, https://www.genome.gov/human-genome-project.

293 Frederic Golden and Michael D. Lemonick, "The Race Is Over," *Time, July* 3, 2000, https://content.time.com/time/subscriber/article/0,33009,997342,00.html.

294 The Human Genome Project (archived page), *New York Times*, accessed September 18, 2022, https://archive.nytimes.com/www.nytimes.com/library/national/science/genome-index.html.

295 "The Cancer Genome Atlas Program," National Cancer Institute, accessed September 18, 2022, https://www.cancer.gov/about-nci/organization/ccg/research/structuralgenomics/tcga.

296 John G. Tate et al., "Cosmic: The Catalogue of Somatic Mutations in Cancer," *Nucleic Acids Research* 47, no. D1 (2018), https://doi.org/10.1093/nar/gky1015.

297 Kevin B. Jacobs et al., "Detectable Clonal Mosaicism and Its Relationship to Aging and Cancer," *Nature Genetics* 44, no. 6 (June 2012): 651–658, https://doi.org/10.1038/ng.2270.

298 Joan C. Smith and Jason M. Sheltzer, "Genome-Wide Identification and Analysis of Prognostic Features in Human Cancers," *Cell Reports* 38, no. 13 (2022): 110569, https://doi.org/10.1016/j.celrep.2022.110569.

299 K. Y. Yoneda and C. E. Cross, "The Pulmonary Toxicity of Anticancer Agents," *Comprehensive Toxicology* (2010): 477–510, https://doi.org/10.1016/b978-0-08-046884-6.00924-6.

300 Thomas N. Seyfried, "Cancer as a Mitochondrial Metabolic Disease," *Frontiers in Cell and Developmental Biology* 3 (July 2015), https://doi.org/10.3389/fcell.2015.00043.

301 Zeeya Merali, "Physicists' Model Proposes Evolutionary Role for Cancer," *Nature*, February 2014, https://doi.org/10.1038/nature.2014.16068.

302 Lucien Israel, "Tumour Progression: Random Mutations or an Integrated Survival Response to Cellular Stress Conserved from Unicellular Organisms?," *Journal of Theoretical Biology* 178, no. 4 (1996): 375–380, https://doi.org/10.1006/jtbi.1996.0033.

303 P. C. W. Davies and C. H. Lineweaver, Phys. Biol. 8, no. 015001 (2011).

304 Charles H. Lineweaver et al., "Cancer Progression as a Sequence of Atavistic Reversions," *BioEssays* 43, no. 7 (2021): 2000305, https://doi.org/10.1002/bies.202000305.

305 "Alzheimer's Disease Fact Sheet," National Institute on Aging, accessed September 18, 2022, https://www.nia.nih.gov/health/alzheimers-disease-fact-sheet.

306 Nigel Hawkes, "Pfizer Abandons Research into Alzheimer's and Parkinson's Diseases," *BMJ*, September 2018, https://doi.org/10.1136/bmj.k122.

307 Jeffrey Cummings et al., "The 'Rights' of Precision Drug Development for Alzheimer's Disease," *Alzheimer's Research & Therapy* 11, no. 1 (2019), https://doi.org/10.1186/s13195-019-0529-5.

308 "Alzheimer's Stages: How the Disease Progresses," Mayo Clinic, April 29, 2021, https://www.mayoclinic.org/diseases-conditions/alzheimers-disease/in-depth/alzheimers-stages/art-20048448.

309 "What Happens to the Brain in Alzheimer's Disease?," National Institute on Aging, accessed September 18, 2022, https://www.nia.nih.gov/health/what-happens-brainalzheimers-disease.

310 Joseph L. Price et al., "Neuropathology of Nondemented Aging: Presumptive Evidence for Preclinical Alzheimer Disease," *Neurobiology of Aging* 30, no. 7 (2009): 1026–1036, https://doi.org/10.1016/j.neurobiolaging.2009.04.002.

311 Gaël Chételat, "Aβ-Independent Processes—Rethinking Preclinical AD," *Nature Reviews Neurology* 9, no. 3 (December 2013): 123–124, https://doi.org/10.1038/nrneurol.2013.21.

312 Francesco Panza et al., "A Critical Appraisal of Amyloid-β-Targeting Therapies for Alzheimer Disease," *Nature Reviews Neurology* 15, no. 2 (April 2019): 73–88, https://doi.org/10.1038/s41582-018-0116-6.

313 같은 책.

314 Charles Piller, "Blots on a Field? A Neuroscience Image Sleuth Finds Signs of Fabrication in Scores of Alzheimer's Articles, Threatening a Reigning Theory of

the Disease," *Science*, July 21, 2022, https://www.science.org/content/article/potentialfabrication-research-images-threatens-key-theory-alzheimers-disease.

315 Aaron Reuben et al., "Association of Childhood Blood Lead Levels with Cognitive Function and Socioeconomic Status at Age 38 Years and with IQ Change and Socioeconomic Mobility between Childhood and Adulthood," *JAMA* 317, no. 12 (March 28, 2017): 1244, https://doi.org/10.1001/jama.2017.1712.

316 Wayne A. Gordon et al., "Cognitive Impairment Associated with Toxigenic Fungal Exposure: A Replication and Extension of Previous Findings," *Applied Neuropsychology* 11, no. 2 (2004): 65–74, https://doi.org/10.1207/s15324826an1102_1.

317 Marta Sochocka et al., "The Infectious Etiology of Alzheimer's Disease," *Current Neuropharmacology* 15, no. 7 (2017), https://doi.org/10.2174/1570159x15666170313122937.

318 "Infections and Dementia," Alzheimer's Society, December 30, 2021, https://www.alzheimers.org.uk/about-dementia/risk-factors-and-prevention/infections-anddementia.

319 "Traumatic Brain Injury (TBI)," Alzheimer's Association, accessed September 18, 2022, https://www.alz.org/alzheimers-dementia/what-is-dementia/related_conditions/traumatic-brain-injury.

320 Mario F. Mendez, "What Is the Relationship of Traumatic Brain Injury to Dementia?," *Journal of Alzheimer's Disease* 57, no. 3 (October 2017): 667–681, https://doi.org/10.3233/jad-161002.

321 "Does Living Near Busy Roads Increase Risk of Dementia?," Alzheimer's Society, January 5, 2017, https://www.alzheimers.org.uk/blog/busy-roads-dementia-riskstudy-explained.

322 "Air Pollution and Dementia," Alzheimer's Society, December 13, 2021, https://www.alzheimers.org.uk/about-dementia/risk-factors-and-prevention/air-pollutionand-dementia.

323 Ruth Peters et al., "Air Pollution and Dementia: A Systematic Review," *Journal of Alzheimer's Disease* 70, no. s1 (2019), https://doi.org/10.3233/jad-180631.

324 Yang An et al., "Evidence for Brain Glucose Dysregulation in Alzheimer's Disease," *Alzheimer's & Dementia* 14, no. 3 (2018): 318–329, https://doi.org/10.1016/j.jalz.2017.09.011.

325 Lauren Ciccarelli, "Meet Dr. Mary T. Newport: Neonatologist and Advocate for Treating Alzheimer's with Ketones," KETO-MOJO, July 13, 2020, https://ketomojo.com/article/keto-interview-dr-mary-newport-treating-alzheimers/.

326 Matthew C. Phillips et al., "Randomized Crossover Trial of a Modified Ketogenic Diet in Alzheimer's Disease," *Alzheimer's Research & Therapy* 13, no. 1 (2021), https://doi.org/10.1186/s13195-021-00783-x.

327 Isaac G. Onyango et al., "Mitochondrial Dysfunction in Alzheimer's Disease and the Rationale for Bioenergetics Based Therapies," *Aging and Disease* 7, no. 2 (March 15, 2016): 201, https://doi.org/10.14336/ad.2015.1007.

328 Blossom C. Stephan et al., "Cardiovascular Disease, the Nitric Oxide Pathway and Risk of Cognitive Impairment and Dementia," *Current Cardiology Reports* 19, no. 9 (August 11, 2017), https://doi.org/10.1007/s11886-017-0898-y.

329 Regina F. Nasyrova et al., "Role of Nitric Oxide and Related Molecules in Schizophrenia Pathogenesis: Biochemical, Genetic and Clinical Aspects," *Frontiers in Physiology* 6 (May 11, 2015), doi:10.3389/fphys.2015.00139.

330 Somang Kang et al., "Metabolism-Centric Overview of the Pathogenesis of Alzheimer's Disease," *Yonsei Medical Journal* 58, no. 3 (2017): 479, https://doi.org/10.3349/ymj.2017.58.3.479.

331 George Razay, Anthea Vreugdenhil, and Gordon Wilcock, "The Metabolic Syndrome and Alzheimer Disease," *Archives of Neurology* 64, no. 1 (January 2007): 93, https://doi.org/10.1001/archneur.64.1.93.

332 Zeba Mueed et al., "Tau and mTOR: The Hotspots for Multifarious Diseases in Alzheimer's Development," *Frontiers in Neuroscience* 12 (January 10, 2019), https://doi.org/10.3389/fnins.2018.01017.

333 Patricia Spilman et al., "Inhibition of mTOR by Rapamycin Abolishes Cognitive Deficits and Reduces Amyloid-β Levels in a Mouse Model of Alzheimer's Disease," PLoS ONE 5, no. 4 (April 1, 2010), https://doi.org/10.1371/journal.pone.0009979.

334 Candice E. Van Skike et al., "mTOR Drives Cerebrovascular, Synaptic, and Cognitive Dysfunction in Normative Aging," *Aging Cell* 19, no. 1 (June 2019), https://doi.org/10.1111/acel.13057.

335 Dale E. Bredesen, "Reversal of Cognitive Decline: A Novel Therapeutic Program," *Aging* 6, no. 9 (2014): 707-717, https://doi.org/10.18632/aging.100690.

336 Joanna Hellmuth, "Can We Trust the End of Alzheimer's?," *The Lancet Neurology* 19, no. 5 (2020): 389-390, https://doi.org/10.1016/s1474-4422(20)30113-7.

337 Matic Broz, "How Many Photos Are There? (2022) 50+ Photos Statistics," Photutorial, August 27, 2022, https://photutorial.com/photos-statistics/.

338 "The Philosophy of Health; or, an Exposition of the Physical and Mental Constitution of Man, &c," *Medico-Chirurgical Review*, US National Library of Medicine, accessed September 18, 2022, https://pubmed.ncbi.nlm.nih.gov/29918090/.

339 Jack Lloyd, "How to Recover a Dead Hard Disk: 9 Steps (with Pictures)," wikiHow, August 17, 2022, https://www.wikihow.com/Recover-a-Dead-Hard-Disk.

340 Ronald W. Pies, "Debunking the Two Chemical Imbalance Myths, Again," Psychiatric *Times*, August 2, 2019, https://www.psychiatrictimes.com/view/debunking-twochemical-imbalance-myths-again.

341 같은 책.

342 같은 책.

343 Diego Novick et al., "Recovery in the Outpatient Setting: 36-Month Results from the Schizophrenia Outpatients Health Outcomes (SOHO) Study," *Schizophrenia Research* 108, no. 1-3 (2009): 223-230, https://doi.org/10.1016/j.schres.2008.11.007.

344 Adam Rogers, "Star Neuroscientist Tom Insel Leaves the Google-Spawned Verily for . . . a Startup?," *Wired*, May 11, 2017, https://www.wired.com/2017/05/starneuroscientist-tom-insel-leaves-google-spawned-verily-startup.

345 Caleb Gardner and Arthur Kleinman, "Medicine and the Mind—the Consequences of Psychiatry's Identity Crisis," *New England Journal of Medicine* 381, no. 18 (2019): 1697-1699, https://doi.org/10.1056/nejmp1910603.

346 Roger S. McIntyre et al., "Obesity in Bipolar Disorder and Major Depressive Disorder: Results from a National Community Health Survey on Mental Health and Well-Being," *The Canadian Journal of Psychiatry* 51, no. 5 (April 1, 2006): 274-280, https://doi.org/10.1177/070674370605100502.

347 Martin Strassnig et al., "Twenty-Year Progression of Body Mass Index in a CountyWide Cohort of People with Schizophrenia and Bipolar Disorder Identified at Their First Episode of Psychosis," *Bipolar Disorders* 19, no. 5 (February 2017),

336-343, https://doi.org/10.1111/bdi.12505.

348 Andrea Fagiolini et al., "Obesity as a Correlate of Outcome in Patients with Bipolar I Disorder," *American Journal of Psychiatry* 160, no. 1 (January 2003): 112-117, https://doi.org/10.1176/appi.ajp.160.1.112.

349 Gregory E. Simon et al., "Association Between Obesity and Psychiatric Disorders in the US Adult Population," *Archives of General Psychiatry* 63, no. 7 (2006): 824, https://doi.org/10.1001/archpsyc.63.7.824.

350 Camille Lassale et al. "Healthy Dietary Indices and Risk of Depressive Outcomes: A Systematic Review and Meta-Analysis of Observational Studies," *Molecular Psychiatry* 24, no. 7 (2018): 965-986, https://doi.org/10.1038/s41380-018-0237-8.

351 Vincent Chin-Hung Chen et al., "Brain Structural Networks and Connectomes: The Brain-Obesity Interface and Its Impact on Mental Health," *Neuropsychiatric Disease and Treatment* 14 (2018): 3199-3208, https://doi.org/10.2147/ndt.s180569.

352 Anto P. Rajkumar et al., "Endogenous and Antipsychotic-Related Risks for Diabetes Mellitus in Young People with Schizophrenia: A Danish Population-Based Cohort Study," *American Journal of Psychiatry* 174, no. 7 (2017): 686-694, https://doi.org/10.1176/appi.ajp.2016.16040442.

353 C. Kan et al., "Genetic Overlap between Type 2 Diabetes and Depression in Swedish and Danish Twin Registries," *Molecular Psychiatry* 21, no. 7 (2016): 903-909, https://doi.org/10.1038/mp.2016.28.

354 Tony Pillinger et al., "Impaired Glucose Homeostasis in First-Episode Schizophrenia," *JAMA Psychiatry* 74, no. 3 (2017): 261, https://doi.org/10.1001/jamapsychiatry.2016.3803.

355 Heidi Kuang et al., "Lactate in Bipolar Disorder: A Systematic Review and Meta-Analysis," *Psychiatry and Clinical Neurosciences* 72, no. 8 (2018): 546-555, https://doi.org/10.1111/pcn.12671.

356 Terence A. Ketter et al., "Effects of Mood and Subtype on Cerebral Glucose Metabolism in Treatment-Resistant Bipolar Disorder," *Biological Psychiatry* 49, no. 2 (January 15, 2001): 97-109, https://doi.org/10.1016/s0006-3223(00)00975-6.

357 같은 책.

358 Langston Sun et al., "Independence of Diabetes and Obesity in Adults with Serious Mental Illness: Findings from a Large Urban Public Hospital," *Journal of Psychiatric Research* 99 (April 2018): 159–166, https://doi.org/10.1016/j.jpsychires.2018.01.005.

359 Zuoxu Fan et al., "Schizophrenia and the Risk of Cardiovascular Diseases: A MetaAnalysis of Thirteen Cohort Studies," *Journal of Psychiatric Research* 47, no. 11 (November 2013): 1549–1556, https://doi.org/10.1016/j.jpsychires.2013.07.011.

360 Heather S. Lett et al., "Depression as a Risk Factor for Coronary Artery Disease: Evidence, Mechanisms, and Treatment," *Psychosomatic Medicine* 66, no. 3 (2004): 305–315, https://doi.org/10.1097/01.psy.0000126207.43307.c0.

361 Oleguer Plana-Ripoll et al., "A Comprehensive Analysis of Mortality-Related Health Metrics Associated with Mental Disorders: A Nationwide, Register-Based Cohort Study," *The Lancet* 394, no. 10211 (November 16, 2019): 1827–1835, https://doi.org/10.1016/s0140-6736(19)32316-5.

362 같은 책.

363 Albert Danan et al., "The Ketogenic Diet for Refractory Mental Illness: A Retrospective Analysis of 31 Inpatients," *Frontiers in Psychiatry* 13 (July 2022): https://doi.org/10.3389/fpsyt.2022.951376.

364 Nattinee Jantaratnotai et al., "The Interface of Depression and Obesity," *Obesity Research & Clinical Practice* 11, no. 1 (2017): 1–10, https://doi.org/10.1016/j.orcp.2016.07.003.

365 Patricia Murphy et al., "The Antidepressant Properties of the Ketogenic Diet," *Biological Psychiatry* 56, no. 12 (2004): 981–983, https://doi.org/10.1016/j.biopsych.2004.09.019.

366 William S. Yancy et al., "Effects of Two Weight-Loss Diets on Health-Related Quality of Life," *Quality of Life Research* 18, no. 3 (April 2009): 281–289, https://doi.org/10.1007/s11136-009-9444-8.

367 Corinde E.Wiers et al., "Ketogenic Diet Reduces Alcohol Withdrawal Symptoms in Humans and Alcohol Intake in Rodents," *Science Advances* 7, no. 15 (April 9, 2021), https://doi.org/10.1126/sciadv.abf6780.

368 Sara J. Solnick and David Hemenway, "The 'Twinkie Defense': The Relationship between Carbonated Non-Diet Soft Drinks and Violence Perpetration among Boston High School Students," *Injury Prevention* 18, no. 4 (August 2012): 259–

263. https://doi.org/10.1136/injuryprev-2011-040117.

369 Douglas R. Seals et al., "Physiological Geroscience: Targeting Function to Increase Healthspan and Achieve Optimal Longevity: Translational Physiology of Ageing," *The Journal of Physiology* 594, no. 8 (April 15, 2016): 2001-2024. https://doi.org/10.1113/jphysiol.2014.282665.

370 J. Graham Ruby et al. "Naked Mole-Rat Mortality Rates Defy Gompertzian Laws by Not Increasing with Age," *ELife* 7 (2018), https://doi.org/10.7554/elife.31157.

371 Nicolas Musi and Peter J. Hornsby, *Handbook of the Biology of Aging*, 9th ed. (Amsterdam: Academic Press, 2021).

372 D. Harman, "Aging: A Theory Based on Free Radical and Radiation Chemistry," *Journal of Gerontology* 11, no. 3 (1956): 298-300, https://doi.org/10.1093/geronj/11.3.298.

373 David E. Shore and Gary Ruvkun, "A Cytoprotective Perspective on Longevity Regulation," *Trends in Cell Biology* 23, no. 9 (September 2013): 409-420, https://doi.org/10.1016/j.tcb.2013.04.007.

374 Piotr Zimniak, "Detoxification Reactions: Relevance to Aging." *Ageing Research Reviews* 7, no. 4 (2008): 281-300, https://doi.org/10.1016/j.arr.2008.04.001.

375 Robin Holliday, "Understanding Ageing," *Philosophical Transactions of the Royal Society of London. Series B: Biological Sciences* 352, no. 1363 (December 1997): 1793-1797, https://doi.org/10.1098/rstb.1997.0163.

376 Suresh I.S. Rattan, "Hormesis in Aging." *Ageing Research Reviews* 7, no. 1 (January 2008): 63-78, https://doi.org/10.1016/j.arr.2007.03.002.

377 Kenneth B. Beckman and Bruce N. Ames, "The Free Radical Theory of Aging Matures," *Physiological Reviews* 78, no. 2 (April 1998): 547-581, https://doi.org/10.1152/physrev.1998.78.2.547.

378 Holliday, "Understanding Ageing."

379 Linda Partridge and David Gems, "Beyond the Evolutionary Theory of Ageing, from Functional Genomics to Evo-Gero," *Trends in Ecology & Evolution* 21, no. 6 (June 2006): 334-340, https://doi.org/10.1016/j.tree.2006.02.008.

380 Susan Elmore, "Apoptosis: A Review of Programmed Cell Death," *Toxicologic Pathology* 35, no. 4 (June 2007): 495-516, https://doi.org/10.1080/01926230701320337.

381 Antoine E. Roux et al., "The Complete Cell Atlas of an Aging Multicellular

Organism," Cold Spring Harbor Laboratory (2022), https://doi.org/10.1101/2022.06.15.496201.

382 Cynthia Kenyon et al., "A C. Elegans Mutant That Lives Twice as Long as Wild Type," *Nature* 366, no. 6454 (December 2, 1993): 461-464, https://doi.org/10.1038/366461a0.

383 Aleksandra Zečić and Bart P. Braeckman, "DAF-16/FoxO in Caenorhabditis Elegans and Its Role in Metabolic Remodeling," *Cells* 9, no. 1 (January 2, 2020): 109, https://doi.org/10.3390/cells9010109.

384 Danielle Elliot, "Ming the Clam, World's Oldest Animal, Was Actually 507 Years Old," CBS News, November 15, 2013, https://www.cbsnews.com/news/ming-theclam-worlds-oldest-animal-was-actually-507-years-old/.

385 Anne Stych, "Why Genes Have Little to Do with Longevity," Bizjournals.com, November 9, 2018, https://www.bizjournals.com/bizwomen/news/latestnews/2018/11/why-genes-have-little-to-do-with-longevity.html?page=all.

386 J. Graham Ruby et al., "Estimates of the Heritability of Human Longevity Are Substantially Inflated Due to Assortative Mating," *Genetics* 210, no. 3 (November 1, 2018): 1109-1124, https://doi.org/10.1534/genetics.118.301613.

387 Andrzej Bartke, "Healthy Aging: Is Smaller Better?," *Gerontology* 58, no. 4 (January 18, 2012): 337-343, https://doi.org/10.1159/000335166.

388 Holly M. Brown-Borg et al., "Long-Living Growth Hormone Receptor Knockout Mice: Potential Mechanisms of Altered Stress Resistance," *Experimental Gerontology* 44, no. 1-2 (2009): 10-19, https://doi.org/10.1016/j.exger.2008.07.002.

389 Leonard Hayflick, "Entropy Explains Aging, Genetic Determinism Explains Longevity, and Undefined Terminology Explains Misunderstanding Both," *PLoS Genetics* 3, no. 12 (2007): e220. https://doi.org/10.1371/journal.pgen.0030220.

390 같은 책.

391 David Gems and João Pedro De Magalhães, "The Hoverfly and the Wasp: A Critique of the Hallmarks of Aging as a Paradigm," *Ageing Research Reviews* 70 (July 2021), https://doi.org/10.1016/j.arr.2021.101407.

392 Mikhail V. Blagosklonny, "The Hyperfunction Theory of Aging: Three Common Misconceptions," *Oncoscience* 8 (September 17, 2021): 103-107, https://doi.org/10.18632/oncoscience.545.

393 David Gems, "The Hyperfunction Theory: An Emerging Paradigm for the Biology

of Aging," *Ageing Research Reviews* 74 (February 2022), https://doi.org/10.1016/j.arr.2021.101557.

394 같은 책.

395 같은 책.

396 Uwe Hoff et al., "The mTOR Inhibitor Rapamycin Protects from Premature Cellular Senescence Early after Experimental Kidney Transplantation," *PLOS ONE* 17, no. 4 (April 21, 2022), https://doi.org/10.1371/journal.pone.0266319.

397 Hayflick, "Entropy Explains Aging."

398 Sukhada Tatke, "Man of Culture," Fifty-Two, May 21, 2022, https://fiftytwo.in/story/man-of-culture/.

399 "The HisTORy Behind the Discovery of Rapamycin," Bio-Rad, March 2020, https://www.bio-rad-antibodies.com/blog/history-of-rapamycin.html.

400 같은 자료.

401 Tatke, "Man of Culture."

402 같은 자료.

403 "The HisTORy Behind the Discovery of Rapamycin."

404 Jonathan Y. An et al., "Rapamycin Rejuvenates Oral Health in Aging Mice," *ELife* 9 (2020), https://doi.org/10.7554/eLife.54318

405 Jonathan Y. An et al., "Rapamycin Treatment Attenuates Age-Associated Periodontitis in Mice," *GeroScience* 39, no. 4 (August 2017): 457-463, https://doi.org/10.1007/s11357-017-9994-6.

406 Christina Lee Chung et al., "Topical Rapamycin Reduces Markers of Senescence and Aging in Human Skin: An Exploratory, Prospective, Randomized Trial," *GeroScience* 41, no. 6 (December 2019): 861-869, https://doi.org/10.1007/s11357-019-00113-y.

407 Richard A. Altschuler et al., "Rapamycin Added to Diet in Late Mid-Life Delays Age-Related Hearing Loss in UMHET4 Mice," *Frontiers in Cellular Neuroscience* 15 (April 7, 2021), https://doi.org/10.3389/fncel.2021.658972.

408 Driele Garcia et al., "Effect of Caloric Restriction and Rapamycin on Ovarian Aging in Mice," *GeroScience* 41, no. 4 (August 2019): 395-408, https://doi.org/10.1007/s11357-019-00087-x.

409 Silvan R. Urfer et al., "A Randomized Controlled Trial to Establish Effects of ShortTermRapamycin Treatment in 24 Middle-Aged Companion Dogs,"

GeroScience 39, no. 2 (April 2017): 117-127, https://doi.org/10.1007/s11357-017-9972-z.

410 Z. Cai et al., "Role of Mammalian Target of Rapamycin in Atherosclerosis," Current Molecular Medicine 18 (2018): 216-232, https://doi.org/10.2174/156652401866 6180926163917.

411 B. G. Childs et al., "Senescent Intimal Foam Cells Are Deleterious at All Stages of Atherosclerosis," Science 354, no. 6311 (October 2016): 472-477, https://doi.org/10.1126/science.aaf6659.

412 Bai Tan et al., "mTOR Signalling in Head and Neck Cancer: Heads Up." Cells 8, no. 4 (April 9, 2019): 333, https://doi.org/10.3390/cells8040333.

413 Rabea Asleh et al., "Incidence of Malignancies in Patients Treated with Sirolimus Following Heart Transplantation," Journal of the American College of Cardiology 73, no. 21 (June 2019): 2676-2688, https://doi.org/10.1016/j.jacc.2019.03.499.

414 J. B. Mannick et al., "mTOR Inhibition Improves Immune Function in the Elderly," Science Translational Medicine 6, no. 268 (December 24, 2014), https://doi.org/10.1126/scitranslmed.3009892.

415 Matt Kaeberlein and Veronica Galvan, "Rapamycin and Alzheimer's Disease: Time for a Clinical Trial?," Science Translational Medicine 11, no. 476 (January 23, 2019), https://doi.org/10.1126/scitranslmed.aar4289.

416 Qian Shi et al., "Microglial mTOR Activation Upregulates trem2 and Enhances β-Amyloid Plaque Clearance in the 5xfad Alzheimer's Disease Model," The Journal of Neuroscience 42, no. 27 (July 6, 2022): 5294-5313, https://doi.org/10.1523/jneurosci.2427-21.2022.

417 Apollo Health Ventures, "The Most Promising Longevity Drugs to Date," MediumApollo Health Ventures Insights, May 7, 2022, https://medium.com/apollo-venturesinsights/the-most-promising-longevity-drugs-to-date-fb7742177 527.

418 같은 책.

419 David E.Harrison et al., "Rapamycin Fed Late in Life Extends Lifespan in Genetically Heterogeneous Mice," Nature 460, no. 7253 (July 2009): 392-395, https://doi.org/10.1038/nature08221.

420 Alessandro Bitto et al., "Transient Rapamycin Treatment Can Increase Lifespan and Healthspan in Middle-Aged Mice," ELife 5 (August 23, 2016), https://doi.

org/10.7554/eLife.16351.

421 Laura Minquini, "The Case for Rapamycin," Longevity Lifestyle with MYKIGAI (April 4, 2022), https://mykigai.substack.com/p/-19-the-case-for-rapamycin.

422 같은 책.

423 Kristen Fuller, "Is Rapamycin the New 'Fountain of Youth'?," *Psychology Today*, March 1, 2021, https://www.psychologytoday.com/au/blog/happiness-is-statemind/202103/is-rapamycin-the-new-fountain-youth.

424 Randy Strong et al., "Longer Lifespan in Male Mice Treated with a Weakly Estrogenic Agonist, an Antioxidant, an α-Glucosidase Inhibitor or a nrf2-Inducer," *Aging Cell* 15, no. 5 (June 16, 2016): 872-884, https://doi.org/10.1111/acel.12496.

425 Carola Rotermund et al., "The Therapeutic Potential of Metformin in Neurodegenerative Diseases," *Frontiers in Endocrinology* 9 (July 19, 2018), https://doi.org/10.3389/fendo.2018.00400.

426 같은 책.

427 Zhou Jiang et al., "Short Term Treatment with a Cocktail of Rapamycin, Acarbose and Phenylbutyrate Delays Aging Phenotypes in Mice," *Scientific Reports* 12, no. 1 (December 2022), https://doi.org/10.1038/s41598-022-11229-1.

428 Apollo Health Ventures, "The Most Promising Longevity Drugs to Date."

429 같은 책.

430 같은 책.

431 Fuller, "Is Rapamycin the New 'Fountain of Youth'?"

432 Minquini, "The Case for Rapamycin."

433 Matthew C. L. Phillips, "Metabolic Strategies in Health Care: A New Era," *Aging and Disease* 13, no. 3 (2022): 655, https://doi.org/10.14336/AD.2021.1018.

434 같은 책.

435 같은 책.

436 같은 책.

437 같은 책.

438 Humaira Jamshed et al., "Effectiveness of Early Time-Restricted Eating for Weight Loss, Fat Loss, and Cardiometabolic Health in Adults with Obesity: A Randomized Clinical Trial," *JAMA* Internal Medicine 182, no. 9 (2022), https://doi.org/10.1001/jamainternmed.2022.3050.

439 Emily E. Bray et al., "Once-Daily Feeding Is Associated with Better Health in Companion Dogs: Results from the Dog Aging Project," *GeroScience* 44, no. 3 (2022), https://doi.org/10.1007/s11357-022-00575-7.

440 Kelly D. Brownell and Kenneth E. Warner, "The Perils of Ignoring History: Big Tobacco Played Dirty and Millions Died. How Similar Is Big Food?," *Milbank Quarterly* 87, no. 1 (March 2009): 259-294, https://doi.org/10.1111/j.1468-0009.2009.00555.x

441 Joyce H. Lee et al., "United States Dietary Trends since 1800: Lack of Association Between Saturated Fatty Acid Consumption and Non-Communicable Diseases," *Frontiers in Nutrition* 8 (2022), https://doi.org/10.3389/fnut.2021.748847.

442 Down T' Home, "Are You Cooking with Submarine Grease?," *Republican Journal*, March 6, 2019, https://waldo.villagesoup.com/2019/03/06/are-you-cooking-withsubmarine-grease-1803821/.

443 Jared Diamond, "The Worst Mistake in the History of the Human Race."

444 같은 책.

445 Emily Dixon, "Common Weed Killer Glyphosate Increases Cancer Risk by 41%, Study Says," CNN, February 15, 2019, https://edition.cnn.com/2019/02/14/health/us-glyphosate-cancer-study-scli-intl/index.html.

446 Jessica R. Biesiekierski, "What Is Gluten?," *Journal of Gastroenterology and Hepatology* 32 (March 2017): 78-81, https://doi.org/10.1111/jgh.13703.

447 B. Niland and B. D. Cash, "Health Benefits and Adverse Effects of a Gluten-Free Diet in Non-Celiac Disease Patients," *Gastroenterol Hepatol* 14, no. 2 (February 2018): 82-91, PMID: 29606920, PMCID: PMC5866307.

448 Biesiekierski, "What Is Gluten?"

449 Sergio Gutiérrez et al., "The Human Digestive Tract Has Proteases Capable of Gluten Hydrolysis," *Molecular Metabolism* 6, no. 7 (2017): 693-702, https//doi.org/10.1016/j.molmet.2017.05.008.

450 David M. Diamond et al., "Statin Therapy Is Not Warranted for a Person with High LDL-Cholesterol on a Low-Carbohydrate Diet," *Current Opinion in Endocrinology, Diabetes, and Obesity* 29, no. 5 (October 2022): 497-511, https://doi.org/10.1097/med.0000000000000764.

451 Phillips, "Metabolic Strategies in Health Care: A New Era."

452 Masood, "Ketogenic Diet."

453 같은 책.

454 같은 책.

455 같은 책.

456 Eun Ran Kim et al., "Short Term Isocaloric Ketogenic Diet Modulates NLRP3 Inflammasome via B-Hydroxybutyrate and Fibroblast Growth Factor 21," *Frontiers in Immunology* 13 (April 2022), https://doi.org/10.3389/fimmu.2022.843520.

457 Ahmad Jayedi et al., "Dose-Dependent Effect of Carbohydrate Restriction for Type 2 Diabetes Management: A Systematic Review and Dose-Response Meta-Analysis of Randomized Controlled Trials," *The American Journal of Clinical Nutrition* 116, no. 1 (July 6, 2022): 40-56, https://doi.org/10.1093/ajcn/nqac066.

458 Tom Philpott, "We Don't Mean to Ruin Smoothies, but . . . ," *Mother Jones*, March 16, 2016, https://www.motherjones.com/food/2016/03/are-smoothies-devil/.

459 같은 책.

460 R. P. Bolton et al., "The Role of Dietary Fiber in Satiety, Glucose, and Insulin: Studies with Fruit and Fruit Juice," *The American Journal of Clinical Nutrition* 34, no. 2 (February 1, 1981): 211-217, https://doi.org/10.1093/ajcn/34.2.211.

461 Agostino Di Ciaula et al., "Liver Steatosis, Gut-Liver Axis, Microbiome and Environmental Factors. A Never-Ending Bidirectional Cross-Talk," *Journal of Clinical Medicine* 9, no. 8 (August 14, 2020), https://doi.org/10.3390/jcm9082648.

462 Young-Eun Cho et al., "Fructose Promotes Leaky Gut, Endotoxemia, and Liver Fibrosis through Ethanol-Inducible Cytochrome P450-2E1-Mediated Oxidative and Nitrative Stress," *Hepatology* 73, no. 6 (June 2021): 2180-2195, https://doi.org/10.1002/hep.30652.

463 Jason Fung, "Why Food Order Matters (2022)," YouTube, May 22, 2022, https://www.youtube.com/watch?v=o8TeVf6rR7k.

464 Matthew D Weaver et al., "National Improvements in Resident Physician-Reported Patient Safety After Limiting First-Year Resident Physicians' Extended Duration Work Shifts: A Pooled Analysis of Prospective Cohort Studies," *BMJ Quality & Safety*, May 10, 2022, https://doi.org/10.1136/bmjqs-2021-014375.

465 Michael Breus, "4 Things to Know about How Sleep Affects Metabolism," The Sleep Doctor, June 14, 2022, https://thesleepdoctor.com/physical-health/sleep-and-weightloss/.

466 같은 책.

467 Morgan E. Levine et al., "An Epigenetic Biomarker of Aging for Lifespan and Healthspan," *Aging* 10, no. 4 (April 18, 2018): 573-591, https://doi.org/10.18632/aging.101414.

468 Robert Lufkin, "028-Robert Lufkin MD," Robert Lufkin MD, November 19, 2021, https://www.robertlufkinmd.com/028-robert-lufkin-md/.

469 The Biotics Education Team, "Understanding (and Using) the CAC Scan," Biotics Research Blog, accessed September 18, 2022, https://blog.bioticsresearch.com/understanding-and-using-the-cac-scan.

470 Y. Wei et al. ERβ promotes Aβ degradation via the modulation of autophagy. *Cell Death Dis* 10, no. 565 (2019), https://doi.org/10.1038/s41419-019-1786-8

471 Roger Williams and Richard Horton, "Liver Disease in the UK: A Lancet Commission," *The Lancet* 382, no. 9904 (2013): 1537-1538, https://doi.org/10.1016/s0140-6736(13)62152-2.

472 Arlan L. Rosenbloom et al., "The Little Women of Loja—Growth Hormone-Receptor Deficiency in an Inbred Population of Southern Ecuador," *New England Journal of Medicine* 323, no. 20 (1990): 1367-1374, https://www.nejm.org/doi/full/10.1056/nejm199011153232002.

유영훈 옮김

대학에서 철학과 한국어교육을 전공했다. 종교 전문지와 종합 출판사에서
일했다. 해외 비소설을 주로 기획했고, 와인 책을 많이 만들었다. 영미권
출판 번역가이자 편집자, 외국인에게 한국어를 가르치는 한국어 교원이다.
felina@naver.com

내가 의대에서 가르친 거짓말들

1판 1쇄 발행 2024년 12월 31일
1판 4쇄 발행 2025년 2월 10일

지은이. 로버트 러프킨
옮긴이. 유영훈
펴낸이. 최태선

펴낸곳. (주)솜씨컴퍼니
브랜드. 정말중요한
등록. 제2015-000025호
주소. 14056 경기도 안양시 동안구 벌말로 123 A-2106호
전화. 070. 8633. 1268
팩스. 02. 6442. 4364
이메일. love@somssi.me

제작. 타라티피에스
용지. 표지 : 아르떼 190g + 본문 : 마카롱 80g

©솜씨컴퍼니, 2024
ISBN 979-11-86745-78-6 03510